汉斯·欧普·德·贝克
Hans Op de Beeck

比利时鲁汶大学脑与认知研究室教授。他在认知和系统神经科学方面的研究成果发表在《科学》(*Science*)、《自然神经科学》(*Nature Neuroscience*)、《神经科学杂志》(*Journal of Neuroscience*)、《心理科学》(*Psychological Science*)等顶级科学期刊上,获得过包括欧洲研究委员会和人类前沿科学计划在内的国家和国际组织的奖励和资助。

中谷智惠
Chie Nakatani

比利时鲁汶大学脑与认知研究室博士后研究员。她曾在美国马萨诸塞大学阿默斯特分校、荷兰莱顿大学和日本理化研究所脑科学中心等从事神经科学、心理学、人体工程学和空间生命科学的研究和教学工作。她的专长是脑电图结合磁共振成像、经颅磁刺激和眼动追踪。

脑科学前沿译丛

主编 李红 周晓林 罗跃嘉

Introduction to Human Neuroimaging

人类神经影像学

［比利时］汉斯·欧普·德·贝克　　［日］中谷智惠　著

Hans Op de Beeck
Chie Nakatani

叶群　译

浙江教育出版社·杭州

图书在版编目（ＣＩＰ）数据

人类神经影像学 / （比）汉斯·欧普·德·贝克
（Hans Op de Beeck），（日）中谷智惠著；叶群译. --
杭州：浙江教育出版社，2023.12
　（脑科学前沿译丛）
　ISBN 978-7-5722-6517-4

　Ⅰ．①人… Ⅱ．①汉… ②中… ③叶… Ⅲ．①神经系统疾病－影像诊断 Ⅳ．①R741.04

　中国国家版本馆CIP数据核字(2023)第171734号

引进版图书合同登记号 浙江省版权局图字：11-2020-085

脑科学前沿译丛

人类神经影像学

RENLEI SHENJING YINGXIANGXUE

[比利时] 汉斯·欧普·德·贝克（Hans Op de Beeck）　[日] 中谷智惠（Chie Nakatani）　著　叶群　译

责任编辑：沈久凌　　　　　　　　　特约校译：史可卉

美术编辑：韩　波　　　　　　　　　责任印务：陆　江

责任校对：傅美贤　　　　　　　　　装帧设计：融象工作室_顾页

出版发行：浙江教育出版社（杭州市天目山路 40 号）

图文制作：杭州林智广告有限公司　　　印刷装订：杭州佳园彩色印刷有限公司

开　　本：787 mm×1092 mm　1/16　　印　　张：21.5

插　　页：4　　　　　　　　　　　　字　　数：430 000

版　　次：2023 年 12 月第 1 版　　　印　　次：2023 年 12 月第 1 次印刷

标准书号：ISBN 978-7-5722-6517-4　　定　　价：99.00 元

如发现印装质量问题，影响阅读，请与我社市场营销部联系调换。联系电话：0571-88909719

"脑科学前沿译丛"总序

人类自古以来都强调要"认识你自己"（古希腊箴言），因为"知人者智，自知者明"（老子《道德经》第三十三章）。然而，要真正清楚地认识人类自身，尤其是清楚地认识人类大脑的奥秘，那还是极其困难的。迄今，人类为"认识世界、改造世界"已经付出了艰辛的努力，取得了令人瞩目的成就，但对于人类自身的大脑及其与人类意识、人类健康的关系的认识，还是相当有限的。20世纪90年代开始兴起、至今仍如初升太阳般光耀的国际脑科学研究热潮，为深层次探索人类的心理现象，揭示人类之所以为人类，尤其是揭示人类的意识与自我意识提供了全新的机会。始于2015年，前后论证了6年时间的中国脑计划在2021年正式启动，被命名为"脑科学与类脑科学研究"。

著名的《科学》（Science）杂志在其创立125周年之际，提出了125个全球尚未解决的科学难题，其中一个问题就是"意识的生物学基础是什么"。要回答这个问题，就必须弄清"意识的起源及本质"。心理是脑的机能，脑是心理的器官。然而，研究表明，人脑结构极其复杂，拥有近1000亿个神经元，神经元之间通过电突触和化学突触形成上万亿级的神经元连接，其内部复杂性不言而喻。人脑这样一块重1400克左右的物质，到底如何工作才产生了人的意识？能够回答这样的问题，就能够解决"意识的生物学基础是什么"这一重大科学问题，也能够解决人类的大脑如何影响以及如何保护人类身心健康这一重大应用问题，还能解决如何利用人类大脑的工作原理来研发新一代人工智能这一重大工程问题。事实上，包括中国科学家在内的众多科学家，已经在脑科学方面做了大量的探索，有着丰富的积累，让我们对脑科学拥有了较为初步的知识。

2017年，为了给中国脑计划的实施做一些资料的积累，浙江教育出版社邀请周晓林、罗跃嘉和我，组织国内青年才俊翻译了一套"认知神经科学前沿译丛"，包括《人类发展的认知神经科学》《注意的认知神经科学》《社会行为中的认知神经科学》《神经经济学、判断与决策》《语言的认知神经科学》《大脑与音乐》《认知神经科学史》等，围绕心理/行为与脑的关系，汇集跨学科研究方法和成果——神经生理学、神经生物学、神经化学、基因组学、社会学、认知心理学、经济/管理学、语言学、音乐学等。据了解，这套译丛在读者群中产生了非常好的影响，为中国脑计划的正式实施起到了积极的作用。

正值中国脑计划启动之初，浙江教育出版社又邀请我们三人组成团队，并组织国内相关领域的专家，翻译出版"脑科学前沿译丛"，助力推进脑科学研究。我们选取译介了国际脑科学领域具有代表性、权威性的学术前沿作品，这些作品不仅涉及人类情感（《剑桥人类情感神经科学手册》）、成瘾（《成瘾神经科学》）、认知老化（《老化认知与社会神经科学》）、睡眠与梦（《睡眠与梦的神经科学》）、创造力（《创造力神经科学》）、自杀行为（《自杀行为神经科学》）等具体研究领域的基础研究，还特别关注与心理学密切关联的认知神经科学研究方法（《计算神经科学和认知建模》《人类神经影像学》），充分反映出当今世界脑科学的研究新成果和先进技术，揭示脑科学的热点问题和未来发展方向。

今天，国际脑计划方兴未艾，中国也在 2021 年发布了脑计划首批支持领域并投入了 31 亿元作为首批支持经费。美国又在 2022 年发布了其脑计划 2.0 版本，希望能够在不同尺度上揭示大脑工作的奥秘。因此，脑科学的研究和推广，必然是国际科学界竞争激烈的前沿领域。我们推出这套译丛，旨在宣传脑科学，通过借鉴国际脑科学研究先进成果，吸引中国青年一代学者投入更多的时间和精力到脑科学研究的浪潮中来。如果这样的目的能够实现，我们的工作就算没有白费。

是为序。

李 红

2022 年 6 月于华南师范大学石牌校区

推荐序

《人类神经影像学》是一本全面、深入、易于理解的神经影像学教程，为初学者和研究人员提供了理解和探索脑科学的起点。书中阐释脑成像技术的基础原理，强调如何将这些技术应用于行为和脑科学的研究，内容贴近实际，有助于增强将理论知识转化为实践技能的能力。

《人类神经影像学》开篇以"脑狂热：区分真假的重要性"开启神经科学的奇妙旅程，引导读者以扎实的科学态度进入神经影像学领域。第2章介绍磁共振成像的微观宇宙，细致解读相关物理学原理，让读者理解磁场如何与我们的身体相互作用，以及如何从共振现象形成高解析度的脑结构图像。随后的章节介绍结构性成像方法和血流动力学成像方法的比较与分析，使读者对脑如何工作有更深入的理解。还介绍了如何设计实验来验证假说，以及解读那些蕴含在脑电波与磁共振图像中的信息。

期待更多年轻学者关注脑与心智科学的研究，为发展脑与心智科学而共同努力。

唐孝威

2023 年 12 月

Contents

绪　论

我们想理解我们周围的世界。我们的社会以及其中一批头脑最聪明的人投入了大量精力和资源来探寻宇宙的规律与起源，使我们接触到诸如大爆炸和弦理论之类的新奇概念。在这项事业中，研究人员通过巨大的望远镜和卫星来测量各种来自外太空的信号。在科幻电影里，这些设备用于接收来自外星生命的信号，而在现实中，这些信号告诉我们那些非常遥远的其他恒星和星系周围发生了哪些物理事件。

人类，或至少我们之中的物理学家，不仅对诸如宇宙边界之类的大而宏观的事物感兴趣，也对小且微观的事物感兴趣。在真正理解物理世界之前，我们在极微小尺度上所需知道的并不亚于极广大尺度上的。在小尺度上，科学家根据来自亚原子层面所发生事件的信号进行推论。而令人意想不到的是，尺度越小，物理学家所需要用来探测这些事件的仪器反而越大。目前最先进的技术是大型强子对撞机，该装置所探测到的信号使科学家能够推断希格斯玻色子的存在。

本书介绍的是关于其他更为有趣的信号。外太空当然令人陶醉，用令"科学爱好者"心驰神往的巨大机器来捕捉微不足道的粒子中的信号，这一切显得如此美丽而神秘。然而，有一样东西甚至比我们所处的环境更令人类想要掌握，那就是我们自己。我们想要理解和控制我们自己。为此，我们必须看看"自我"身在何处，答案即在我们的头部。事实证明，头部（更具体地说是脑部）同样会发出各种各样的信号。本书便是关于这些来自我们脑部的信号以及如何测量它们。

首先我们必须提醒读者，这些脑信号既不容易理解，也不易于测量，所需要学习的内容很多。测量来自外太空的信号很复杂，需要众多物理学家和工程师的共同参与，而理解如何测量脑信号同样需要借鉴一些物理学和工学知识。我们需要生物学、神经生理学、电学、工学、高等统计学、放射学、神经病学、认知科学，乃至哲学中点点滴滴的知识。从脑信号中窥得全貌，需要您采取真正的跨学科视角。希望您已经准备好了。

本书目标

本书目标是让具有不同学科背景的学生能够阅读人类神经科学论文并理解大部分章节，包括方法论（技术原理及其选择原因），数据分析以及结果解释。这一过程并不轻松，但非常值得。我们会尽可能避免复杂化，您也不必为复杂的公式而烦恼。例如，您无需获得物理学学位即可理解本书中所介绍的物理学概念。总之，我们的目标是，让每一位已获取某学科学士学位的积极进取的学生能够掌握本书的绝大部分内容。

有了这些知识储备，无论是在您所感兴趣的偏远学科领域（如心理学、经济学、法学），还是与您可能相关的神经科学领域（如认知神经科学、临床神经科学、教育神经科学、神经经济学），作为读者的您将可以在自己的思维中加入人类脑成像的内容。若您乐于大胆开拓，本书对于技术实施和数据分析的充分详述，或许会使您自己想要进行此类研究。由此来看，本书应是一本理想的入门书籍。

主要特点

本书具备以下特点以帮助学生和教师充分利用本书内容：
- **学习目标**：位于每章开头。
- **本章总结**：位于每章末尾，概括了应注意的重点。
- **回顾思考**：家庭作业或自学中的测试部分。
- **拓展阅读**：进一步阅读的建议，以及对其相关性的解释。
- **术语表**：内容详细，其中所有关键字在本书中均以粗体突出显示。
- **在线资源**：包括教学课件、复习题答案，以及更多教程和实用网站的链接。

主题选择

本书涵盖了最流行的神经成像技术，其详略建立在以下权衡之上：一方面，我们希望避免不必要的细节，以确保整本书可作为普通课程的一部分或多元方法实验室环境的导论来阅读，而非用作百科全书式的参考资料。另一方面，我们希望提供足够的细节，使学生对绝大部分与人类神经成像相关的领域有一个相对深入的理解——实际上，还包括物理学、神经科学、统计学，以及认知科学。例如，虽然我们并未舍弃关于物理学中磁共振成像（Magnetic Resonance Imaging，MRI）的章节，但我们将重点放在基础知识上，这些基础知识是理解论文中典型的研究方法，以及了解非物理学研究者在扫描中可能改变的参数所必需的。再如，我们列举了许多不同研究领域中的成像应用实例以阐明其基本概念，但我们的目的并非对任何特定领域进行评述（书中并无诸如"注意力的认知神经科学"之类的章节）。尽管如此，从本书中获得的知识对于更好地理解许多针对特定领域的书籍将有极大的帮助，包括本书所属的剑桥心理学神经科学基础系列中的许多书。

我们对脑成像的概述并不回避批评。批评可以从很多层面表述：从科学哲学的一般层面（"脑成像真的可以帮助我们理解人类心智吗？"），到对特定统计方法的非常具体的批评。然而，读者会注意到书中并无"对人类脑成像的批评"这一章节。这一选择反映了我们的信念，即对特定方式或方法的各种利弊进行深入透彻的讨论，需要对概念问题和技术问题均具有足够的了解。因此，我们在书中合适的位置提出了许多重要的讨论，包括神经炒作、新颅相学、死鲑鱼的脑活动、逆向推理、开放科学或开放科学的缺乏、群体研究的局限性、空间和时间分辨率之间的权衡、不同方法的相对价值，以及对神经元感兴趣的神经科学家为何会测量血流量等。该方式可以帮助读者成为概念知识和技术知识方面的专家，以及在阅读和应用人类脑成像时运用这些知识培养批判性思维倾向。

致谢

在编写本书的过程中，我们得到了许多人的帮助。尽管可能出现部分遗漏，我们仍会尝试一一列出他们的姓名。首先，我们要感谢参与剑桥大学出版社所组织的评审过程的同行，特别是其中阅读了全书并提供了许多有益评论的四位同行。感谢几乎阅读了全书的布伦丹·里奇（Brendan Ritchie），以及阅读了其中重要章节的杰西卡·布尔特（Jessica Bulthé）、拉达·尼拉·梅根坦（Radha Nila Meghanathan）、莲·彼得斯（Lien Peters）、汉娜·伯恩哈德（Hannah Bernhard）、赛琳·吉勒贝尔（Céline Gillebert）、马塞洛·贾尼尼（Marcello Giannini）、凯文·范贝塞拉尔（Kevin Vanbecelaere）。我们同样感谢在鲁汶大学人类脑成像课程中曾阅读和评论过我们文稿的学生。感谢克里斯汀·范·弗利特（Christine Van Vliet）、赛琳·吉勒贝尔（Céline Gillebert）、尼基·丹尼尔斯（Nicky Daniels）、杰西卡·布尔特（Jessica Bulthé）、海米·李·马森（Haemy Lee Masson）、伊内克·皮莱（Ineke Pillet）、布伦丹·里奇（Brendan Ritchie）、莲·彼得斯（Lien Peters）、米歇尔·亨德里克斯（Michelle Hendriks）提供了图片材料（按图片降序排列）。在全书编写过程中詹卡·罗梅罗（Janka Romero）、克莱尔·尤德尔（Claire Eudall）和希瑟·布罗利（Heather Brolly）提供了很多有用的见解，他们都展现了剑桥大学出版社的高标准。我们对这些人的感激之情并不意味着他们要为本书中所存留的错误负责——任何错误归因于本书作者。

第 **1** 章

导言与概述

学习目标

- 理解学习更多脑成像方法的重要性
- 理解脑部所发出信号的一般依据
- 掌握脑部信息传递的基础知识
- 理解通过非侵入性途径测量脑信号的依据
- 掌握多种脑成像方法的总体概况
- 理解多种脑成像方法差异的基本维度及其所属的主要群体

许多画作呈现了头部周围有辐射光环的人像，这一传统可追溯到古希腊和罗马时期，它贯穿了早期基督教艺术，并一直存在于梵高等画家的艺术甚至流行文化中。其中的光环通常被留给具有特殊地位的人物，如圣人。

尽管在现实生活中，我们无法看到人脑所发出的信号，但无论男女老少、圣人与否，这些信号存在于每个人身上。有时基本的物理原理听起来非常复杂，如"磁共振成像"，但有时这些原理揭示的信号惊人地接近于光信号，就像画中所描绘的光环那样。

在过去的几十年里，科学家测量脑信号的能力有了根本性的提高。1930 年后，第一波浪潮随着脑电图（Electroencephalography，EEG）的发明而出现。大约自 1970 年起，临床放射学有了如所谓计算机断层扫描的射线照相方法。第三波浪潮发生在 1980—1990 年，那时开发了诸如正电子发射断层扫描和功能性磁共振成像（Functional Magnetic Resonance Imaging，fMRI）的脑成像技术，由此产生了"脑的十年"（1990—2000 年）。从那时起，这些脑成像方法的应用越来越广泛，遍及所有研究心智、脑和行为的学科。不仅在放射学和神经病学等领域如此，心理学、教育学、语言学、经济学和法学领域也开始将神经科学证据视为高度相关的经验观测值。而与以往一样，新方法的流行伴随着批评。尽管如此，如此多学科关注脑成像，那么这些领域的学生掌握一些有关方法论的基础知识变得尤为重要。

在本章中，我们将首先解释为何包括普通大众在内的每个人，都必须理解一些有关这些脑信号及其起源和测量方式的基本事实。然后我们将介绍一些关于脑部如何工作的重要背景知识：神经元之间如何交流、从何处获得能量，以及如何连接。我们将简要介绍本书中所讨论的所有脑成像方法，并阐明其不同维度上的差异。

1.1 脑狂热：区分真假的重要性

一些关于脑成像的基础知识使我们能够将这些方法的巨大实际科学潜力与科幻小说区分开来，这对于学生和整个社会都非常必要。在此，我们列举了大众媒体中四个近乎不切实际的示例。

2009年，鹿特丹大学的威廉·韦贝克（Willem Verbeke）教授声称，在五年内，申请重要工作职位的人将需接受脑扫描作为传统面试和行为测试的重要补充，这引起了大众媒体的关注（图1.1）。根据韦贝克的说法，脑扫描可以告诉我们某人是否适合该工作，或其行为是否可能对其未来职位造成不利影响。利用脑扫描，我们也许可以避免因其自身短视行为而导致全球经济衰退的人成为公司的首席执行官。这些声明得到了不断发展的fMRI研究的支持，这些研究发表在同行评审的期刊上（如Bagozzi et al., 2013）。韦贝克声称他的公司可以通过提供脑扫描服务来帮助招聘人员，收费为每人5000欧元。本书面世时间比韦贝克提出的主张至少晚了10年，求职面试和心理测试仍然是招聘的标准做法，而脑扫描则不是。读完本书，您应该能理解其中的原因。

职位详情
区域销售经理

工作职责
与客户建立良好的诚信关系。
发掘并发展潜在的新机会和新客户，促进区域内业务增长。
了解并报告未来客户的需求，尝试确定进一步发展公司能力的解决方案。

应聘条件
5年及以上竞争激烈销售环境中的工作经验。
必须具备独立工作能力，抗压能力强、接受长期驻场。
脑扫描（fMRI）以考量社交能力。

图1.1　未来招聘广告可能含有的内容

另一个例子是关于脑扫描作为法庭证据的价值讨论。在测谎领域，美国有几家私营公司活跃于该领域（如无谎言磁共振成像公司）。此外，fMRI已被用于证明被告人格的主张及其行为自控的程度，而这些主张大都未经证实（Kessler and Muckli, 2011; Parens and Johnston, 2014）。阅读本书后不难发现，脑扫描在个体的测谎和人格评估方面往往不具备较高的信效度，无法证明其可靠性。再者，脑扫描可能会被非专业人士（包括陪审团成员）过度解读，从而对法律决策产生负面影响的误导性证据（如Weisberg et al., 2008）。例如，脑扫描显示某人的自由意志和自我控制的程度有限，而这所能提供的信息显然并不比我们从精神病学家处得到的多，后者作为专家证人，能够根据一系列标准化的行为测试得出同样的结论。然而，陪审团成员能对这些截然不同的证据类型进行理性的比较吗？我们对此表示怀疑，除非所有的陪审团成员都被强制要求读过这样的一本书！

　　第三个例子，在过去几年里，针对处于持续性植物人状态或患有闭锁综合征的患者的研究引起了相当多媒体的关注，这些研究表明脑成像可用于测试这些患者的意识状态，即使他们丧失了与周围环境交流的能力（如Owen et al., 2006）。的确，当患者运动功能完全缺失时，脑成像可能是对自觉意识进行评估的唯一途径。典型的实验首先要求病人通过想象两个非常不同的事件来回答"是与否"的问题，这两个事件的差异非常大，足以根据诱发的脑活动轻松区分。例如，患者可以通过想象观看网球比赛来回答"是"，而通过想象在房间里走动来回答"否"。该方法应用于已故的以色列前总理阿里埃勒·沙龙（Ariel Sharon）[①]时，引起了媒体的极大兴趣。通常情况下，这种扫描结果不足以判断人的生死，除非得到其他更标准的方法所得结果的证实。而对于非专业人士来说，根据非专业记者所写的内容来判断这类研究的潜力是非常困难的。

　　最后，人们对脑成像或在将来成为多种疾病诊断方面寄予厚望。这一期望与许多神经综合征的实际情况相符：肿瘤的检测和预后，脑血管意外的发生，脑外科手术的术前规划。将脑成像纳入多种痴呆症（如阿尔茨海默病）的诊断实践正取得快速进展，有望显著改善早期认知衰退（即轻度认知损害）的诊断和预后（如Albert et al., 2011）。虽然脑成像在神经系统疾病研究方面取得了巨大进步，但其尚未引入到精神心理综合征（如抑郁症、自闭症和精神分裂症）的日常诊断中。尽管如此，仍有大量科学研究表明正常脑和"患病"脑在群体水平上存在各种差异！虽然这些发现令人振奋且有助于理解疾病，但这些差异尚不够广泛和一致，不足以在个体水平上的诊断

4

---

① www.telegraph.co.uk/news/world news/middle east/israel/9830203/Comatose-Ariel-Sharon-shows-signsof-brain-activity.html

中提供帮助。然而，媒体报道在呈现和讨论结果时通常不会意识到这种细微差别（图1.2）。

研究发现脑扫描或有助于诊断自闭症
阿拉巴马大学伯明翰分校心理学系和奥本大学的联合研究表明，脑扫描所显示的自闭症迹象，能用于辅助基于行为的自闭症诊断，并帮助做出有效的早期干预治疗。

脑成像显示在爱冒险的青少年间存在脑部差异

脑扫描可预测治疗和药物对抑郁症的干预效果
一项超越试错法或许有助于心理健康治疗方案的研究表明，通过脑扫描检测抑郁症患者治疗前的脑活动，能预测抗抑郁药物或心理治疗能否减轻病人的抑郁症状。该研究试图寻找一种生物标志物，引导我们针对不同脑部状态下的病人选择合适的治疗方案。

脑成像或许能帮助预测未来行为

脑扫描可预警罹患阿尔茨海默病的风险：5 分钟测试揭示脑部异常，帮助患者采取预防措施
科学家们相信，5 分钟的脑扫描可以为健康人群提供罹患痴呆症的早期预警。他们发现，通过测量脑部血流量变化，也许能从健康人群中识别出将会出现记忆力衰退的人。

揭开冥想的神秘面纱：脑成像揭示冥想如何缓解痛苦
最新研究发现，冥想能有效缓解脑部感受到的痛苦。在这项研究中，从未经历过冥想的健康志愿者被要求学习一种名为"专注冥想"的冥想技术。专注冥想是正念冥想的形式之一，要求人们专注于呼吸并抛却会引起注意力分散的想法和情绪。该研究的第一作者威克森林浸信医学中心的博士后研究员法德尔·珍丹博士说："这是第一次有研究表明，只需一个多小时的冥想训练，就能显著减少疼痛体验和相应的脑激活。"

脑扫描能帮助诊断读写障碍
美国约有 10% 的人患有读写障碍，该病症会让阅读变得非常困难。读写障碍通常在小学二年级的时候被诊断出来，而麻省理工学院（Massachusetts Institute of Technology，MIT）的一项新研究结果可以在其中一些儿童开始阅读之前就识别出来，从而更早为他们提供帮助。
这项由波士顿儿童医院的研究人员共同完成的研究发现，幼儿园儿童较差的阅读能力与某一脑部结构的大小有关，该结构连接了两个与语言处理有关的脑区。

图1.2　大众媒体中关于人类脑成像标题的图示。示例取自多种来源，包括每日邮报［菲奥娜·麦克雷（Fiona Macrae）］、麻省理工学院新闻办公室［安妮·特拉夫顿（Anne Trafton）］和美国每日科学网。

这些示例具有三个共同点：第一，媒体报道基于发表在同行评审期刊上的科学研究。第二，科学本身是合理且重要的，这些研究也通常以一种非常有意义的方式促进我们对脑功能的认识。第三，大众媒体所报道的信息和主张往往远超了这些研究的最初范畴。在此，我们认识到深入了解相关方法论的重要作用，这是判断这些技术的真实潜力所必需的。具备上述认知能够有效避免我们过度追捧或怀疑这些技术方法（请参阅专栏 1.1）。

专栏 1.1　神经怀疑论和神经科学

许多科幻小说在媒体报道中经常被描绘成现实，这引起了"神经怀疑论者"的反对。这种怀疑不仅针对这些方法的科学应用，也针对大众报刊中的主张。

在科学文献中，学者们已攻击了脑成像在许多学科背景下的实用性，包括心理学和其他社会科学。他们认为脑成像只能告诉我们心理功能在脑中的位置，术语"新（脑功能）定位主义"和"新颅相学"经常被用于该情况 [（如迪纳（Diener）（2010），多布斯（Dobbs）（2005），弗多波罗（Fotopoulou）（2012），尤塔（Uttal）（2001）]，指的是 19 世纪颅相学家声称颅骨的外部特征与心理功能有关。然而，颅相学是一门伪科学，因为其主张从未得到实证支持，所以这种比较也并不公平。尽管如此，询问知道事物的位置是否与心理学、认知科学等相关，还是有必要的。我们认为这是高度相关的第一步，因为我们需要知道心理功能在脑中的位置，然后才能通过神经科学技术进一步研究。而下一步，则是研究心理功能如何通过神经网络和回路实现，这一步与约束心理/认知模型密切相关。与将脑成像视为新颅相学所暗示的相反，脑扫描并不局限于狭义的定位，而是通常与其他神经科学方法一起推进下一步的研究工作。我们希望本书后面的章节能够阐明这一点。

目前，引起怀疑论的另一个重要原因，是媒体报道和公众讨论中所提出的主张超出了科学数据的实际涵盖范畴。长期以来，记者试图通过给文章加上博人眼球的标题来吸引人们的关注，但这样的断言当然招致了很多批评。科学家和大学也应该为该情况负责，因为他们所发布的新闻稿已被简化和概括（Sumner et al., 2014）。这一问题存在于所有学科，并不局限于神经科学和神经成像。尽管如此，使用"脑（brain）"一词或"神经（neuro-）"这一前缀似乎被认为是帮助营销故事或项目的好手段（如神经语言学编程）。近年来，关于脑的畅销书数量已经在下降。至少根据对"脑"一词出现在《纽约时报》畅销书排行榜上的分析，这种"脑"炒作可能已经风光不再（专栏图 1.1A）。这从科学的角度来看可能是一个很好的趋势，因为这些书籍的内容过度虚构而偏离事实，无法增进公众对科学家所做工作的信任。换言之 [在此，我们从布里吉特·内利许（Brigitte Nerlich）的《让科学公开》博客文章中借用了一些术语，"让神经科学公开"]：神经爱好者（Neurophiles）和神经鹰派（Neurohawks）等神经狂热分子常常发表神经谬论、神经垃圾以及毫无价值的神经废话。幸运的是，以"脑"为主题的科学论文数量仍在逐年稳步增长，目前已接近每年 6 万篇（专栏图 1.1B；来自 ISI 数据库的数据）。总体而言，神经科学，尤其是人类脑成像技术正在蓬勃发展。

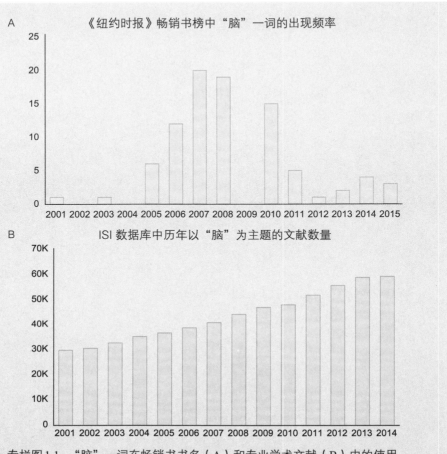

专栏图1.1 "脑"一词在畅销书书名（A）和专业学术文献（B）中的使用。

计算该词出现在畅销书书名频率的想法归功于Slate.com的丹尼尔·恩伯（Daniel Engber）。

本书涵盖了许多有关脑成像的注意事项，既有技术性和细节性的论点，又有更具概念性的论点。然而，本书并未包含对神经成像与行为、心理和认知科学家相关性的全面概述。关于心智/脑关系研究的哲学基础、历史和基本假设，请读者参考其他资料（Cacioppo et al., 2007; Churchland, 2007; Craver, 2007; Shallice, 1988）。在此，我们仅用一个比喻来阐明我们的立场。正如一位设计桥梁的建筑师可能不需要了解量子物理学，心理学和行为科学的许多领域可能在不参考脑科学的情况下就能蓬勃发展。然而，建筑师需要量子物理学来全面了解重力的工作原理，心理学家和认知科学家也需要脑科学才能全面了解人类心智。依我们的拙见，通过神经科学来了解人类心智的各个方面也是极为迷人的。

1.2 神经信号的基础

所有神经信号的基础都可以在一些基本的神经生理和代谢现象中找到。为便于读者了解相关背景知识，本节将首先对神经生理学进行简单介绍。对于学习过神经科学基础课程——有幸记住其中一些课程原理的学生来说，我们的总结可能听起来非常简单。然而，为理解我们将要介绍的关于人类脑成像的基础知识，这是您所需要知道的必备知识。

接下来，我们会提供有关如何处理这些神经生理信号的简短指南。我们的目标并非让您成为信号处理专家，但是了解一些与所有脑成像技术都相关的基本概念是很重要的，本书稍后将更详细地介绍这些概念。此外，我们还将介绍其他与代谢相关的信号，因为这些信号与神经处理联系紧密。最后，我们讨论了使这些信号可以从颅骨外部检测到的脑组织特征。

1.2.1 神经元之间的信息传递

我们将聚焦于脑中的一种细胞类型——神经元，因为神经元历来被认为是脑功能最核心的细胞类型。许多神经元通常具有以下结构：树突、胞体以及轴突（图1.3）。按照脑的组织方式，神经元胞体都集中在特定的结构中，由于这些结构在活体脑中看起来是灰色的，所以被称为**灰质**。大脑皮质是由一层包含胞体的灰质薄片组成的，而其他集中在皮质下（得名"皮质下结构"）的胞体通常被称为核团。虽然有些神经元的轴突较短，仍停留在灰质，但许多神经元都通过长轴突连接到远处的神经元，所有这些长轴突便共同构成了**白质**。在皮质下，这些白质占据了很大的容量；而在更外围的神经系统中，这些轴突则会形成神经束。此处我们暂不对神经解剖学进行进一步介绍，但该领域的知识对于研究人类脑成像十分重要。我们将在第3章中提供进一步的背景文献。

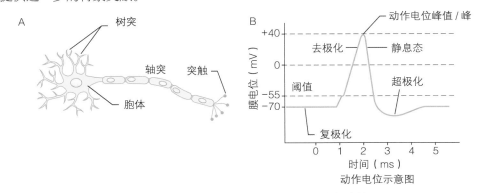

图1.3 神经元（A）和动作电位（B）主要组成部分的图示。

9

图 1.4 右侧以橙色显示了具有相同主要组成部分的神经元示意图，该神经元接收来自其他神经元的输入，如左侧以紫色显示的神经元。橙色的神经元提供兴奋性信号，使接收神经元变得更加"活跃"。紫色的神经元则表示抑制性神经元，使接收神经元的活性降低。

在无任何输入的情况下，神经元处于静息态，该静息态的特点在于细胞膜上的静息电位，即神经元内外的电位差。处于静息态时，该电位差为-70mV，即图 1.4 底部电位函数示意图中的起点。

神经元通过一种被称为神经递质的化学物质接收来自其他神经元的输入，该化学物质位于神经元树突树上的突触（神经元之间的接触点）。神经元膜上的受体对这些神经递质产生反应，从而破坏静息电位。这个反应方向取决于神经递质，根据神经递质的差别，神经元被分为兴奋性神经元和抑制性神经元。来自兴奋性神经元的神经递质输入将减小电位差负值（去极化），因此-70mV 可能变为-65mV。而来自抑制性神经元的神经递质将产生相反的作用，增大负值电位差（超极化）。在大脑皮质中，谷氨酸是一种重要的兴奋性神经递质，而一种名为γ-氨基丁酸（GABA）的分

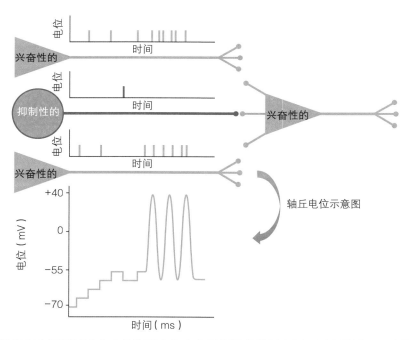

图 1.4 神经元之间通过动作电位和膜电位变化进行通信的示意图。图中显示了三个橙色的兴奋性神经元和一个紫色的抑制性神经元，右侧的兴奋性神经元接收来自左侧三个神经元的突触输入（突触后神经元）。每个输入神经元均有一条表示动作电位发生的时间轴（时间戳），底部的图表示由输入神经元中动作电位所引发的突触后神经元膜电位变化情况。

子则是最为主要的抑制性神经递质。

电位差变化源于神经元的树突，又通过胞体的细胞膜传递到轴突的起点，这一起点被称为"轴丘"。当电位差达到一个临界值时（通常为-55mV），会发生一些有趣的事情，此时神经元内外的差异达到这一临界值，细胞膜上因而会发生一系列事件。这导致电位差突然进一步减小，甚至出现使电位差变为正值的过冲，然后电位差很快又恢复为负值。这些电位的快速变化呈现出一种非常典型的形式，被称为**动作电位**。图 1.3B 更详细地展示了这类动作电位。图 1.4 下方的电位示意图展示了三个这样的动作电位。鉴于其尖峰形状，动作电位有时也被称为"峰电位"。

动作电位始于胞体附近的轴丘，但很快通过轴突一直传递到另一端，即轴突分裂成以突触为终点的细小分支处。神经元动作电位的到来会触发神经递质的释放，然后随着膜电位的变化，这一系列过程会在下一个神经元中重复发生。

突触后神经元通过所释放的神经递质对突触后电位的作用，整合其从所有输入神经元和在所有时间接收到的输入。图 1.4 也说明了这一点，图中底部的电位示意图展示了每个动作电位的作用，这些动作电位由输入神经元"激发"并导致神经递质释放。

每当兴奋性神经元（红色）产生动作电位时，电位曲线就会上升、负值减小；而当抑制性神经元（蓝色）产生动作电位时，我们将会看到相反的效果：曲线下降、负值增大。因此当接收到的兴奋输入足够频繁时，膜电位就会达到临界水平（阈值）并触发动作电位。随着更多兴奋输入，更多的动作电位随之产生。

1.2.2 信号处理

如图 1.4 所示，胞体和轴丘处的膜电位变化产生了一个信号，该信号提供了非常详细的信息，帮助我们了解神经元发生了什么。它包含了神经元接收的输入量，兴奋性和抑制性输入的相对程度，以及动作电位的触发时间。然而，它并未提供完整的信息。例如，当两个橙色神经元分别对膜电位产生相同的影响时，该信号便无法进行区分。突触后神经元激发动作电位的事实也并不能揭示是哪个突触前神经元引起了去极化。尽管如此，作为一个信号，膜电位的波动非常有助于了解正在发生的事情。

有一些方法可以直接测量膜电位及其随时间的变化。其中一种是膜片钳，即用移液器的枪头吸取部分膜片，然后测量膜电位。显然，该方法是高度侵入性[①]的。此外，它还需要非常稳定的底物[②]，而这仅在高度可控的动物实验中可行，且多数情况下应用于体外脑切片而非活体动物。该方法也并未用于人体研究。尽管如此，膜片钳是我们唯一能够准确测量膜电位变化的方法。我们将使用此信号来解释一些关于信号处理的概念，这些概念也是我们在人类实验中经常会涉及的。

第一个概念是频率。频率是指信号沿某个维度（如时间或空间）的变化率。在时域中，频率以赫兹（Hz）表示，时间单位为秒。信号的频率为1Hz，即表示该信号每秒上下波动一次，一个完整的周期（包括上升和下降）刚好需要一秒。生物信号绝不会只包含一个频率，但人工信号可以。例如，纯音正弦声波仅一个频率。

生物信号包含多个频率不同、快慢不等的子信号或**频率成分**。每个成分都由三个参数所决定：频率、振幅（上升和下降的幅度）和相位（何时处在上升或下降的状态）。除非改变这些参数，否则即视为相同的成分。经常被使用于大多数信号处理方法中的正弦函数即用频率、振幅和相位来表示。

完整的信号可以看作这些成分的叠加。例如，图1.4中所示意的膜电位近似于一个低频成分和一个高频成分的叠加，该高频成分对应三个动作电位。想要近似值越精确，所需要的成分就越多。例如，仅以上两种成分的叠加，无法捕捉到由（蓝色）抑制性神经元所激发的动作电位导致的微小凹陷。

信号的频率范围并不是无限的，测量范围被称为频谱，可测量的最高频率最终受限于信号的测量频率，即**采样频率**。例如，假设您每天测量一次体重，有了这些数据，您可以捕捉到您的体重在几天内的波动，但不能捕捉一天内的波动。更笼统地说，以每天测量一次体重的频率，您最多只能准确观察到体重在两天以上的变化情况，除非将采样频率改成半天一次。在工学中，此二分之一的比率是由奈奎斯特采样定理给出的。此时，我们就不用背后的数学运算来烦扰您了，除此之外，知道该极限对于您研究任何类型的信号都十分重要。再如，100Hz的采样频率，即每10毫秒（ms）采样一次，显然对于膜片钳实验而言用处不大，因为动作电位仅需1—2ms就结束了。

而可检测到的最低频率受限于信号的测量时间。若以高频采样测量某信号两秒钟，则只能捕捉到0.5Hz以上的频率成分，该极限由1除以测量时间（2秒）而得出。

---

① 本书中的"侵入性"，主要是指将一些外部信号采集设备（如电极）植入人体内（如大脑），从而得到更精准的信号。——译者注

② "底物"指供细胞贴附生长的实质性支持面（如塑料和玻璃等）。——译者注

最后一个需要介绍的概念是**滤波**。在当前语境下，滤波意味着削弱被测频谱的特定部分。有三种重要的滤波类型需要了解：第一，低通滤波中，较低的频率不会被改变，而较高的频率会被减弱甚至完全从信号中去除，这种滤波也被称为平滑滤波。第二，高通滤波中，较高的频率可以通过滤波器，较低的频率则被削弱。第三，带通滤波中，只有特定范围或"频带"的频率可以通过滤波器，低于或高于该范围的所有频率都被削弱。

我们将借助图 1.5 继续解释信号处理。图中所显示的信号表示通过脑电图（EEG）技术从颅骨外部测量到的脑活动，后续章节将详细描述该方法。与膜电位示意图一样，图 1.5A 中横轴表示时间，纵轴表示电位。查看该信号时，您可能会注意到，开始的 5 秒内信号波动相对较慢，快速变化幅度较小。用我们刚介绍的术语来说，这是一个高频成分振幅较小而低频成分振幅较大的信号。在此期间，被试双眼睁开。5 秒后被试闭眼，高频成分的幅度增加了。

到目前为止，我们已经以相对非正式和描述性的方式提及了这些频率成分。然而，这些成分的强度也能通过正式和定量的方式来测量。基于频率的分析在神经成像中很普遍，我们将在后面的章节中看到更多示例和细节。此处我们仅呈现了一个示例，即分析每个频率成分在每一时间点的强度。该计算结果是一个矩阵，其中包含每个时间点每种频率的强度。该矩阵被称为**频谱图**。频谱图通常以彩图显示，如图 1.5B 所示，其中横轴表示时间，纵轴表示频率。在彩阶[①]中，零强度/零振幅以蓝色显示，最高振幅以红色显示。通过目视检查，我们看到 EEG 信号中的高频成分是一条以 10Hz 的频率为中心并在时间上延伸的频带。当被试闭眼时，该成分在时间零点附近的幅度增强。

1.2.3 脑中的其他信号：分子和血流动力学信号

我们已将神经元内部和神经元之间的交流描述为与膜电位变化相关的电信号。这一过程很重要，也是许多测量大脑电活动技术的基础。然而，由神经通信引起的电生理变化与其他类型的变化相关联，这些变化也构成了其他方法的基础。

在更小的尺度上，膜电位的变化是由于化学物质和分子进出神经元运动而发生的。动作电位是膜电位中一种非常迷人且看似简单的变化，但其实分子穿过细胞膜

13

---

① "彩阶"是数据可视化中经常使用的一个概念，特别是在用图形和图表创建数据的可视化的文本中。它指的是用于表示数据集中值的颜色范围。——译者注

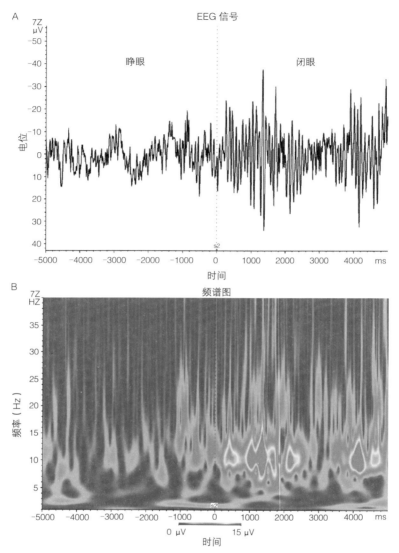

图 1.5　EEG测量中的信号处理实例：（A）EEG追踪（电位随时间变化的函数）。图中以被试闭眼时刻为零点进行计时。（B）将信号分解成具有特定振幅的频率成分。振幅大小由彩阶表示。

的流动过程是非常复杂的。例如，在动作电位的上升去极化①阶段，钠离子（Na^+）大量涌入，而下降复极化阶段则表现为钾离子（K^+）的外流。突触处有许多分子参与多种功能，包括上述神经递质的释放和摄取。其中一种特别重要的分子是钙，钙参与

---

① 见图 1.3B。——译者注

了神经递质释放、（突触）可塑性和基因转录[①]等过程，并通过电压敏感通道进出神经元，是一种重要的细胞内信使。有趣的是，神经元在电活动时比静息时含有更多的钙。基于此，神经元内钙浓度的成像是一种非常实用且应用广泛的测量神经元活动的方法。该类型的成像通过光学设备实现，如双光子钙成像。这种侵入性技术提供了单神经元尺度的信号变化率：可以确定单个神经元的钙离子（Ca^{2+}）浓度，并与邻近神经元的钙离子（Ca^{2+}）浓度相区分。

　　在更大的尺度上，电活动还存在非电的相关因素，其中多数与神经活动涉及所有过程中的能量需求相关[综述请参阅阿特韦尔（Attwell）和亚代科拉（Iadecola）（2002），舒尔曼（Shulman）等人（2004）]。细胞需要能量才能存活，而神经元需要更多能量来执行功能。我们每天摄入的能量中，高达 20% 是被脑消耗掉的，该能量来源于血液中供给组织的葡萄糖。血液供应会根据当前的需求进行调整，因此会随时间变化而变化，这被称为**血流动力学**。

　　膜电位中最明显、振幅最大的变化是动作电位，但电位变化的振幅却可能并非所需能量总和的最佳预测指标，尤其动作电位本身在某种程度上是一条不会消耗太多能量的被动事件链，一旦达到临界阈值（如轴丘），即使存在的能量很少，动作电位也会继续。然而，动作电位恢复到静息电位需要消耗能量（Attwell and Laughlin, 2001）。因此，可以预计神经元的能量消耗与所引起的动作电位的数量相关。前面提到的其他几个过程同样需要消耗能量，包括突触前释放神经递质、突触后受体运行，以及在无任何动作电位或突触输入的情况下维持静息电位。特别是关于突触前和突触后因子在能量消耗总量中的相对重要性，存在热烈的讨论（Attwell and Iadecola, 2002）。

　　解答这些问题并不容易，这些过程对每一个神经元总能量消耗的相对占比往往取决于许多因素，因此很难得到一个通用的方案。图 1.6 显示了神经元的平均动作电位频率为 4Hz 时，对大鼠（左）灰质的解剖学和生理学数据[如腺苷三磷酸（Adenosine Triphosphate，ATP）的消耗，ATP 是细胞使用能量的形式]进行建模的两项研究结果（Attwell and Laughlin, 2001）。一种情况下，动作电位发生时的能量消耗占总量的 47%，突触传递占 40%，维持静息电位占 13%。由于突触前神经递质释放的变化只占 3%（通过测量突触前 Ca^{2+}），大部分突触能量消耗都发生在突触后过程。而另一种情况下，突触传递的能量消耗占总量的 64%。可能出现这些占比截然不同的情况很容易想象。例如，某区域接收到大量抑制性输入信号时，就会有许多突触

14

15

---

① "基因转录"是遗传信息从 DNA 到 RNA 的过程。——译者注

前末端释放出一种神经递质抑制突触后神经元（如GABA，请参阅第 3 章），结果只有少量动作电位被激发，而与突触前功能相关的能量消耗占比可能要高得多。此外，能量消耗占比可能取决于物种和神经元类型。

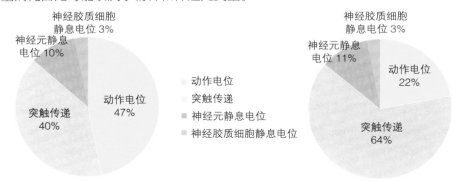

图 1.6　由理论建模和ATP消耗测量所得出几个细胞代谢过程中的能量消耗［如阿特韦尔和劳克林（Laughlin）（2001）］。两个饼图反映了不同理论模型所得出的结果，显示出各个模型之间的相同点（动作电位所耗能量只占部分）和不同点（不同类型过程所耗能量的确切占比）。*数据来源于森古达（Sengupta）等人（2013）。*

1.2.4 脑中的地图：从单个神经元的活动到信号（非单个神经元分辨率下）

　　测量单个神经元的电活动或代谢需要直接接触神经组织并尽可能接近神经元，而只有当打开颅骨并将材料植入脑中，在技术上才能实现这样的分辨率，因此相关技术具有高度侵入性。几乎所有的人类神经科学都是通过非侵入性技术进行的，这些技术无法精确地测量单个神经元中发生的情况，因此，即使采用最小的空间测量单位，得到的依然是多个神经元信号平均后的结果。例如，即使是一个集中于灰质的 $1 \times 1 \times 1$ 毫米（mm）的小立方体，也已经包含了至少 10000 个不同种类的神经元（兴奋性、抑制性等），以及其他类型的细胞（如神经胶质细胞）和其他组织（如血管）。

　　如果这 10000 个神经元中的每一个神经元的活动均与同一立方体中其他神经元的活动完全不相关，那么所有这些神经元的平均活动就不能较好地反映该立方体中神经元的功能特性。在此情况下，我们会说没有聚类。**聚类**是指具有相似功能特性的神经元在物理上相互靠近的趋势。具有相似反应特性的神经元集聚得越多，一个小立方体中所有神经元的平均活动就越符合该立方体中单个神经元的活动。

　　在缺乏单神经元分辨率探测技术时，非侵入性成像技术可用来探测不同条件下的神经元活动差异，该技术的灵敏度取决于脑中某区域中的集聚程度。值得人类神

16

经科学庆幸的是，脑中有大量的聚类。尽管对脑功能组织的详细概述并不在本书的讨论范围内，但指出脑组织的几个特点可能会很有趣，这些特点会产生很强的聚类，并在不同的空间尺度上发挥作用。

在1毫米以下的小尺度上，有证据表明许多脑区存在柱状组织[如蒙特卡斯特（Mountcastle）（1997），田中（Tanaka）（2003）]。皮质柱是皮质中贯穿所有皮质的圆柱状组织，从大脑表面一直延伸到灰质与白质交界的区域。在人脑中，该皮质厚度为2—4毫米。皮质柱的半径可能只有几百微米或更小，其中的神经元具有非常相似的反应特性。柱状结构的著名例子是初级视觉皮质（位于头后部的枕叶）的眼优势柱[1]和方位柱。

在稍大的尺度上，我们发现了空间跨度为几毫米级别的平行于皮质表面区域的拓扑映射。这种映射的例子可以在初级感觉区找到：视网膜拓扑映射（视觉），听觉频率拓扑（听觉）和体感皮质定位（躯体感觉）。在每一种模态中，受体的顺序和整个皮质表面上的皮质神经元调谐特性的变化都存在严格的对应关系。例如，在视网膜拓扑映射中，邻近的皮质神经元在视野中倾向于相似或重叠的位置；而当皮质中的神经元离得较远时，这种位置倾向就会逐渐改变。

在更大的尺度上，人类神经解剖学分为核团（皮质下结构）和区域（皮质内）。在大多数标准例子中，区域的概念大于映射，因为区域包含了映射。例如，在涵盖且不局限于初级视觉皮质在内的多个视觉区中，都可以找到完整的视网膜坐标映射。在某些情况下，同一区域的神经元往往具有不同于其他区域神经元的特定功能特性。颞中（Middle Temporal，MT）区便是一个极好的例子，其中神经元对视觉刺激的运动方向表现出很强的敏感度（Kolster et al., 2010）。

最后，在最大的尺度上，某些区域与其他区域（通常是紧邻的）在功能特性上表现出优先连接和重合的属性，于是这些区域形成了皮质系统，这样的系统可以占据大脑皮质中很大的一部分。例如，视觉系统占据了整个枕叶并延伸到颞叶和顶叶，占据了近乎人类大脑皮质的三分之一。系统之间还可以共享区域。

图 1.7 展示了不同尺度上的聚类，我们可以在以上尺度下研究视觉空间导航过程中的神经反应。在此情况下，枕叶、颞叶和顶叶皮质的大部分区域都表现出强烈的活动。在更精细的层面上，该活动分布于多个视觉区，其中许多区域包含视觉空间

---

[1]　"眼优势柱"指初级视皮质中主要接受左眼信息的神经元和主要接受右眼信息的神经元分别聚集在一起形成的结构。接受左眼输入和右眼输入的区域间隔排列，在垂直于皮质表面方向形成柱状结构，在平行皮质表面形成纹状图案。——译者注

的视网膜映射。空间中的每个位置又可以被进一步分析成柱状结构，其中单个神经元倾向于偏好相似的视觉特征。

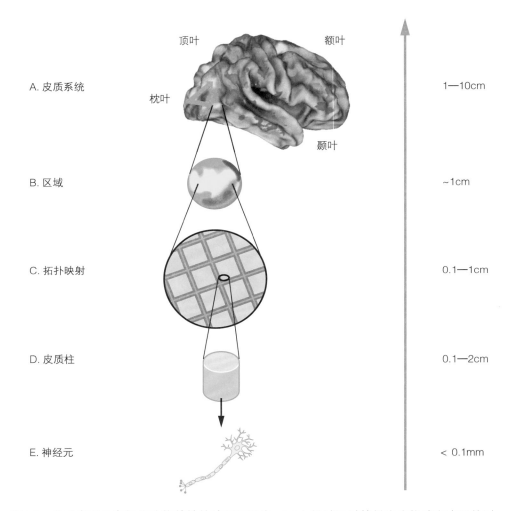

图 1.7　多尺度下具有相似功能特性的神经元聚类。（A）被试通过按键在虚拟迷宫中导航时，大脑皮质最大尺度上的激活情况。枕叶、顶叶和额叶皮质上可以看到明显的聚类激活。红色/黄色和蓝色分别表示与静息基线相比的强激活和弱激活［数据来源于欧普·德·贝克（Op de Beeck）等人（2013）］。（B）是（A）中可能为皮质区域的放大版。（C）可能包含视觉空间的拓扑映射，使得视觉呈现的网格状图案以该网格状激活皮质区的范围。（D）拓扑映射中的一个位置，此处所有神经元都具有相似的感受野①位置，都可能会依据其特定视觉特征的偏好进一步聚类成皮质柱。（E）皮质柱中数百个神经元中的一个。

_____

① "感受野"指视觉系统中一个神经节细胞所"感受"到的区域。——译者注

特定成像技术的最小空间测量单位将决定该技术可研究的聚类水平。如果某技术的最小测量单位对应于整个皮质区，那么该技术将无法直接测量其他更小尺度上的功能组织，如皮质柱和拓扑映射，即该技术遗漏了在更小尺度下的组织的功能特性。

举一个具体的例子，已知初级视觉皮质中的神经元对其感受野中的线条方位具有选择性，而方位选择性也可以通过侵入性光学成像获取，即一种分辨率为 20 微米的侵入性技术。在此类实验中，研究人员在线条显示不同方位时测量光信号，结果图像中的局部像素聚类显示出清晰一致的方位选择性，即我们所说的柱状结构。请注意，如果不对线条方位的选择性进行聚类，那么光学成像将不会显示信号对所示刺激的任何依赖性。该图是在猫身上获取的，这些动物具有方位柱（猴子也有）。啮齿动物并无方位选择性：大鼠或小鼠初级视觉皮质附近的神经元并无类似的方位偏好。因此，分辨率为 20 微米的光学成像不会显示出太多的选择性，因为信号会在多个具有不同偏好的神经元之间被平均，单神经元水平上的良好选择性将被平均化。

由于存在"平均化"现象，空间分辨率低于方位柱高度的技术将无法轻松测量到方位选择性。最小测量单位为 1×1×1 毫米的技术将平均多个方位柱的信号，所得图像将高度模糊，其中任何位置都不会包含单柱水平上实际存在的强选择性。

1.3 人类神经科学方法的简要概述

上一节解释了神经活动产生了各种信号：膜电位的局部变化、分子浓度的变化，以及血流动力学的变化，其中每一种信号都有多个时空尺度上的成分，而这大量的信号可以通过一系列方法测量到。在本节中，我们将对这些方法进行概述，使您对当下使用的方法有一个大致了解。而在后面的章节中，我们将更详细地介绍这些技术。

图 1.8 提供了神经科学技术在时间分辨率、空间分辨率和侵入性这三个维度上的三维空间图形汇总：**时间分辨率**是指某方法可区分的最小时间单位。测量单个动作电位需要毫秒及以上的分辨率，而数秒的分辨率可能足以测量 20 秒的面部图像组块所引发的聚集反应。**空间分辨率**表示可解析的最小空间单位，将决定可获取组织的尺度。**侵入性**通常是一个二元因素，因为大多数方法不是完全侵入性（需穿透颅骨），就是毫无侵入性。

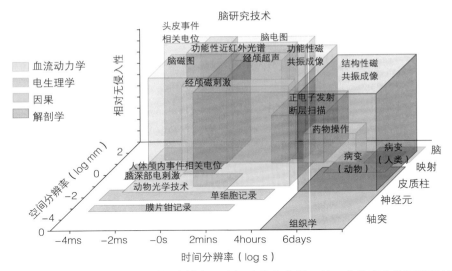

图1.8　人类脑成像技术频谱在时间分辨率、空间分辨率和侵入性三个维度上的图形描述。方法分为四类：血流动力学方法（粉色）、电生理学方法（浅蓝色）、因果方法（橙色）和解剖学方法（深蓝色）。方法的首字母缩略词在相关章节中进行了解释。

图灵感来源于丘奇兰德（Churchland）和诺沃斯基（Sejnowski）（1988），以及胡特尔（Huettel）等人（2004）的早期研究。

　　每种技术均在该三维空间中占有一个近似位置。类似的示意图可以在其他一些资料中找到（Churchland and Sejnowski, 1988; Grinvald and Hildesheim, 2004; Huettel et al., 2004）。后面的章节将着重介绍侵入性较低的技术，因为只有这些技术才能应用于人类。图 1.8 中的示意图涵盖了全部技术，因为侵入性技术与非侵入性技术之间的对比迫使我们考虑有无遗漏项以及那些不能采用非侵入性方法进行研究的问题。简单查看该示意图便可发现，侵入性较低的研究方法的一个较大不足是：现存方法中并无一个同时具有高空间分辨率（单神经元）和高时间分辨率（毫秒）。左下象限的空间只包含了侵入性方法。

1.3.1 脑部结构测量技术

　　研究脑部结构的传统方法是**组织学分析**。这是一种侵入性方法，包括将脑切成碎片（如切片）。切片被进一步化学处理，以使感兴趣的结构可视化。在非人类动物中，组织学分析仍然是在高空间分辨率下研究脑解剖的标准方法。

　　首张人类脑部的详细图像是通过对死者所捐赠的大脑进行死后组织学分析而获取的，这些结果对于人类脑成像技术的发展具有非凡的意义。所有经典的人类脑图

20

谱（请参阅第 3 章）均是通过组织学分析制成。

在过去的 30 年里，人类神经科学已将其重点转移到了非侵入性结构性成像上，而这些研究中，**结构性磁共振成像（MRI）**是首选方法。

目前，结构性 MRI 有两种典型的应用。第一，脑功能研究中的结构性成像，用于将功能性发现与脑部结构相联系。在这些研究中，脑部结构通常并非主要的研究目标，而是用于验证功能性发现的解剖定位。第二，结构性 MRI 可以将解剖结构与不同被试在其他方面（如行为和疾病分类）的差异联系起来。在此情况下，可以在不进行功能性成像的情况下进行结构性 MRI。结构性 MRI 是多种疾病的重要诊断工具，包括脑血管意外（Kidwell et al., 2004）和脑肿瘤（Weber et al., 2006）。对于许多其他临床病症，已发现群体水平上的脑解剖在患者和对照组之间有所不同。此外，脑解剖的几个方面已与行为方面的个体间差异相联系。

几乎所有人类参与的行为和活动都可能与脑部结构有关——或至少听起来足够合理，可以使神经科学家花时间寻找这种证据！举一个突出的例子，比卡特（Bickart）及其同事（2011）研究了被试的神经解剖与社交网络之间的关系。对于后者，作者使用了一种被称为"社交网络指数"的度量标准，该度量标准可以评估某人经常联系的社交规模和复杂性（子群体的数量）。前者使用结构性 MRI 来确定，结果发现杏仁核较大的个体具有更大且更复杂的社交网络。同样的发现也适用于在线社交网络的规模（如脸书的朋友数量），这与包括杏仁核在内的多个区域的灰质密度显著有关（Kanai et al., 2012）。如果连您的脸书使用情况都与您的脑解剖相关，那么您可能会理解为何本书的第一部分用于介绍结构性 MRI！

1.3.2 神经活动的血流动力学相关因素测量技术

上述神经元能量消耗的变化会触发一系列事件，这些事件可以被归至"血流动力学相关因素"这一涵盖性术语下：血液和组织氧合[①]的变化、血流的变化，以及血容量的变化。事件所处链条的位置越往下，神经元活动的位置和时序与由该神经活动所触发事件的位置和时序之间的距离就越大（更多有关信息，请参阅第 4 章）。

21

有多种方法可以测量神经活动相关的血流动力学相关因素中的一种或组合，此处我们先给出一个简短的列表，本书的第二部分（特别是第 4 章中）详细介绍了人类研究中的各种重要方法。第一组方法利用光照射在组织后的反射来推测其氧合。在非人类动物中，光直接照射到皮质表面，以避免光束被中间组织散射。该侵入性光

---

① "氧合"是指氧气与其他物质（通常是血液中的血红蛋白）结合的过程。——译者注

学成像提供了足以测量柱状结构的分辨率。还有一种用于人体的非侵入性光学成像技术，称为**功能性近红外光谱（functional Near-infrared Spectroscopy，fNIRS）**。尽管该技术的空间分辨率很低（厘米），但足以用于研究系统和某些情况下的地图（如对视网膜拓扑映射的粗略测量，请参阅第 4 章）。此外，该信号仅限于应用在紧贴颅骨下方的皮质区，因此不能用于研究隐藏在脑沟内（更深层次的折叠皮质）或半球内侧表面的大部分皮质。尽管如此，该技术因为非常易于安装和移动，正在被越来越频繁地使用（特别是在婴儿研究中）。

20 世纪 80 年代出现了一股研究热潮（其中一些至今仍在进行），这些研究使用血液中的放射性标记，然后通过所发射的信号来测量血容量的变化——该技术被称为**正电子发射断层扫描（Positron Emission Tomography，PET）**，其空间分辨率通常在 1—2cm，是信号在数十秒内取得的平均值，所以时间分辨率较差。如今，PET 的主要功能不是用于通过血容量来衡量神经活动，而是用于测量特定分子标记在脑中的分布。在测量神经活动的血流动力学相关因素方面，PET 已在很大程度上被**功能性磁共振成像（fMRI）**所取代。fMRI 信号反映了多种神经活动的血流动力学相关因素，如下所述。它是具有最高空间分辨率的非侵入性成像技术，使用该技术在顶级科学期刊上发表的大量研究也说明了其受欢迎程度。如图 1.2 所示，该脑成像方法也是大众媒体上许多主张的基础。

上述的简短总结强调了由于被测量的确切相关因素（对分辨率施加的生理限制）和测量设备的物理限制，不同血流动力学相关因素测量方法之间的空间分辨率差异很大，其范围小于电信号测量的范围：血流动力学成像不能提供单细胞的分辨率，但在大多数情况下，其优于电成像、头皮脑电图（EEG）和头皮事件相关电位（Event-related Potential，ERP）这些主力。血流动力学成像的时间分辨率无疑劣于电成像，因为相比于电活动，所有血流动力学相关因素在时间上都更为平滑。

1.3.3 电生理活动测量技术

图 1.8 所示的大多具有高时间分辨率的方法均用于测量电生理活动，包括膜片钳记录、单细胞记录、多细胞记录、局部场电位（Local Field Potential，LFP）、人颅内记录、皮质电图（Electrocorticogram，ECoG）、立体定向脑电图（stereo Electroencephalogram，sEEG）、脑磁图（Magnetoencephalogram，MEG）和头皮脑电图（EEG）。

与此同时，这些电活动测量技术在空间分辨率方面差异很大。测量电活动的空间分辨率与电极和信号源之间的距离有关：距离越远，电极取样的容量就越大。另一个因素是中间组织，例如，颅骨会散射电信号，因此对空间分辨率非常不利。

最佳空间分辨率是通过**膜片钳记录**获取的，这是唯一一种极少失真且准确测量膜电位变化的技术。或者，研究人员可以在皮质中插入一个电极，并使其尖端非常接近某个神经元，以获取该神经元的动作电位。借助该侵入性电极，我们或许可以进行**细胞外单细胞记录**，至少当电极具有高阻抗时，我们便只能获取非常近的信号［"阻抗（impedance）"可以看作"电阻（resistance）"的另一个说法］。又或者，在皮质中插入的低阻抗电极可以用于两种类型的测量。第一，可以同时记录许多邻近神经元的动作电位（**多细胞记录**）。鉴于动作电位稍纵即逝（动作电位的特点在于膜电位的迅速变化），研究人员希望对传入信号进行滤波，以保留高频信号（高通滤波）。第二，同样的信号经过低通滤波器处理后，会包含附近所有神经元膜电位较慢变化的信息，这被称为**局部场电位或 LFP**。

所有这些技术在活体中进行都是非常危险的，因为需要打开围绕皮质的硬脑膜并保护其免受感染。**颅内记录**也需要打开颅骨（开颅手术），但只需要将电极放置在完好无损的硬脑膜上。开颅手术使研究人员可以将电极放置在距离神经组织更近的位置，并避免颅骨散射信号。

所有这些具有较高空间分辨率的技术都是侵入性的。在不打开颅骨的情况下，电极与信号源之间的距离以及颅骨所导致的信号散射，都导致空间分辨率非常差（多为几厘米或几十厘米的数量级）。从皮质结构和聚类的尺度来重新表述，这意味着即使是脑区也很难被单独测量，何况测量通常与多个脑区和脑部系统的活动有关。这类可用测量方法包括 **MEG**、**EEG** 和**头皮 ERPs**。

我们区分了电极插入皮质情况下的高频和低频信号，在某种程度上，该区别也适用于非侵入性成像方法。然而，最高频率不再出现在非侵入性信号中，这是电极和信号源之间距离的又一影响。信号必须通过更多的中间介质（组织、颅骨等），而相比于较低时间频率的信号，这些介质产生的信号散射对较高时间频率的信号更具破坏性，因此低空间分辨率的长距离信号也被限制在较低的时间频率上。这一点很令人失望，因为不同频段包含着非常不同的信息。例如，因为动作电位的特点就是膜电位变化非常快（动作电位在不到 2ms 的时间内开始并结束），所以我们需要通过测量远高于 300Hz 的频率才能测量到单个动作电位，而这些更高频的信号无法通过非侵入性方法获取。

图 1.9 和图 1.10 显示了所有用于人体的神经成像电技术。在极少数病例中（主要是癫痫患者中），为确定癫痫发作的起源部位，治疗过程中会间歇性地使用单细胞记录。在具有高质量数据的理想情况下，高阻抗电极经过高通滤波后测得的信号如图

23

1.9B所示，左侧的连续信号由表示信号中噪声的基值水平（黑带），以及穿插其中的表示单个神经元动作电位信号的快速瞬时信号峰值所组成。正如图右侧动作电位相互叠加时所呈现的，所有这些动作电位都非常相似（从技术上讲，它们具有相同的波形）。请注意，此波形与动作电位期间去极化和复极化的标准时间曲线不同，因为电极和神经元之间的距离会产生许多失真因素（只有膜片钳记录能准确表示动作电位）。

　　图 1.9A 中的数据来自一项使用人体单细胞记录的著名研究（Quiroga et al., 2005）。作者在被试观看图片的同时记录其单个神经元的活动，每张图片都多次呈现。从每个试次中一个特定神经元记录的动作电位以栅格图的形式显示在每张图片下方（每条线表示一个试次；每一个蓝点表示动作电位的产生），栅格图下方则是直方图，其中每个时间区间内记录了动作电位的总数。该神经元即著名的詹妮弗·安妮斯顿神经元：每当呈现女演员詹妮弗·安妮斯顿（Jennifer Aniston）的照片时，动作电

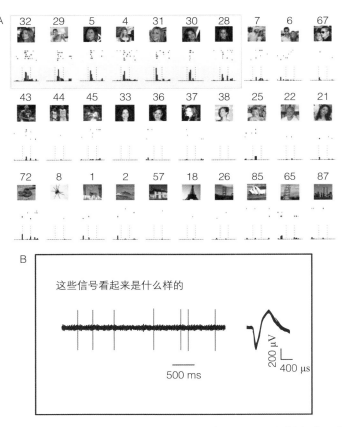

图1.9　人类患者的侵入性单神经元记录。（A）呈现各种复杂图像（包括女演员詹妮弗·安妮斯顿的照片）时单个神经元被激发的动作电位。图片已获使用许可（Quiroga et al.,2005）。（B）对连续信号类型（左）和构成动作电位检测基础的模板匹配（右）的可视化。

位被激发。有趣的是，当呈现詹妮弗·安妮斯顿和布拉德·皮特（Brad Pitt）的合影时（第一排右侧），该神经元并无反应，尽管在记录信号时两位演员尚未离婚。这项研究的重要结论是，人类脑中的神经元不但对特定的物体或面部具有高度选择性，而且往往（但并非总是）在简单的图像参数（如尺寸和视角）发生变化时保持其选择性。

24

这类数据令人印象深刻，但基于伦理方面的考虑，被记录的研究数据也少。只有当重症患者需要插入侵入性电极来治疗时才可以进行数据记录，在健康的人脑中进行侵入性记录是不被允许的。此外，由于对被记录神经元位置的控制较少（数据往往包含来自不同脑区的混合神经元），并且被记录的神经元较少、测试的条件较少、每种条件下进行的试次也更少，所以即使在极少数进行侵入性数据记录的情况下，所记录的数据质量通常也远低于研究人员使用相同方法在动物研究中能够获得的数据质量。伦理和实践上的复杂性解释了为何人类单神经元记录并未主导人类神经科学。尽管如此，这些数据仍然发人深省，对构建假设很有用，可以在其他技术和其他物种的进一步实验中得到验证。

25

空间分辨率这一维度的另一端（低空间分辨率）有非侵入性方法，如脑磁图（MEG）和脑电图（EEG），这些技术将在本书的第三部分进行详细解释。诸如EEG之类的方法需要在头皮上放置许多电极（通常为32、64或128个），每个电极用于测量脑中某一范围的累积电信号，该范围非常大，以至于相邻的电极尽管间隔数厘米，依旧会测量到重叠的部分。因此，这些被测信号显示出高度相关性。图1.10显示了呈现面部图像时，一些电极通常获取的信号。当实验者在多个试次中呈现面部图像并平均头后部电极上的信号时，通常会获取图1.10中红线所示的信号。该信号上下波动，其中一个非常突出的特点是170ms左右的谷值，即N170。当呈现面部图像时，N170的振幅高于其他物体（如汽车或椅子）的图像。

26

脑电图和ERPs对人类神经科学的帮助很大，但也因空间分辨率低而存在明显的局限性，其信号反映了脑中数立方厘米范围内的活动，却并未显示出与单个神经元相同的选择性。且无论面孔的身份如何，N170都会以相同的振幅出现：无论是詹妮弗·安妮斯顿、布拉德·皮特、安吉丽娜·朱莉（Angelina Jolie），还是巴拉克·奥巴马（Barack Obama），N170都不会对其进行区分。此外，神经元水平的神经活动与EEG/ERP信号之间的关系非常复杂，即使是用最复杂的生物物理模型也无法提供全面的理解。最后，确定诸如N170成分的精确解剖来源是一个非常复杂且有争议的问题。

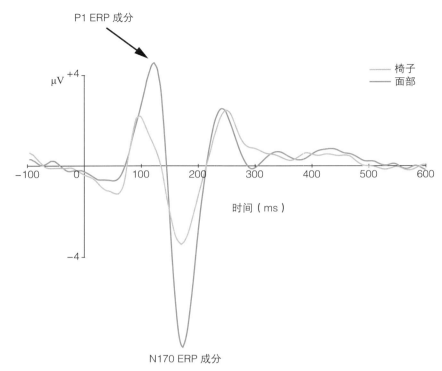

图 1.10　通过 EEG 记录的面部选择性事件相关电位。比较被试观看面部（红线）和其他物体（蓝色）时的脑电图，ERP 峰值在 P1 和 N170 成分两个时间点较大。

图经皮彻（Pitcher）等人（2011）许可转载。

本章总结

- 大众媒体经常讨论脑成像方面的发现，但读者需要对这些方法有更深入的了解以区分事实和虚构。

- 信息传递涉及膜电位的缓慢和快速变化（动作电位），这反过来又改变了神经元的能量需求。

- 虽然单个神经元太小而无法发出可进行非侵入性测量的信号，但它往往会与其他神经元聚类，成为能发出可检测信号的群体。

- 功能性脑成像方法使用各种物理原理（包括电学、磁学、光学、磁共振，以及辐射），以获取电信号或血流动力学信号两种信号类型中的一种。

- 信号源（无论是电信号还是血流动力学信号）对不同脑成像方法的利弊有很大的影响。

- 脑成像方法可以在三个基本维度上进行区分：空间分辨率、时间分辨率，以及发出信号的神经组织与探测器之间的距离（侵入性）。

回顾思考

1. 请描述通过血流动力学成像技术（如正电子发射断层扫描）可测量动作电位数量的程度。

2. 请问时间分辨率是什么？它如何受到神经信号(电信号或血流动力学信号)和侵入性的影响？

3. 请描述神经元在不同空间尺度上的功能聚类，以及它与非侵入性脑成像方法可测量与不可测量信号之间的关系。

4. 请问与头皮ERPs的低通滤波相比，为何对单神经元细胞外记录进行低通滤波（设置相同）会丢失更多有意义的信号？

27

拓展阅读

- *Cambridge Fundamentals of Neuroscience in Psychology series*. （该系列作品涵盖多种方法在不同领域的诸多应用，阐明了这些方法如何促进我们对人脑工作方式理解的程度）

- Farah, M. J. (2005). Neuroethics: the practical and the philosophical. *Trends in Cognitive Sciences*, 9(1), 34–40. （大众媒体对脑成像研究的报道实例经常涉及道德和伦理问题，该文为此提供了进一步的介绍）

- Satel, S. & Lilienfeld, S. O. (2013). *Brainwashed: The Seductive Appeal of Mindless Neuroscience*, New York: Basic Books. （脑成像研究的狂热信徒不应将该技术的较多优点视为理所当然，还应准备好接受对该技术不足之处的批评，这正是该书所提供的内容）

第一部分

结构性神经成像

结构性神经成像研究脑部的解剖结构。在一本关于人类脑成像的书籍中，首先介绍关于结构性成像的知识是非常合理的。尽管对一些没那么有耐心的读者来说，这似乎并非最好的开始。除非您有志成为一名神经解剖学家，否则神经解剖学大概率不是您最喜欢的研究领域。例如，对于一位想要了解人类行为决定因素的学生而言，测量脑功能的技术似乎远比结构性神经成像有趣，那么为何要在此浪费时间而不直接跳到介绍功能性成像的内容上呢？这里有三个主要论点来支持我们的选择。

首先，如果不了解脑部结构，就无法正确解释功能性成像数据。即使最终目标是了解脑部的功能，解剖学的基础也至关重要。打个比方，当一辆汽车出现机械或电子问题时，只有在找到需要修理的部件后，汽车修理工才能开始解决问题。发动机是在车头还是车尾这一点很重要，同样也适用于人类脑部。进化可能产生功能或多或少相似的不同解剖结构——例如，视觉信息经头前部进入大脑皮质而非枕极的结构，就像眼睛在头部前面，这样似乎便说得通。基于直觉而非科学方法进行头部功能定位的颅相学家，同样也做出了此处是头部视觉功能（如形状和颜色）位置的判断，这并非巧合。也许这是真的，但事实并非如此。任何想要研究视觉方面的神经科学家，必须先了解视觉信息在脑中的处理位置，然后才能进行进一步的研究。在进一步研究功能之前，正确的定位是关键。

其次，鉴于解剖学知识的这种初始作用，大多数功能性技术与结构性成像结合实施就不足为奇了。稍后，我们将学习一些绝妙的功能性方法，如功能性 MRI、经颅磁刺激，以及脑磁图等，这些方法都默认与结构性成像相结合。

最后，即使没有功能性数据，神经解剖学本身也可以帮助我们理解行为。人与人之间明显的行为差异有时可以追溯到神经解剖学中相对细微的差异，此类发现应被纳入人类行为理论中。

鉴于与以上三个论点最相关的数据主要来自磁共振成像方法，该技术将是我们关注的重点。第 2 章主要解释 MRI 背后的物理原理；第 3 章介绍具体的方法，特别是 T1 加权成像和分析、弥散张量成像，以及磁共振波谱。在不同的情况下，书中都提供了此类结构性数据与人类行为之间相关性的例证。

第**2**章

磁共振成像（MRI）背后的物理学

学习目标

- 理解磁共振的原理
- 理解如何使用这些原理获取脑部图像
- 掌握研究人员可用的硬件和参数的基础知识
- 理解决定MRI图像对比度的因素

在本章中，我们旨在提供一个基本的理解，即当某人被放入**核磁共振**扫描仪（Nuclear Magnetic Resonance，NMR）时，其物理学和生物学层面上会发生什么。这一目标符合本书的总体目标：理解文献中的典型研究论文。我们不会引用专业NMR期刊上技术性很强的论文，因为理解这些论文需要具备完整的NMR物理学专业知识和背景。尽管如此，即使是有关磁共振成像的最简单的论文，其技术部分对于初学者而言也是晦涩难懂的，就像莎士比亚在16世纪用英文写就的《哈姆雷特》对于现今一个10岁的法国人来说一样难以理解。

作为一个非常具有代表性的例子，我们在此提供了发表在著名期刊《心理科学》上的MRI实验的技术部分（Kubilius et al., 2011）：

功能性磁共振成像（fMRI）数据是使用3-T飞利浦（Philips）Intera扫描仪和8通道SENSE头线圈通过平面回波成像序列获取的。我们记录了前两名被试的38张层面和剩下6名被试的37张层面。层面自上至下扫描以完全覆盖下颞叶皮质，并覆盖几乎整个脑部（体素大小 = 2.75 mm × 2.75mm × 2.75mm，层间空隙 = 0.2mm，采集矩阵 = 80× 80）。每轮包含168个测量值。测量间隔（重复时间）设置为2000ms，回波时间为30ms。T1加权解剖学扫描的平面内分辨率为0.85mm × 0.98mm，层间距为

1.37mm（采集矩阵 = 256 × 256），重复时间为 9.6ms，回波时间为 4.6ms，冠状层面 182 个，时长为 383s。

尽管该期刊的目标受众是行为科学家，但对此技术部分有一个基本理解将极大地帮助他们理解该研究的来龙去脉，并推断从中可以得出的结论。在学习本章之后，我们即可理解这部分技术内容，了解这些参数的含义、选择某些参数的原因，以及这些参数如何影响成像实验的结果。鉴于结构性和功能性MRI共享着MRI物理学背景，第 4 章的功能性MRI将与本章所介绍的大多数知识相关。

2.1 磁场对人体的影响

磁铁及其产生的磁场对很多材料具有明显可见的排斥和吸引效应，而对于脑成像研究人员来说，这些影响将是至关重要的，再怎么强调考虑这些影响的重要性也不为过（Kanal et al., 2007），即便其与所获取的图像无关。本章和后续章节还会提到许多与实验成功与否密切相关的因素，一个失败的实验通常不会致命，而相比之下，如果一个铁磁性灭火器或螺丝刀被带进扫描室，就极可能对扫描仪内的人造成严重伤害。同样地，磁场也会干扰被试体内心脏起搏器的功能，造成严重后果。与其花费时间在此强调这一问题，我们建议您在网上搜索"MRI安全"这一术语，其重要性很快会显现出来。

相比已知磁铁对特定材料有强烈影响外，目前尚不清楚磁场对生物组织是否有其他影响。例如，我们是否会因为站在MRI扫描仪旁，就慢慢滑入其中而没有任何感觉。就算会对体内的细胞核产生影响，这些影响尚不用引起恐慌，短期内您不会生病，也没有证据表明会产生长期的影响。据报道，一名科学家曾为一项实验对自己进行了 84 次扫描（Shine et al., 2016），而他仍然很健康。该技术曾被称为核磁共振（随后会对其进行解释），但此处的术语"核"并不意味着放射性或任何致癌风险的增加（与其他成像技术相比，如X射线）。

磁场对生物组织的最明显影响，与磁场随时间的变化有关。在较高的磁场强度下，如许多MRI扫描仪所产生的磁场强度[例如，3 特斯拉（T）甚至更高]，人们很容易感受到一些影响，比如快速头动可能会使人感到恶心。这种影响是由于这些磁场不是完全均匀的，并会根据你在磁场中的位置不同而有所不同。当你移动头部时，它经历的磁场随时间而变化，这是导致恶心的原因。而作为一名实验被试，你通常不会在 1.5T 或 3T 的扫描仪中体验到这种情况，因为该场强的影响很小，你也不会突然快速地移动头部。

　　因为这一切都始于原子核的一种性质，所以其术语包含"核"字。原子核中的质子和中子与其他质子/中子一起自旋，在具有奇数个质子/中子的原子核中，这些自旋不会相互抵消，因此原子核具有非零的磁矩，将其置于磁场中时，该磁矩将与磁场的方向对齐，所以术语中又包含"磁"（图 2.1）。此外，具有奇数个质子/中子的原子核以特定频率自旋，该频率被称为拉莫尔频率。当外加磁场周期性变化并产生振荡时，若振荡频率与原子核的拉莫尔频率相匹配，原子核就会从磁场中吸收能量，这一频率被称为共振频率。以上解释了为什么该现象被称为核磁共振（Bloch et al., 1946；Purcell et al., 1946）

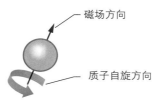

图 2.1　质子示意图，其磁矩与磁场方向对齐，并以特定频率自旋。

　　与脑成像最为相关的元素是氢（^{1}H），氢是生物组织中最为丰富的原子，因此也提供了最强的信号。核磁共振扫描仪中会施加振荡磁场，同时静磁场始终存在，而拉莫尔频率与该静态场的强度呈线性关系（Schick, 2005）。氢在 1.5T 场强下为 63.76 MHz，在 3.0T 场强下为 127.7 MHz，在 7.0T 场强下为 298.0 MHz，这些频率处在无线电波范围内。若振荡磁场以该频率振荡，则它将对 ^{1}H 原子的能态产生最大影响。因此，振荡磁场通常被称为射频（Radio Frequency，RF）脉冲。

　　振荡磁场对原子的自旋有两种影响（图 2.2）。第一，自旋同相，即原子在自旋周期中与振荡磁场处于相同位置。第二，自旋改变方向并向振荡磁场的方向翻转，该翻转伴随着能态增加（原子核吸收能量），翻转角度取决于静磁场和振荡磁场之间的角度差（图 2.2 中，该角度为 90 度）。若不再施加振荡射频场，这两种效应便会逐渐消失。两种效应都有一个特定的时间常数，决定该效应减弱到一定程度之前所需的时间；时间常数越小，效应随时间变化越快。首先，原子核再次脱离相位，即失相。其次，原子核通过向静态场方向翻转而与静磁场重新对齐。每次原子核重新对齐时，其释放的能量本身就是在射频范围内的一个很小的信号。这些小信号集合了所有重新对齐的原子核，发生的失相越少，产生的信号越强。若失相过多，则不同原子核的信号将在很大程度上抵消，净信号也会消失。

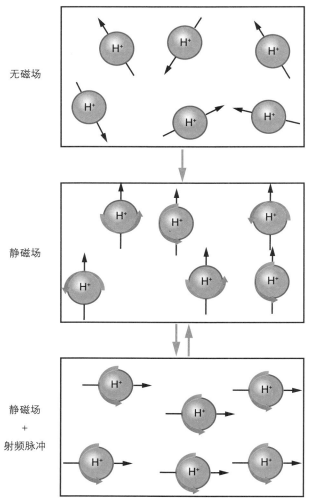

图2.2 静磁场和振荡磁场对质子相位和自旋方向的影响。黑色箭头表示磁矩和自旋方向，红色箭头表示质子自旋相位。

请注意，生物组织对能量的吸收伴随着温度的轻微升高。同样升温幅度下，组织越大，吸收的能量就越多。电磁波特定吸收率（Specific Absorption Rate，SAR）是对应的安全指标，用于人体成像的扫描仪所使用的参数和安全设置均考虑到了该指标（ICNIRP，2004）。为计算这些安全界限，我们需要考虑被试的体重，这便是实验者在扫描之前总要询问被试体重的原因。

2.2 从共振到成像

多年来，物理学家想出了非常巧妙的方法，利用核磁共振来获取脑部的二维和三维图像，此处他们利用了拉莫尔频率取决于场强这一原理。若场强随着空间位置呈梯度变化，则原子核的拉莫尔频率将取决于其所在静态梯度场中的位置。例如，若梯度从左到右增加，则左边的原子核与右边的原子核相比会有一个较慢的拉莫尔频率。于是施加射频（RF）波只会影响那些处于特定空间位置的原子核，在这些位置上，静态场梯度给予原子核与射频波频率相匹配的拉莫尔频率。

为利用这一现象获取二维（Two-dimensional, 2D）甚至是三维（Three-dimensional, 3D）图像，科学家将梯度场叠加在静磁场上面。在大多数情况下，这些梯度呈线性（更准确地说，我们尝试让它们尽可能呈线性）。场强梯度通常只施加很短的时间，但施加时保持定态（不会振荡）。

第一个梯度被称为层面选择梯度，施加于 RF 脉冲期间，如图 2.3A 所示。原子核所经历的总场强 B_{net} 对应于静态且（希望是）均匀的磁场（通常被称为 B_0）加上以线性梯度为特征的磁场 G。RF 脉冲将主要影响拉莫尔频率与脉冲频率匹配的原子核，从而影响那些经历共振的原子核，这些激发核的范围被称为一个"层面"。例如，在场强为 3T、RF 脉冲为 127.7MHz、层面选择梯度为从脑部上方（顶部）到下方（底部）时，RF 脉冲只会影响总场强为 3T 的水平层面中的原子核。在二维成像中，通常每个RF 脉冲记录一个层面。在该情况下，扫描一个完整的 3D 体积将需要与所需层面数量相同的 RF 脉冲。通常以交错方式激发层面（交错层面采集），以最小化由于交叉层面激发而产生的累积效应（RF 脉冲也会部分激发相邻层面）。而由于这些原子核被激发了，其发射的信号将受到另外两个梯度的影响。

第二个梯度是相位编码（Phase-encoding, PE）梯度，该梯度施加于 RF 脉冲之后。PE 梯度会改变激发核的自旋共振频率，并导致原子核沿 PE 梯度位置产生相位差。去除 PE 梯度后，共振频率将再次相同，但相位差仍然存在。这一系列事件如图 2.3B 所示。PE 梯度中某个位置（垂直于梯度的某行）的所有原子核都具有相同的相位，因此该相位可以提供有关原子核所在位置的信息。

第三个梯度是频率编码（Frequency-encoding, FE）梯度，该梯度开启于数据采集期间，因此也被称为"读出梯度"。如图 2.3C 所示，原子核所处梯度的位置直接决定原子核的共振频率，因此采集时的共振频率可提供有关原子核所在位置的信息。

36

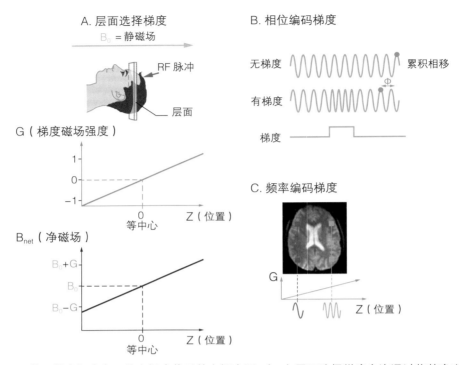

图2.3 使用梯度场确定三维空间中信号的空间来源。(A)层面选择梯度允许通过将其净磁场强度与射频(RF)脉冲激发所需的强度相匹配来选择一个层面。(B)相位编码梯度影响共振频率，导致沿梯度不同位置的原子核产生不同相移。(C)频率编码梯度影响读出过程中的共振频率，导致共振频率取决于原子核在梯度上的位置。

梯度的时序和时长与RF脉冲一起形成脉冲序列(Bernstein et al., 2004)。图2.4中给出了一个示例示意图，该序列被称为梯度回波平面回波成像(Gradient-echo Echo-planar Imaging，GE-EPI)序列。作为该序列的一部分，我们看到许多脉冲序列共有的基本序列模块：首先施加一个RF脉冲(第一行)与一个层面选择梯度(Gslice，第二行)，然后施加一个相位编码梯度(Gphase，第三行)，最后在读出时施加一个频率编码梯度(Gfrequency，第四行)。这是一个实际脉冲序列的示意图。脉冲序列可以在许多方面有所不同，如在施加RF脉冲之前的情况、RF脉冲的形式和振幅、梯度的方向和振幅，以及发生一个或多个所谓的梯度反转。

梯度反转是梯度方向上的改变，如图2.4中以翻转梯度符号所示。梯度反转将消除初始梯度的影响。例如，由梯度引起的失相可通过施加该梯度的反转来校正。采集到的信号如图2.4底部所示，其特点是一系列回波，每个回波都由梯度反转所引起。

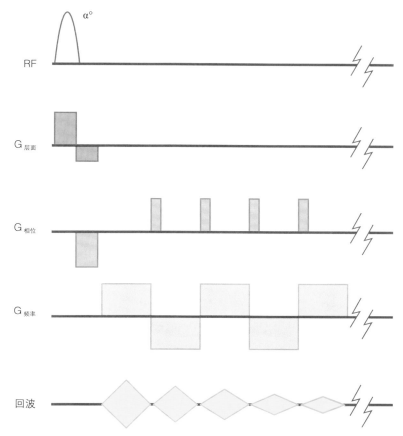

图 2.4　有关梯度回波平面回波成像的脉冲序列示意图。 从上至下依次为：RF 脉冲、层面选择梯度、相位编码梯度、频率编码梯度、采集的信号。信号由梯度反转所引起的一系列回波组成，其中梯度反转由反转定义梯度时序的矩形符号来描述，矩形长度则反映了梯度的时长。

回波可通过反转梯度产生，而反转 RF 脉冲亦可。在该情况下，会出现两个连续的 RF 脉冲。第一个脉冲使自旋方向倾斜一个特定的角度，而第二个脉冲使其向反方向倾斜，这样的序列被称为自旋回波序列。

脉冲序列使我们能够从信号的特征中获取空间图像。因为层面选择梯度，我们知道信号来自脑部的某一个层面，这已经确定了空间的一个维度，其余两个维度分别是层面中的水平维度和垂直维度，两者与信号中的频率成分及其相位有关。如图 2.4 所示，脉冲序列贯穿相位编码梯度 $G_{相位}$ 的多个时长和方向。相位编码梯度使层面中不同行的质子具有不同的累积相移，频率编码梯度则会导致层面中不同列的质子具有不同的频率。一旦有了足够的回波，便可以表征相位和频率的所有组合，从而获取导出图像所需的所有信息。为从MRI信号中重建图像，使用被称为傅立叶分析的频率分解技术对记录的信号进行分析（见专栏2.1）。

通过该方式获取的体积并不完美，空间分辨率虽然相对其他非侵入性方法而言较高，但仍受到几个因素的限制。体积图像中的空间单位是体素（体积像素：具有三维尺寸的像素），体素的大小由层面的数量、最大视场角（Field of View，FOV）以及每个层面的矩阵大小（层面中每行和每列的体素数量）决定。平面内（或层面中）的体素大小等于视场角除以矩阵大小。在经典脉冲序列中，层面的数量取决于（连续）射频脉冲的数量。层面中每行/每列的体素数量与同样连续实施的相位编码梯度的步数有关。显然，获取总体积的时间越短，可以成像的层面数量越少，相位编码梯度的步数也越少。NMR图像每个维度的步数取决于所有这些参数，数字256已经是很高了，它将提供一个尺寸为256×256×256的三维矩阵，每个方向的分辨率接近1mm。

此外，脉冲序列、读出傅立叶分析中的一些步骤可能会将噪声引入数据中。仅举几个例子，有一些特定的伪影与磁场中的缺陷、使用的脉冲序列和傅立叶频谱分析有关。磁共振用户将这些伪影称为尖峰（Spike）（图像中的白点经常在空间里重复，从而反映k空间中出错的点），重影（实际解剖结构的反射/阴影的存在），以及几何变形，如拉伸和剪切。专栏图2.1中的教学示例说明了会对所得频谱产生影响的特定事件如何改变重建的解剖学图像。第6章中的专栏图6.1中对可能存在的伪影提供了进一步的举例。

专栏2.1　MRI信号的傅立叶分析与k空间的概念

傅立叶分析将信号分解为频率成分的频谱，其中每个成分都有一个特定的振幅（振幅谱）和相位（相位谱）（请参阅第11章）。在第1章中，我们介绍了时间信号的频率，而空间信号（如图像）与之相类似。图像中的低频调制是指当您在图像上移动时，图像属性只会缓慢改变，就如日落半小时后天空的亮度：西方较亮，然后东方逐渐变暗。高频调制的特点在于图像中邻近区域的巨大差异，就像斑马的照片。

无论是脑部扫描图还是手机上的自拍照，每张图像都可以通过该方式进行分解。该过程也可以应用在另一个方面（傅立叶逆变换）：在一个特定的振幅和相位谱，即可构建一张图像。在MRI中，首先由设备进行傅里叶分析得到可探测的MRI信号，对采集的MRI信号构建振幅和相位谱，然后对振幅谱和相位谱进行傅立叶逆变换得到实际的空间图像。

　　振幅谱以极坐标表示，如专栏图 2.1 所示（左图）。在该空间中，每个点表示在图像中向特定方向/方位运行的特定频率成分的振幅。该频谱的中点表示频率为零，其亮度表示图像的整体亮度。

　　成分到中点的距离决定了该成分的频率，频率越高，表示离中点越远。最后，从该中点开始的点的方位决定了空间频率调制的方向（图像/层面中的正弦调制方位）。磁共振物理学家将此频谱称为 *k* 空间。

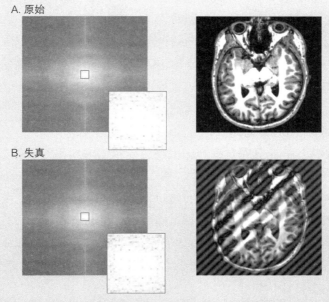

专栏图2.1　振幅谱（左）与图像（右）的关系。更多资料请参阅相关内容。

　　专栏图 2.1 包含了一些示例，以帮助理解此类频谱及其与图像的关系。专栏图 2.1A 右侧显示了对应于左侧振幅谱的脑切片。振幅谱具有中间振幅最高的山形特点，这反映了大多数图像的一般属性，即较低的空间频率（表示于中间附近）具有较高的振幅。在专栏图 2.1B 中，我们可以看到当振幅谱中的一个特定点以异常高的振幅失真时会发生的情况（寻找插图中的白点），其结果是在解剖学图像中出现正弦调制，该调制的频率和方位分别取决于受影响点相对于频谱中点的距离和方位。

2.3　这些物理原理如何生成具有解剖结构的图像？

　　在 RF 脉冲之后（或在回波之后），可测量到一个随时间衰减的信号。该信号的强度不仅取决于几个参数（例如，翻转角度、回波时间），还取决于生物信号的特性。这就是为何我们能在生成的图像中看到有趣的结构。

生物组织的第一个重要特征，是其体积中每个位置的 ^{1}H 质子密度。鉴于我们所使用的 RF 频率与 ^{1}H 质子的拉莫尔频率匹配，每个体素中的信号与这些质子的密度成正比。

接下来，信号随时间的衰减遵循两个时间常数的指数曲线。其一，自旋与静磁场方向重新对齐的速度，也被称为纵向方位恢复或 T1 恢复。其二，相位相干性的损失所导致的横向磁化强度的损失，也被称为 T2 衰减。"T1"和"T2"是函数中的时间常数，它决定了函数随时间的恢复和衰减的情况：数字越小，速度越快。

质子密度、T1 恢复，以及 T2 衰减因组织类型不同而不同，这些差异产生了信号对比度：不同组织类型之间的信号差异。脉冲序列及其参数的选择可以决定哪个因子具有最大权重，仔细选择参数可获取对比度几乎完全由上述因素之一所决定的图像，包括质子密度成像、T1 加权成像和 T2 加权成像。

T1 恢复与单个质子自旋向周围环境释放能量的难易程度有关（"自旋晶格弛豫"），这取决于原子如何嵌入组织中。图 2.5A 显示了脑脊液（Cerebrospinal Fluid，CSF）和脂肪中纵向磁化强度与激发后时间的函数关系，该图说明此恢复需要较长时间，如 CSF 的恢复时间可能长达几秒钟。脑脊液的 T1 较长，而脂肪的 T1 明显较短。T1 对比度深受连续激发之间的时间，即脉冲重复时间（Repetition Time，TR）的影响。例如，若第二个脉冲与上一个脉冲仅间隔 1 秒，则除脂肪外的大多数组织在第二个脉冲时还未恢复纵向磁化强度。

T2 衰减取决于相邻原子自旋之间的自旋-自旋相互作用，这在组织之间有所不同。例如，与脂肪相比，CSF 的 T2 更长。然而，总体而言 T2 衰减发生的速度比 T1 恢复快得多。图 2.5B 显示了脂肪和 CSF 中信号（＝横向磁化强度）与激发后时间的函数关系，在给定 T2 衰减速度的情况下，其明显取决于激发（或通过梯度开关重新聚焦）与数据采集之间的时间间隔，即回波时间（Echo Time，TE）。

通过对脉冲序列的组成和重复时间、回波时间等参数的调整，我们可以确定获取质子密度加权、T1 加权或 T2 加权的程度。为了对这三个因素中的一个进行最佳测量，我们旨在找到一种方式，使其中一个因素在不同组织之间的磁化强度差异最大，而其他因素的影响最小。若（为简单起见）忽略所使用精确脉冲序列的额外复杂性，我们可以从图中得出以下参数组合通常会提供 T1 加权成像（CSF 和脂肪之间最大 T1 和最小 T2 的差异）：中等程度的 TR（T1 恢复的较大差异）和很短的 TE（几乎无任何 T2 衰减）；T2 加权成像通常使用较长的 TR（所有组织均已恢复）和中等程度的

TE（T2 衰减的最大对比度）；质子密度加权成像使用非常长的TR（所有组织均已恢复）和非常短的TE（几乎无任何T2 衰减）。

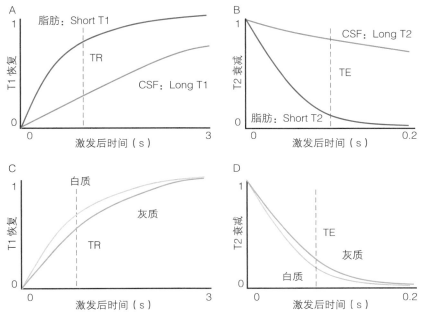

图2.5　不同组织间T1 恢复和T2 衰减差异的示意图。（A）脂肪和脑脊液（CSF）的T1 恢复；（B）脂肪T1 恢复和CSF 的T2 衰减；（C）灰质和白质的T1 恢复；（D）灰质和白质的T2 衰减。虚线表示不同组织间的对比度最大时的重复时间（A 和C）和回波时间（B 和D）（更多资料请参阅相关内容）。

　　对于解剖学成像，相比于脂肪和CSF，神经科学家通常对灰质和白质之间的对比度感兴趣，灰质和白质在组织特性也更为相似 [如参阅纳拉西姆汉（Narasimhan）和雅各（Jacobs）（2002）]。图 2.5C 和D 展示了灰质和白质中T1 恢复和T2 衰减信号与激发后时间的函数关系，在适当选择TR/TE 值的情况下，这些差异足以获取灰质与白质之间的对比度。

　　作为示例，图 2.6 显示了T1 加权图像和T2 加权图像。在T1 加权扫描中，纵向磁化强度恢复最快的组织具有最高的信号，即脂肪。白质看起来相对较白，因为其含有围绕轴突的髓磷脂形式的脂肪。灰质较暗，而CSF 呈黑色。T2 加权图像则相反：失相最快的组织（脂肪和白质）的信号最低，灰质看上去比白质更白，且CSF（位于脑室和皮质周围）非常明亮。

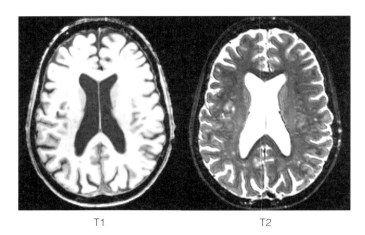

T1   T2

图 2.6　T1 加权图像和 T2 加权图像的比较。

2.4　扫描仪的硬件

图 2.7 为核磁共振扫描仪的照片及示意图。静磁场由一个大型超导电磁体产生，电磁体的超导性来源于其导线被液氦冷却。磁体内部有梯度线圈，线圈由一圈金属线构成，梯度由流过线圈的电流产生。被试的头部附近有一个 RF 线圈。通常使用同一个线圈发射（传输）激发脉冲并记录（接收）所产生的信号。在前面几节中，我们并未提及如何测量 MRI 信号。重要的是，我们所记录的 MRI 信号（如图 2.4 中的回波信号）是由于 RF 脉冲后原子核重新排列引起的磁场变化而在接收线圈中感应产生电流。磁体外的专用硬件负责 RF 脉冲和梯度的编程，以及信号的检测和处理。

扫描仪的硬件对于可完成的操作和所测量的信号有重大影响，此处我们将仅概述其中三个重要因素：静态场强度、梯度线圈，以及 RF 线圈。

第一，扫描仪的静磁场强度差别很大。出于科研目的，3T（特斯拉）扫描仪是当前的主力军。而在临床环境中，仍然有许多 1.5T 扫描仪被使用。诸如 7T 之类的更强的磁场不常用于人体成像，因为其购买和建造成本要高得多，并且需要操作者具备大量的专业知识，维修和技术服务通常需要更长停机时间，还会出现更强的图像伪影。尽管如此，更强的磁场仍具有显著的优势，如较强的信号、较大的对比度（信号差异）、较高的空间分辨率（若每个单位空间的信号较强，则可以使空间单位更精确的同时，保留每个单位的信号），并且通常包含更具体的局部信号（请参阅第 4 章）。

43

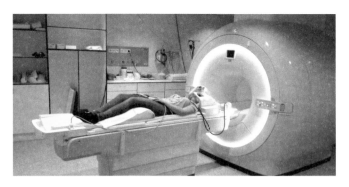

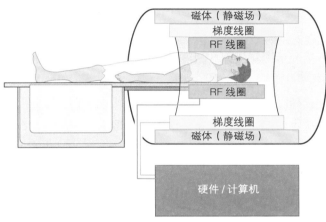

图 2.7　NMR 扫描仪硬件照片及示意图。

第二，许多脉冲序列都需要梯度线圈，它可以在很短时间内产生上升或下降的 44
强梯度。梯度越陡，可实现的空间分辨率就越高。

第三，RF 线圈种类繁多，传统的线圈设计包括体积线圈（一个线圈围绕头部）
和表面线圈。体积线圈在整个容积中具有均匀的灵敏度。表面线圈在线圈附近的信
号要高得多，但随着到线圈距离的增加，信号会急剧下降。在研究人员对脑部特定
感兴趣区域的实验中，表面线圈通常用于接收信号（射频脉冲的信号发射通过另一
个线圈进行）。当前，许多扫描仪都包括多通道相控阵线圈，其结合了体积线圈（更
均匀的信号）和表面线圈（线圈附近的高灵敏度）的优点。在相控阵线圈中，多个表
面线圈被放置在头部周围，每个线圈都在其中心附近提供了一个非常好的信号，并
且通过组合多个线圈上的信号来补偿较远距离处的信号下降。整体信号质量随着通 45
道数量的增加而提高，但是以一种次线性的方式（两倍的通道数量所提供的信号改
善幅度并不到两倍）。16 或 32 通道的线圈最为常见，制造商还利用多线圈加快图像

采集。了解线圈在最敏感位置的差异，可以补偿 k 空间中密度较低的采样。在核磁共振扫描仪的主要制造商中，飞利浦将该方法称为灵敏度编码（SENSE），而西门子（Siemens）称为GRAPPA、mSENSE以及iPAT，通用电气（GE）则称为ARC。

2.5 用户参数设定

当一项新的fMRI研究开始时，研究人员必须进行几项选择。在一个经验丰富的设施/实验室中，脉冲序列可能已经存在，而且研究人员可能采用与以往实验大致相同的参数。即便这样，还是有必要了解为何有时会选择不同的参数。

第一，研究人员必须选择想要的覆盖范围：明确是要全脑覆盖，还是要放大特定区域。由于矩阵最大范围和层面数量的限制，通常需要在覆盖范围和空间分辨率之间进行权衡。

第二，必须选择层面的方位：冠状、水平、倾斜（在水平和冠状之间）。所需的覆盖范围可能会决定最佳方位，以便将所有感兴趣的区域都包含在内。此外，图像中可能存在比在某些方位中更容易出现问题的伪影。层面的准确定位通常是在每次单独扫描开始时手动完成的。相比之下，下面将提及的大多数选择都是在整个研究中做出一次选择，然后应用于所有扫描。

第三，必须确定层面的数量。在许多序列中，层面的数量等于所需RF脉冲的数量，因此获取体积所需的时间随层面的数量线性增加。在结构性成像中，对整个头部进行成像是标准程序。在功能性成像中，由于时间限制，研究人员不得不限制层面的数量，从而导致成像区域较小。然而，近年来，已经有方法允许在一个RF脉冲后进行多个层面的成像，因为会产生多个回波（如通过重复梯度反转），这些方法被称为多频段或多回波成像。对于这样的序列，有一个额外的加速参数决定了每个RF脉冲获取多少层面。通常只要加速度因子相对足够小（如2或4），信噪比就几乎无损失。

第四，层厚和层间距，通常结合平面内分辨率一起选择，以得到不同维度、大小相差不大的体素（各向同性体素）。层间距有助于在同等层面数的情况下获取更多的覆盖，并避免相邻层面之间的干扰（交叉层面激发）。

第五，视场角（FOV），即层面中每个维度的空间范围。视场角越大，获取相同体素大小所需的体素就越多。通常情况下，研究人员会尝试让层面从各个方向延伸到脑部之外，以避免层面视场角之外的区域侵入/扭曲到成像体积产生扭曲效应（如鼻尖接触到后脑勺）。

第六，矩阵大小，即层面每个维度中体素的数量。同样，脉冲序列和时间有上限。此外，由于与傅立叶分析相关的计算原因，可能的矩阵大小被限制为某些特定数字（如 64、96 和 128）和组合（最常见的是方阵，如 96×96）。平面内体素大小等于视场角除以矩阵大小。请注意，体素并非越小越好，体素越小，空间分辨率似乎越好，但对信号进行采样的空间体积太小将不利于单个体素中的信噪比。

第七，重复时间（TR），即激发同一层面的 RF 脉冲之间的时间间隔。

第八，回波时间（TE），即激发（或通过梯度开关重新聚焦）和数据采集之间的时间间隔。正如第 2.3 节中所讨论的，TR 和 TE 是决定不同组织类型之间对比度的非常重要的参数。

最后，翻转角度，即自旋方向被 RF 脉冲翻转的程度。低于 90 度的翻转角度会降低信号强度（被翻转原子吸收的能量更少），但也会减少翻转后组织恢复平衡所需的时间。因此，通常需要与 TR 进行权衡，因为 TR 更长时可以使用更大的翻转角度。

阅读完本章后，建议读者再回过头阅读本章节开始时库比柳斯（Kubilius）及其同事的技术说明部分，相信会对他们的方法有更深刻的理解（Kubilius et al., 2011）。

本章总结

- 原子核（特别是质子）在稳定振荡的磁场中表现出可预测性。
- 可通过适当组合均匀稳定的磁场、磁场梯度和振荡的射频磁场以采集图像。
- 脉冲序列决定了图像对比度由质子密度的空间差异、纵向磁化强度恢复速度（T1加权成像）和/或横向磁化强度衰减（T2加权成像）决定的程度。
- 许多硬件方面的考虑和参数设置都会影响所获取图像的属性。

47

回顾思考

- 请解释"磁共振"所描述的物理现象。
- 请描述磁共振成像中所使用的三个梯度及其如何帮助获取图像。
- T1和T2加权成像在基本的对比机制和最终成像结果方面的区别是什么？
- 若研究人员的目标是获取一个解剖学分辨率尽可能高的小脑结构的T1加权图像，则在脉冲序列的硬件和参数设置方面需要考虑些什么？

拓展阅读

- Huettel, S. A., Song, A. W. & McCarthy, G. (2004). *Functional Magnetic Resonance*

Imaging. Sunderland, MA: Sinauer Associates. （该书有100页关于MRI物理学的知识）

- Narasimhan, P. T. & Jacobs, R. E. (2002). Neuroanatomical micromagnetic resonance imaging. In A. W. Toga & J. C. Mazziotta (Eds.), *Brain Mapping: The Methods*. New York: Elsevier. （该章节包含对基础物理更为定量的描述）

- www.imaios.com/en/e-Courses/e-MRI （该在线资源提供了有关MRI关键概念的有趣且部分交互式的教程）

- www.cis.rit.edu/htbooks/mri/inside.htm （该链接提供了非常深入的MRI物理学在线教程）

结构性成像方法

学习目标

- 理解结构性T1加权成像及主要分析方法
- 掌握有关弥散张量成像的知识，以及理解结构连接是如何与行为相关的
- 理解磁共振波谱的基础知识和相关性

不同于组织学研究中的标本成像，对活人脑部进行精细的非侵入性成像是极具挑战性的。

历史上，现代形式的结构性神经成像始于X射线成像。X射线成像的衍生方法仍广泛应用于临床，通常被称为计算机断层（Computerized Tomography，CT）扫描。CT扫描涉及大量X射线图像，这些X射线图像提供了身体部位（如头部）的三维结构图像，并且可以轻松区分硬组织（特别是骨骼）与软组织。此外，也提供了头部不同类型软组织之间的一些对比，如灰质、白质和脑脊液。然而，与图 3.1 所示的MRI中获取的对比度相比，CT的软组织对比度要差得多。因此，CT在认知和行为神经科学文献中很少被使用。但是，其有助于诊断多种疾病 [请参阅莱比（Lebby）（2013）]，如炎症、脱髓鞘、感染、血管疾病 [由对比度增强（CE）CT显示]、创伤性头部损伤、中风，以及各种肿瘤 [通常涉及非增强（NE）CT]。在奥斯本（Osborn）及其同事的著作中可以找到许多CT和MRI相结合治疗此类疾病的例子（2016）。

大多数认知神经科学研究不包括CT扫描，而是根据磁共振成像的原理进行结构性成像。在本章中，我们将介绍三种主要方法：T1 加权MRI、弥散张量成像和磁共振波谱。

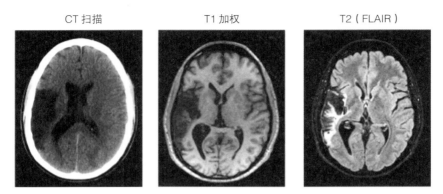

图3.1 临床诊断中常用的三种成像模态对比：CT、T1加权MRI和T2加权液体衰减反转恢复（Fluid-attenuated Inversion Recovery，FLAIR）成像。

3.1 结构性T1加权MRI

结构性T1加权MRI是绝大多数人类脑成像研究的组成部分。几乎所有的血流动力学成像研究（请参阅第二部分）都包含T1加权解剖学扫描，以确定个体和/或群体中功能激活的解剖位置。当研究人员旨在确定信号来源，同样的定位方法也被用在电生理成像研究中（请参阅第三部分）和第四部分所提到的更复杂的因果方法中。在这些研究中，T1加权MRI通常被称为"解剖学成像"，在本章的其他部分我们将延用这一称呼。

第2章介绍了解剖学成像背后的物理原理和T1对比度的概念，这些概念对我们理解T1加权MRI采集至关重要。在本节中，我们将着重于进一步的图像处理步骤，简要概述最重要的统计分析，并以关于解剖结构和行为之间关系的报告示例结束。

3.1.1 质量检查

在开始对解剖容量进行复杂的定量分析之前，研究人员首先应该对所获取图像进行质量检查。通常该步骤在扫描过程中就已完成，此时图像被重建并在采集后立即显示出来。下面将讨论一些可能需要跟进的问题示例。

图像伪影

最常见的伪影与扭曲磁场的物体有关。有些物体可以（如发夹）移除，从而轻松解决问题；而其他物体可能被固定在某位置，例如，正畸装备（有关示例图像请参阅第6章图6.2）。被试口中携带的大部分牙齿正畸装置，如螺栓、钢丝或其他口腔科器械，并非扫描的禁忌物品，但却会影响最终成像质量，特别是在附近区域，如腹侧额叶皮质。

意外发现

即使被选定的被试并无神经病学史，且为研究进行的扫描并非为了诊断目的，所得图像仍可能显示出异常。这些异常包括本该存在却不存在的组织（病变、解剖结构的严重不对称），发现不应该存在的组织（如肿瘤）。对被试采取的后续程序将取决于当地机构的指导方针。对于研究人员而言，出现异常就需要将被试从实验样本中移除。

图像采集问题和约束

解剖学扫描基于常规脉冲序列，只要不存在异常且头部不移动，便可以有效采集图像。然而，在特定的研究中，可能会出现数据质量不高的情况。第一个例子是使用诸如7T之类的高场扫描仪。高场扫描对于可视化特定的脑部结构细节可能是有益的，但图像通常只会在非常局部的层面上得到优化，而脑部其他部分的图像质量则非常差。第二个例子是使用表面线圈，同样是为了优化靠近线圈的特定感兴趣区的图像质量，但副作用是远离线圈的区域数据质量较差。在此类情况下，解剖学图像可能不适用于之后的一些分析步骤。

3.1.2 在解剖学图像中查找结构并进行标准化

基于体积的标准化

标准化是指将个体被试的数据引入公共空间参考的过程。在基于体积的标准化中，这种对齐是以一种保留神经解剖的基本三维体积结构的方式进行的。

正如以下所有内容一样，研究人员是否执行此分析步骤取决于研究问题。当研究人员想要比较或汇集不同个体的脑部，假设需要将被试X体积中的某个特定点对应于被试Y体积中的某个特定点，就需要进行标准化。

假设我们有两个个体的解剖容量，并想尽可能地让两者完全匹配。首先，我们将通过进行脑提取来限制对感兴趣器官的匹配，在此过程中，脑组织被留在图像中，其他组织如硬脑膜（在脑扫描中可见的围绕脑部的厚膜）则被（虚拟地）从图像中去除。然后将其中一个体积作为参考，再对第二个体积进行变换以优化与第一个体积的对应关系。最简单的方法是刚体变换，即第二个体积以平移（位移）并旋转（翻转）的方式进行变换。为解决大小差异，我们还可以添加缩放（使尺寸更大或更小）。完

51

整的变换可以用九个数字概括：三个缩放参数，三个平移参数（每个方向各一个），以及三个旋转参数。

这个简单的刚体变换可以通过扩展来提升匹配度。刚体变换永远不会使两个解剖容量完美地对齐，因为个体脑部的局部特征不同，如皮质沟的确切形式、脑回的大小，以及脑部结构的确切形状。为了适应所有这些差异，我们不但需要更多的全局参数（如仿射变换），而且还要允许局部水平具有多个参数的局部变形（通过局部拟合过程进行优化，如非线性回归和样条拟合），才能为标准化过程提供更大的自由度来变换解剖结构。

大多数研究将个体解剖结构变换到标准的模板空间，而这些空间在研究之间共享。如专栏 3.1 所述，一些坐标空间或"模板"已被保留使用。

分割和基于分割的标准化

当将解剖容量视为一个没有任何其他结构的体积时，很多信息被忽略了。本节中所描述的步骤用于揭示所获取图像中其结构的丰富程度，旨在提升标准化过程和增加从结构性扫描中获取的信息量。

一个重要的步骤是组织分割。大脑分为白质、灰质和脑脊液（CSF），这种分离可以部分基于体素的 T1 加权 MRI 信号值，其中白质的信号值大于灰质的信号值，而脑脊液的信号值非常低。然而，仅靠信号值本身并不能很好地分割，还有几个问题需要解决。首先，并非特定组织的所有体素都具有完全相同的信号值。然后，在没 52 有脑脊液存在的皮质外缘也会有大量低值。为解决这些问题，分割程序比仅获取三个组织信号值要复杂一些，并且分析流程还加入了几个额外的步骤。组织信号值的精确范围可以优化，可能包括手动调整。此外，先验知识也可用于确定特定组织的位置。尽管多年来软件包已在全自动分割方面有了相当大的改进，但作为最终解决方案，通常仍需要对剩余的分割误差进行手动校正。

分割产生了每种组织类型的体积。为了进行基于分割的标准化，我们可以构建组织特异性解剖容量，并将每个解剖容量与组织特异性的模板图像，即所谓的组织概率图进行配准。图 3.2B 展示了与 ICBM152 数据集相关的组织概率图。显然，这些图比图 3.2A 中的模糊模板包含了更多细节。因此，与没有分割的基于体积的标准化 53 相比，基于分割的标准化过程整体上可以提供更好的结果也就不足为奇了。

A.T1 加权模板

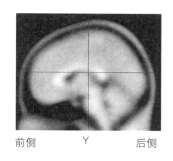

B. 组织概率图

灰质   白质

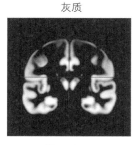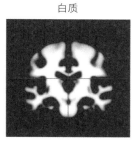

图3.2 基于体积（A）和基于分割（B）标准化的模板图。

表面提取和基于表面的标准化

分割也可以用于提取和渲染皮质表面。一旦这样做了，我们将从基于体积的过程转向基于表面的分析。有些软件包，如FreeSurfer，非常适合基于表面的分析。

皮质表面的确切定义各不相同。可将其定义为皮质的外缘，也就是皮质灰质第一层的终点，也可将其定义为白质和灰质之间的边缘。而当分析包括"皮质厚度"这一参数时，这两种定义就没有差别了，实际上，表面可能是皮质薄片内外边缘所有值的平均值。所有这些定义的共同之处在于，此表面上每个点的原始三维位置都被变换为该薄片上的二维位置。我们脑部的两个半球都有一张薄片，薄片本身由顶点而非体素所组成。请注意，顶点的信号值是相邻体素的信号值的加权组合，因此可以在体素和顶点/表面空间之间来回切换。

如图 3.3 所示，可以用多种方式可视化该皮质薄片，基于表面的表征也因此有多种：膨胀脑、脑球体和扁平脑。一种常见的可视化变体是使皮质表面膨胀，通过将所有的脑沟展示到表面来抵消表面的大量压痕（图 3.3A）。当您把一张皱巴巴的纸压平时，您可以直观地理解这个过程。在此变体中，二维表面仍以三维格式表示（如视图

54

中仍然有内侧—外侧的方向）。有些软件包在膨胀方面做得有点过头，创建了一个类似气球的表面，称为球体。这一步通常只是作为把不同个体的表面放在一个共同的参考系中的一种手段，也是基于表面的标准化的一个示例。

进一步的步骤是通过使表面扁平化来获取二维视图（图 3.3B）。为获取扁平的表面，需要定义一些切口。回到纸张的比喻，您可以把一张皱巴巴的纸变成一张平整的纸，因为原来的纸是平的。但是想象一下，通过使用一些订书钉将您的纸张弄成帽子状，再使其起皱。虽然通过膨胀可以消除褶皱，但要使其扁平，您还必须移除订书钉。定义切口（脑中假想钉子的位置）后，我们就能获取一个扁平的表面。

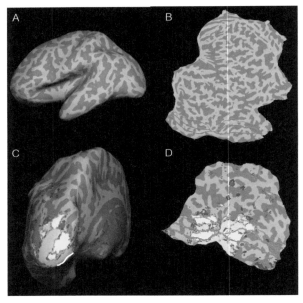

图3.3　皮质表面的膨胀可视化和扁平可视化。（Ａ）膨胀表面；（Ｂ）扁平表面；（Ｃ）垂直—水平对比下视觉活动的膨胀表面，其中垂直方向表示视野中注视点上下的刺激（所谓的垂直子午线），水平方向则表示视野中注视点左右的刺激（水平子午线）；（Ｄ）垂直—水平对比下视觉活动的扁平表面（部分）。紫线表示基于解剖学标准化的视觉区 V1—V3 的大致轮廓。 功能活动的彩图范围从表示负值的蓝色（水平子午线上有更多活动）到红色和黄色（垂直子午线上有更多活动）。CS 即距状沟。
可视化图像由 FreeSurfer 生成。

可视化的最佳形式取决于目的。当使用解剖学图像来可视化功能性成像数据时，通常会使用膨胀脑。膨胀脑以一种忠实于皮质表面拓扑结构的方式显示出所有活动，包括脑沟内的活动，同时保持与原始三维布局的直接关系。对于经验不足的研究人员来说，扁平脑或所谓的平面图比三维布局图更难以阅读，因为原始的三维布局不再有助于确定图像的定位。类比一幅描绘地球的平面地图，在此地图上，地球上的切口定在随机的位置而非两极，并且是东方在"上"而非北方在"上"。因此，扁平脑的使用仅限于使用非常特殊标志的特定领域。例如，在视觉感知研究中，距状沟是有用的标志，因为它是产生扁平表面的标准切口，并且可预测视网膜组织在视觉皮质中的布局（图 3.3C 和 D ）。

当我们对表面渲染问题稍加思考，便可知我们应注意：基于表面的分析只能检测到皮质的活动。若仅观察表面的结果，皮质下的活动便从数据中消失了。如果您恰好对海马体、杏仁核、丘脑或基底神经节感兴趣（仅举几个皮质下区域），那么基于表面的皮质分析并没有用。

而作为上述的变体，基于表面的分析还需要在定义表面（如白质和灰质边缘）与兴趣变量之间建立良好的对应关系。以功能活动为例，因为其主要在靠近皮质表面的静脉而非灰质中测量，所以定位可能会发生一些变化。第一个结果可能是其与表面边缘的相交性不佳。若它是一个相对较强的且空间上扩展的激活，则可能与表面相交过多：可能相交两次，一次与最近的表面边缘，一次与脑沟另一侧的表面边缘，在皮质表面可以看到两个活动聚类。我们可以用一般情况来总结这些注意事项，即基于表面的分析会使研究人员远离原始数据格式。当我们这样做的时候，有必要回到原始数据格式，以检查最终的结论是否有衍生分析的支持，也有原始数据的支持。

专栏 3.1 用于标准化的模板参考空间

历史上，最著名的模板是塔莱拉什图谱（Talairach Atlas），其基于一位老年妇女的组织学（Talairach and Tournoux, 1988）。该图谱提供了一系列冠状面、水平面和矢状面层面，以及一种将其他脑标准转化到该图谱的程序。该程序使用了几个标志：前联合（AC）、后联合（PC）、中线方位，以及上下边界（颞叶）。由此产生的 X（左—右）、Y（前—后）和 Z（腹—背）坐标在 AC 处均为零。

最近，塔莱拉什图谱已被其他模板所取代，这些模板是基于大型代表性被试的解剖学 MRI 扫描而得，如蒙特利尔神经学研究所开发的 MNI（Montreal Neurological Institute）模板。新模板使用与塔莱拉什图谱相同的坐标系，尽管在细节层面上坐标并不完全匹配。图 3.2A 为多个软件包使用的 ICBM152 模板（基于 152 个个体），其通过对所有 152 个个体的图像进行标准化和平均化构建而成。由于解剖学的主体间差异很大，该模板很模糊。

并非所有研究都适用此MNI-152模板。首先，它不能代表一般人类种群。例如，它不包含丰富的种族差异。因此，在亚洲进行的大多数研究均使用基于亚洲被试所得到的模板，更具体地说，很多针对亚洲种群的研究调查了针对儿童或老年人的种群特异性模板的使用情况，甚至使用了研究特异性模板。这样的模板虽然可以提高亚洲种群的结果，但可能会影响不同种群间的直接比较，或至少需要用更通用的模板来标准化研究特异性模板这一额外步骤。

3.1.3 脑形态测量的研究方法

解剖学图像一般有两个用途。第一，被用作其他方法的应用和分析的参考，如对功能性数据进行配准和可视化或引导脑刺激。第二，可以直接对解剖学图像进行分析。为了实现这一目标，研究人员计算了一些旨在量化解剖结构特性的指标，统称为脑形态测量。

脑形态测量分析包括许多步骤，这些步骤已在前面的部分中进行了讨论，如各种形式的标准化。因为形态测量通常要求某些步骤具有更高的准确性，所以一些步骤的细节根据解剖处理的目标而有系统的不同。通常，脑形态测量的方法按照标准化的思路进行划分：基于体积的形态测量和基于表面的形态测量（Greve, 2011）。

基于体积的形态测量专注于图像的体积单位，即体素，这就是为何该方法通常被称为基于体素的形态测量（Voxel-based Morphometry，VBM）。VBM的分析步骤包括标准化和分割。标准化过程要格外注意，这涉及非线性配准到一个群体模板，而非将群体标准化为标准模板（如MNI）。群体模板的配准还提供了有关每个体素发生了哪些变形（压缩、拉伸）的信息，以使其与群体配准的信息，也称为"雅可比映射"。标准化图像中的每个体素通过分割的方式来指定其属于特定组织的概率，这种针对感兴趣组织结构的概率图以个体被试的方式获取。为允许在被试之间进行比较，有必要首先对个体被试的数据进行平滑[①]处理，以补偿解剖标志上的剩余差异。标准化越好，所需要的平滑就越少。

在基于表面的形态测量中，需首先为每名被试重建皮质表面并在被试之间进行对齐，然后对表面特性进行分析。特别是对于灰质，基于表面的分析允许计算非常具体的指标，如表面的厚度、曲率（折叠量），以及体积。可以为每个个体计算这些

---

① 在时间序列分析中，平滑意味着将原始不规则或突变的时间序列数据加工成平滑的趋势，以减少波动或突变的影响。——译者注

指标，但在个体和群体之间进行数据比较之前，需要进一步的标准化（如通过创建一个表面球体参考系）。

3.1.4 统计分析与解释

统计被应用于以任何单位（体素/顶点）计算的任何属性（如灰度概率图）。用于确定两组被试（如患有抑郁症和没有抑郁症）在形态测量上是否存在显著性差异的统计方法对于上述两种方法非常相似，也与其他成像模态中使用的统计方法相似。第7章的功能性成像将更全面地描述统计细节。简而言之，许多研究都采用了体素水平（VBM）或皮质水平（基于表面）的随机效应分析。在最简单的形式中，这种分析就是一个简单的统计检验计算，如每个体素或顶点的 t 检验。该检验统计量的值是两个被试群体平均值之间的差值除以数据中的误差方差。在进一步的步骤中，鉴于许多检验是并行的（许多体素/顶点），观察到该值的概率通常会被多重比较修正。

在进行形态测量分析时，需要注意以下几点。首先，结果对标准化问题非常敏感。例如，与第二组被试相比，第一组在特定体素或区域中较低的灰质值可以被解释为两组之间的灰质密度差异，但也可能是由于第一组中的标准化准确性较差。一种可能的解决方案，是测量每个被试的标准化的质量，并在统计分析中使用该变量作为协变量。标准化的质量只是众多可能影响局部体素/顶点计算时的混杂因子中的一个。第二个重要因素是全脑容量。我们采用了不同的方法来考虑全脑容量，如将其作为上述二级统计分析中的协变量，或通过调整其他统计所得的计算指标。若一种效应稳健，则无论采用何种方法来考虑该混杂因素都无关紧要。此时最好进行检查，因为当效应取决于分析方法时，对结果的解释会很复杂。举例来说，若不考虑全脑容量，则包括海马体在内的几个脑区显示出男性大于女性。当将全脑容量作为协变量来控制时，该效应就消失了；当调整了计算指标，使女性的海马体相对体积更大时，该效应甚至会逆转（Perlaki et al., 2014）。显然，在考虑海马体体积与性别之间的关系时，依赖于分析方法的结果并不可靠。

3.1.5 基于体素的病变-症状图谱

上述脑形态测量方法适用于个体间脑解剖差异较小的情况。在神经心理学患者中，个体层面可能存在明显的病变。在该情况下，我们可能想知道单个体素的特征（该情况是在病变区域之内还是之外）与行为症状有何关联。这个问题通过基于体素的病变-症状映射图谱（Voxel-based Lesion-symptom Mapping，VLSM）得到了解决（Bates et al., 2003）。首先，使用如图 3.1 所示的图像对病变区域进行划定，可以进行

58

"手动"划定，也可以进行"自动"（可能需要进一步手动校正）划定。接下来，对具有病变轮廓的解剖学图像进行标准化。在此步骤中，要特别注意大的病变可能会使标准化更复杂。最后，对每个体素进行统计分析，以确定其病变状态是否与症状严重程度差异有关，即某体素中存在病变的患者是否比该体素中无病变的患者表现出更多"缺陷"。

图 3.4 给出了该方法的一个具体示例——在失语症脑卒中患者划定病变。对于每个体素，使用双样本 t 检验比较该体素中有病变的患者和该体素中无病变的患者在几种行为症状上是否有差异。

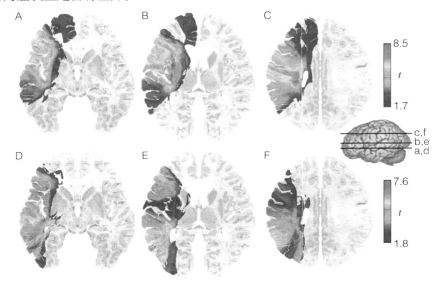

图 3.4 失语症脑卒中患者在两种行为测量上的基于体素的病变-症状图谱：流畅度（A-C）和听觉理解（D-F）。高 t 值表示体素的病变与行为的重大影响有关。 流畅性缺陷与脑岛（B）和顶叶白质（C）的病变有关，而理解问题则与颞中回（D）更后侧的病变有关。
图经贝茨（Bates）等人（2003）许可转载。

3.1.6 脑部结构与行为和心智的相关性

结构性 MRI 可以揭示对行为有毁灭性影响的神经解剖异常。著名的例子是引起病人 HM 顺行性健忘症的内侧颞叶损伤（Corkin, 2002）和与病人 DF 失认症相关的外侧枕叶病变（Steeves et al., 2006）。这类有特定行为后果的神经系统疾病非常罕见，但很多人在生命中的某个阶段都会面临各种神经退行性疾病和神经血管疾病。严重的脑血管意外事故会影响脑部的大部分区域，其后果在结构性 MRI 上可见（图 3.1），同样的道理也适用于痴呆症晚期。而基于体素的形态测量方法可以量化由这些疾病引起的结构变化。

此外，还有许多研究关注未受疾病影响的"正常"脑或通常不被视为与主要结构异常有关的疾病。在这些研究中，脑部结构的量化方面与各种行为变量联系起来，以找出个体间或群体间的解剖差异与行为差异的关系，许多关系已被发现（Kanai and Rees, 2011）。心理学家根据不同维度对自己的人类同胞进行分级，包括一般智力（IQ）、更具体的智力形式（如执行 IQ 和语言 IQ），以及性格特征的维度，如"大五"人格特征（外倾性、神经质性、开放性、责任性、宜人性）。神经解剖学研究试图将这些维度中的每一个与神经解剖学的测量联系起来，且大多数情况下都是成功的。事实上，不同皮质区（包括额叶区）中较高的灰质密度与 IQ（Frangou et al., 2004），外倾性、责任性和神经质性（DeYoung et al., 2010）有关。同样的道理也适用于其他显著差异，如性别差异（Joel et al., 2015）。

然而，需要注意的是，这些关系的效应量通常不会很大，并且远不及在表征良好的神经病学案例研究中观察到的效应量明显。若效应量较大，则通过测量解剖结构就可以很好地预测个体的智力或人格。作为一个基准，性别与身高之间的关系相对较强。知道某人的身高可以让您很好地猜测出其性别。用数字表示，假设我们有几百名平均身高为 174cm、标准差为 7cm 的男性，并希望将他们与几百名平均身高为 164cm、标准差为 7cm 的女性区分开[①]。Cohen's d 是效应量的典型度量，通过将差异除以标准差来对均值之间的差异进行标准化，对于以上数据而言，该系数等于 1.4。我们可以将此数字转换为更直观的衡量标准：当我们只根据身高来将个体划分为男性或女性时，我们可以得到的最大绩效是多少？ Cohen's d 为 1.4 时，猜测的正确率将达到 75%。

解剖测量和行为之间关系的效应量通常要小得多。虽然也有例外，但在大多数情况下，多个重复和元分析中的平均效应量相对较小。例如，对于灰质密度值与性别之间的关系，Cohen's d 为 0.7 或更低（Joel et al., 2015）（请参阅图 3.5）。当 d 为 0.7 时，您根据灰质密度预测性别的正确率将达到 64%。请注意，大多数重复实验的效应量都明显小于该示例，这是个体脑部结构与性别之间简单关联的情况。然而，两性在脑部多个区域的解剖特征上存在差异。视区域而定，有时男性脑部的灰质密度更大，有时则是女性。因此，在同一数据集上使用更复杂的多变量统计分析方法，

59

60

61

---

① 该样本是 1966 年 1259 名意大利人报告的身高；请参阅 www.econ.upf.edu/docs/papers/downloads/1002.pdf。

不仅需要考虑整体脑部结构，还要考虑多个脑区相对较小的差异，就可能产生高达 80%的区分（Rosenblatt, 2016）。我们将在第 8 章中进一步讨论在功能性成像背景下使用此类多变量分析方法的潜力。我们可以得出结论，宏观解剖学（如通过结构性成像揭示的解剖学）在某种程度上与行为和各种疾病有关，但这是一个复杂的关系，我们了解的也只是部分。

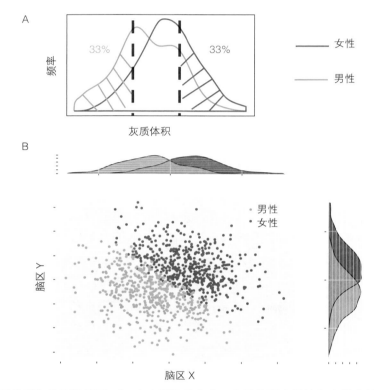

图3.5　灰质体积与性别的关系。（A）左侧海马体中，灰质体积在男性和女性中的典型分布情况。根据来自乔尔（Joel）等人（2015）的数据，该区域的灰质体积与性别关联的Cohen's d值最大可达到0.7。图改编自乔尔（Joel）等人（2015）。（B）综合考虑多个脑区信息能够提高利用灰质体积来区分性别的有效性的示意图（并非真实数据）。橙色和紫色的点分别表示假设的男女个体。从图中可以看出，每个单个脑区的数据边缘分布重合度高，而双变量分布下的区分度依然清晰。

图改编自罗森布拉特（Rosenblaatt）（2016）。

3.2 弥散张量成像（DTI）

所有神经元都通过动作电位进行交流，然而动作电位本身是一个没有意义的实体。一个动作电位（或在真实的脑中，由许多神经元激发的特定动作电位模式）可能表示危险、安全、担心、见到您的狗，以及对祖母的记忆等信号。动作电位之所以有意义，是因为其来自何处（神经元的输入）和到达何处（输出）。如第 1 章所述，动作电位所经过的路径被称为轴突，完整的脑部线路图需要追踪每个轴突的路径。

这样一项大工程并非完全不可能。在神经元数量较少的小型动物中（如秀丽隐杆线虫约有 300 个神经元），所有神经元和连接都已被追踪和标记。在小鼠上，侵入性方法使研究人员能够完全重建所谓的小体积组织的连接组。然而，在人类身上，使用大规模侵入性方法是不可能的。因此，我们仅限于非侵入性脑成像技术。这就是弥散张量成像（Diffusion Tensor Imaging，DTI）发挥作用的地方。

如前所述，非侵入性方法的空间细节水平受限。使用 DTI 之类的非侵入性方法，我们无法对单个轴突成像，至多只能对包含成千上万个轴突的纤维束有一些初步了解。幸运的是，我们再次受益于大脑倾向于把本就属于一起的东西归于一处。对于具有类似功能的神经元来说，情况的确如此（请参阅第 1 章），神经元连接也会出现同样的趋势。始于彼此附近（如来自同一脑区的神经元）并在附近终止的轴突倾向于聚集在一起，并形成更大的白质通路或神经束。事实证明，DTI 能够为我们提供这类较大神经纤维束的特性估计。

3.2.1 数据采集

弥散张量成像基于先前解释的核磁共振原理，其同样包括一个核磁共振扫描仪，以及以连续射频（RF）脉冲和多个梯度场为特征的脉冲序列的应用。在 DTI 中，脉冲序列被调整，使其对扩散过程特别敏感，并称为弥散加权成像（Diffusion-weighted Imaging，DWI）。那么何为扩散，它是如何反映脑部结构的呢？

扩散是指分子在介质中四处移动的现象。分子在介质中尽可能均匀地分布，从较高浓度的部分移动到较低浓度的部分。根据第 2 章中的信息，读者可以推断出这种运动通常会降低 MRI 信号。的确，该运动会导致失相，因为它会改变分子所经历的磁场并使每个分子的磁场都不同。我们了解了重新聚焦失相的方法，它可以人为实现，但由扩散引起的失相主要是随机的——至少在简单介质中是这样。

然而，大脑并不是一种简单的介质，而是一个复杂的环境，对分子运动有很多障碍。在目前的背景下，最相关的屏障是轴突周围的细胞膜及其如何限制质子的移动。对于质子而言，在轴突内来回移动要比从轴突内向外移动容易得多。用更专业的术语来表达，我们得到了扩散的各向异性。当许多轴突彼此对齐时，我们得到的组织相对较大（一个甚至多个立方毫米），其中质子的移动主要被限制在平行于轴突的方向上。这种数量级体积的组织可通过非侵入性成像技术解决。

弥散张量成像通常基于自旋回波平面回波成像（Echo-planar Imaging，EPI）序列。在此类序列中，一个90°的RF脉冲后跟着一个180°的重新聚焦脉冲，从而产生自旋回波。此外，回波平面成像涉及多个相位和频率编码梯度。在常规自旋回波序列下，MRI信号会因扩散总量上升而降低，而与扩散方向或各向异性无关。

借助DTI，我们用一对额外的梯度来增强自旋回波EPI［参阅亚力山大（Alexander）等人（2007）］。这些梯度在3D空间中具有特定方向，即X、Y和Z方向的线性组合。其中第一个梯度出现在180°的RF脉冲之前，第二个出现在该RF脉冲之后。至少在质子自第一个梯度后并未移动的情况下，第一个梯度使质子失相，而第二个梯度使质子聚相。

有了这种"脉冲梯度"自旋回波（Pulsed Gradient Spin-echo，PGSE）序列，质子移动的方向突然变得重要起来。若质子已沿梯度方向（即所谓的编码方向）移动，则其在第一个和第二个梯度期间所经历的磁场不同，并且将无法成功进行重新聚相。回到轴突束扩散的各向异性，当脉冲梯度与轴突对齐时，由于重新聚相不完全，白质束中沿轴突的更大扩散将导致MRI信号丢失。在与轴突正交的编码方向上将保留较大的MRI信号，因为这些方向上几乎不发生扩散。各向异性扩散导致所获取信号依赖于PGSE序列中的梯度方向。

为量化3D空间中每个可能方向上的扩散量，扩散通常被视为三维椭球体（类似橄榄球的形状），该形状由对称3×3矩阵描述，其中对角元素描述X、Y和Z方向上的方差（长度）。三个非对角元素则描述了这三个方向之间的协方差，该矩阵被称为张量。通过矩阵对角化的数学技巧，该矩阵及其六个值被转换成另一个矩阵，该矩阵的列描述了椭球体的三个轴方向，以及一个具有对角元素的对角矩阵，其对角元素描述了这三个轴的长度，从最长（λ1）到最短（λ3）（Alexander et al., 2007）。用更直观的术语来说，这些数字描述了椭球体指向的方向及其厚度（图3.6）。

所有这些数字都必须在每个体素中确定。鉴于有6个数字需要估计，所以在图像采集过程中需要包含至少6个编码方向，尽可能均匀地覆盖整个方向空间。实际上，DTI序列通常包含数十个编码方向。此外，还需在无扩散加权的情况下获取参考图像。

弥散张量成像对一些类型的伪影很敏感，特别是对磁场的不均匀性、与梯度相对较长的时长有关的所谓的涡流，以及被试头动引起的伪影。换句话说，DTI对运动是高度敏感的。DTI的对比度与分子的移动有关，因此我们设计了一个对运动特别敏感的序列。EPI的使用有助于限制该敏感性，因为其在短时间内就可对整一层面进行成像。在采集和图像重建过程中，存在多种策略使伪影最小化。

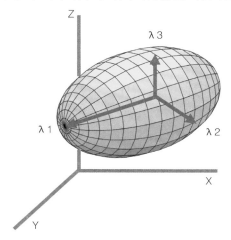

图3.6 三维空间中的扩散形状类似于椭球体。以体素为单位确定椭球体中 λ1 到 λ3 的方位和轴长。

3.2.2 数据分析

DTI的数据分析通常使用专用软件包执行。软件包列表可以在苏亚雷斯（Soares）等人（2013）中找到。

预处理

与所有成像模态一样，数据分析始于对图像质量的控制。通过查看整个图像集，可以检测到较大的伪影和其他突出问题。在极端情况下，这可能会导致整个数据集或特定编码方向数据的删除。较小的问题可以通过进一步的预处理来解决。涡流伪影以及较小范围的被试头动都可以通过与无扩散加权的参考图像配准来校正（Rohde et al., 2004）。

张量估计

MRI信号中与扩散有关的变化已按照每个编码方向进行了表征。首先将具有六个参数的模型拟合到这些经验数据上，通过该模型拟合，可以得知描述 3D 椭球三个轴方向上的三个向量，以及这些向量/轴的长度，这六个参数中的每个参数值均可以用于创建图像（图 3.7）。还可以用彩阶绘制扩散主轴的方向可以获取更全面的图像。

白质束成像

所有体素扩散主轴方向的地图是划定个体大脑中白质束的可能基础。最简单，也是最手动的方法，是将特定的种子区定义为神经束的起点，并通过沿主扩散方向上平滑变化的体素路径跟踪该神经束。即使只是一条纤维束，这也是一项耗时的工作。可采用自动算法来划定神经束，并在全脑水平上描绘多个神经束。应用该算法可以创建彩图，其中体素的颜色代表其所属的神经束。

神经束的划定需要设置多个参数，如种子区的大小、最小各向异性阈值，以及该神经束上相邻体素之间扩散方向的最大差异。而纤维束交叉的位置是一大问题。因为微观层面上的两种扩散各向异性在宏观体素层面上相互抵消，所以 0° 方位神经束与 90° 方位神经束相交的体素不会显示出较高的各向异性。白质束成像的自动算法试图引入额外的知识来解决此类问题，如从体素的局部环境中识别出交叉点，并预测各向异性在交叉点处将如何混合。

实用指标

通过张量估计所获取的六个数字提供了一个完整描述 3D 扩散轮廓的多变量数据集。这些数字在大多数 DTI 研究中被转换为几个指标，相比扩散轮廓，这些指标能更直接地告诉我们有关潜在神经解剖学的信息。所有指标均是基于三个向量的长度计算，沿着最大扩散方向 λ_1 的长度开始，然后是 λ_2 和 λ_3。这些长度和衍生指标的示例冠状图像如图 3.7 所示。第一个指标表示扩散的总量，与方向无关，并且被计算为三个向量长度的平均值，称为平均扩散（Mean Diffusion，MD）。第二个指标表示扩散的各向异性，通过取每个扩散轴的长度与平均扩散之间的差值，然后对总扩散进一步标准化计算得出。得到标量被称为部分各向异性（Fractional Anisotropy，FA），扩散为各向同性时 FA 为 0，扩散仅沿主轴扩散时 FA 为 1。最后，还有另外两个指标可以表示沿最大扩散方向的轴向扩散系数（Axial Diffusivity，AD），或沿其他两个方向的径向扩散系数（Radial Diffusivity，RD）。在图 3.7 中，AD 等于 λ_1，RD 等于 λ_2 和 λ_3 的平均值。

统计

通常情况下，DTI 用于寻找多组扫描图像之间的白质特性差异，如两组被试（临床组与对照组）。几种用于分析 DTI 数据的统计方法可借鉴其他成像模态，在其他地方已进行了详细介绍。一种方法是获取特定指标（如 FA）的全脑图，并进行随机效应分析，然后进行多重比较校正，以评估两组之间该指标差异的显著性（有关更多详细信息请参阅章节 3.1.4，尤其第 7 章)。

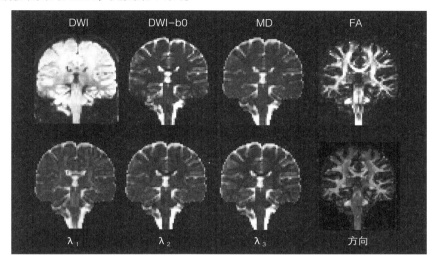

图 3.7　从DTI中获取的各种图像和指标示意图：非零扩散梯度下的DWI（对T_2和扩散进行了加权），零扩散梯度下的T_2加权参考图（DWI-b0）、平均扩散（MD）、分数各向异性（FA）、三条轴上的弥散张量（λ_1—λ_3），以及用彩阶表示的最大扩散方向（红色：左/右；绿色：前/后；蓝色：上/下)。
图像由TrackVis软件创建。

　　第二种方法是在感兴趣区（Region of Interest，ROI；ROI分析的其他示例请参阅第 7 章）对此类指标进行平均，从而为每名被试的每个ROI提供一个值。组间比较可以像对这些值进行非配对t检验一样简单，若涉及多个ROI，可能还会结合多重比较的校正。ROI可基于多种标准来定义，一个常见的变体是首先识别感兴趣的特定白质神经束，然后平均属于该束所有体素的指标，如FA。

　　解释

　　在最佳情况下，DTI测量值的变化反映了扩散的变化，而不会受到诸如被试头动之类的因素影响。扩散的变化可能是不同现象的结果，并且上述不同指标可能对其中某些现象显示出不同的敏感性。因此，这些指标可以显示出部分分离：当FA下降时，MD会上升，如白质（低MD，高FA）与脑脊液（高MD，低FA）。当白质束受损时，FA可能会因AD降低，RD升高，或两者结合而下降。在某些神经病理学疾病中，确切的变化是众所周知的，如会影响髓鞘形成或神经退行性的疾病，并且可能会对哪些指标受到影响以及受到何种影响做出具体的预测。例如，随着髓鞘形成以及完整轴突的减少，可以发现FA降低了，因为RD上升了（对分子的阻碍减

67

少），而 AD 受到的影响较小（Song et al., 2002）。

3.2.3 解剖连接与行为和心智的相关性

我们有时会在两种主要的假设之间进行区分：一种假设认为，特定心理过程出现障碍与相关脑区功能下降有关，另一种假设则认为这种变化的产生是由于心理过程与相关脑区的连接发生错误，这类假设又被称为断开假设（Boets et al., 2013）。弥散张量成像在测试断开假设时尤为相关。然而，阐明这些假设时很少能说明其潜在生物学机制的性质。连接可以通过多种机制来降低，其中一些机制是结构方面的，如较小或较少数量的轴突、较低的髓鞘形成，以及轴突的完整性问题，而另外一些机制则更偏向功能方面，如突触缺陷。就结构变化而言，最常见的对假设的连接降低/增加的操作，是期望观察到 FA 的减少或增加，而对其他指标没有更多的预期。

弥散张量成像的连接测量已被发现与行为和心理功能的许多方面相关。在讨论它们之前，我们将提到一个重要的注意事项。DTI 测量值的细微差别在个体水平上并无太大意义。在临床病例中，可以用 DTI 观察到非常强烈的异常（如在术前作图期间），但在正常脑的研究，甚至大多数精神疾病中，都不会显现这种巨大的差别。研究通常不讨论这些个体被试的显著连接，而是讨论不同被试群体之间的连接差异。鉴于对群体间比较的依赖，结论的可信度与群体样本量大小密切相关。

鉴于群体样本量的重要性，我们将举例说明 DTI 测量与元分析的行为之间的关系，这些元分析结合了多项研究的结果，因此是基于相对较大的被试集合。

元分析主要应用于已进行了众多研究的严重精神障碍，其最常用的指标是 FA。例如，精神分裂症与左额叶以及左颞叶白质中较低的 FA 值有关（Ellison-Wright and Bullmore, 2009）。为了解释这些发现，我们必须考虑跨过这些位置的白质束，意味着许多连接额叶与其他皮质和皮质下区域的可选白质束的连接较低。在重度抑郁症案例中，患者与对照组的比较只发现 FA 降低，也涉及多种白质束（Liao et al., 2013）。

请注意，我们并不清楚该如何将各种可能受影响的白质束中减少的 FA 与所研究综合征中的多种症状，以及患者和对照组之间在群体差异上的多种参数差异相关联（诊断、既往症、长期使用药物等）。

弥散张量成像也被应用于研究更罕见或更具体的综合征，或特定的行为功能、神经束。在这种情况下，我们面临着大量可能有趣的关系需要研究，因此通常只有少数研究考察了行为功能/缺陷与脑区/神经束之间的特定关系。虽然存在许多个体研究，但要断定哪些发现是一致的、哪些是不一致的还为时过早，而且个体研究之间往往存在一些差异，表明异常连接的复杂模式。例如，若比较被引用最多的关于自闭症谱系障碍患者和对照组之间解剖连接差异的研究结果（Barnea-Goraly et al., 2004; Lee et al., 2007; Thomas et al., 2011; Weinstein et al., 2011），则结果之间的收敛性并不高。因此，我们不得不总结出，发现的模式远比从自闭症谱系障碍的主流理论中直接预测的模式要复杂得多（Vissers et al., 2012）。

3.3 磁共振波谱（MRS）

到目前为止，我们已将脑部结构定义为不同组织类别的空间分布：哪些体素包含哪些组织类别及其覆盖程度。然而，还有其他具有独特空间分布的生物成分，其共同参与了使脑成为生物器官的过程。我们将这些过程称为新陈代谢，生物成分被称为代谢产物，其包括了所有参与神经功能的分子。

任何神经科学的基础课程都会向学生介绍一系列代谢产物，特别是神经递质，因为其对于从一个神经元到另一神经元的化学信息传递至关重要。此外，还有大量其他分子使神经元和其他细胞保持活力，这些分子中的一小部分可以通过被称为磁共振波谱（Magnetic Resonance Spectroscopy，MRS）的方法以非侵入性方式来量化其在脑中的浓度和空间分布。

进入神经科学的大部分行为科学家可能不会立即使用到MRS，而更有可能接触本书中介绍的其他方法。尽管如此，出于以下几个原因，本书仍对MRS进行介绍。首先，在行为神经科学的某些领域（如动物工作），进行分子分析非常常见。免疫组织化学和原位杂交等方法的结合使研究人员能够表征神经组织中存在的各种特定分子，而磁共振波谱与此类侵入性方法的潜力相去甚远，但对于试图将动物与人类工作联系起来的科学家来说，知道在人类身上何为可能的与何为不可能是有用的。然后，MRS是磁共振成像原理的一个有趣变体，鉴于已从之前的章节中了解到一些知识，因此可以相对简单地解释该方法，并使用MRS来测试对这些原理的理解深度。

69

3.3.1 数据采集

从生物结构到频谱

光谱学是指将信号分解为频率成分的方法，因此频谱中每个频率成分的强度或振幅是确定的。每次看到彩虹时，都能看到光谱学在自然界的作用。当阳光被雨滴反射时，彩虹就出现了。不同频率的光（被称为波长）是分开的，因为不同的频率以不同的角度被反射。因此，通过彩虹我们看到了阳光的频率/波长光谱。

已知磁共振也具有频率变化的特征，此处我们将只关注质子的MRS（也表示为H-MRS），因为其可能是读者会遇到的唯一一种MRS类型，但是与MRI的其他领域一样，同样的原理也可以应用于其他原子核的成像。在结构性MRI中，存在研究人员预期的信号频率变化和非预期的频率变化。预期的变化是由信号读取期间施加的频率梯度引起的，频率梯度上不同位置的质子会经历不同的磁场强度，并产生具有不同频率的信号。因此，信号频率就能提供引发信号的质子的空间位置信息。

此外，还有几个自然来源的频率变化，并非由实验者引入。其中之一是质子的局部化学环境。许多质子嵌入在复杂的分子结构中（Govindaraju et al., 2000）。如图3.8所示，我们通过展示两种被人熟知的脑部代谢物的化学结构来说明这种复杂性，即兴奋性神经递质谷氨酸和抑制性神经递质GABA。这种局部化学环境会影响质子的自旋频率，虽然在结构性MRI中，这种非预期的频率变化会诱发系统性伪影，但在MRS中，我们利用该频率变化来测量脑组织的化学成分。请注意，减少其他非预期的频率变化源非常重要，如磁场均匀性的问题。因此，MRS的准备工作包括采取额外程序来改善这种不均匀性，尤其在感兴趣的体积，该过程通常被称为匀场。其他核磁共振成像模态也会采用匀场，但其对于MRS尤为重要。

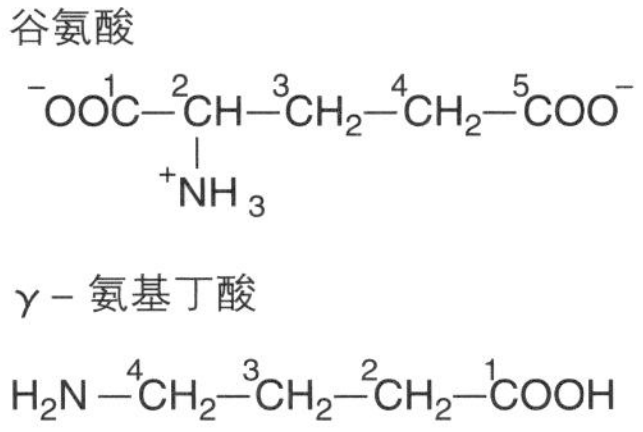

谷氨酸

$$^-OOC\overset{1}{-}CH\overset{2}{-}CH_2\overset{3}{-}CH_2\overset{4}{-}COO^-$$
$$|$$
$$^+NH_3$$

γ - 氨基丁酸

$$H_2N\overset{4}{-}CH_2\overset{3}{-}CH_2\overset{2}{-}CH_2\overset{1}{-}COOH$$

图3.8 谷氨酸和GABA的化学结构。

单体素MRS和MRS成像

MRS有几种方法，更详细介绍请参阅贝托尔多（Bertholdo）等人（2013）。MRS最简单的形式是单体素MRS或单体素波谱（Single-voxel Spectroscopy，SVS），可以对一个感兴趣的体积或体素成像。通常首先进行结构性T1加权扫描来确定体积/体素的位置，为了确定感兴趣体积的三维位置，需要施加三个RF脉冲，每个脉冲施加的同时施加其中一个正交方向的梯度场，每个脉冲与梯度的组合确定一个方向的位置。该原理我们先前已了解，当脉冲与层面选择梯度同时应用时，成像层面就被确定了。

磁共振波谱测量信号时不施加梯度。在其他类型的MRI中，此时会应用频率编码梯度，以使自旋频率能够提供有关空间位置的信息。磁共振波谱在读出过程中也使用频谱，但在MRS中，频率变化反映了成像脑组织的化学成分，因此无需频率编码梯度。有几种单体素MRS都基于此简单方案，它们以首字母缩写词而被人熟知，如PRESS和STEAM，这些方法的介绍可以在其他地方找到（Bertholdo et al., 2013）。

除了单体素MRS，也有使用MRS获取三维图像的方法，这种方法被称为磁共振波谱成像（Magnetic Resonance Spectroscopy Imaging，MRSI）。在MRSI中，最多在三个维度上应用相位编码梯度，以获取有关空间位置的信息。

尽管如此，许多研究仍采用单体素MRS代替MRSI。正如所期望的那样，单体素MRS花费的时间更少，通常每个体素只需几分钟。许多单体素MRS研究还包括至少一个对照体素，总扫描时间随体素的数量线性增加。采用各种快速成像技术（如回波平面成像），可以缩短MRS成像扫描时间，但这样做会降低所获取频谱的量化准确性。这就给我们带来了单体素MRS的主要好处：它提供了一个较少受到各种伪影影响的频谱。如此，你尽管只测量一个或几个体素，但测量很准确。特别是对于低信噪比的代谢物（如GABA）的研究，大多数实验都采用单体素MRS。

水抑制和编辑

在单体素MRS和MRSI中，我们都面临这样一个问题：到目前为止，水中质子的含量最高。然而，水通常不是H-MRS中感兴趣的化合物。在不抑制水信号的情况下，MRS得到的频谱将被水占据，其他质子的信号将被湮没。因此，MRS的应用还包括水抑制技术。最常用的方法被称为CHESS，即在实际脉冲序列之前包含一个90°脉冲，该额外脉冲的频率被调整到与水中质子的共振频率相匹配，因此水中质子饱和，其对获取频谱的影响将大大减少。

图 3.9 显示了抑制水信号前后，通过MRS获取的一个体素的典型频谱。频率的变化通常以百万分之一（ppm）为单位表示，这是一个对磁场强度引起的频率变化进行标准化的单位。因此，无论扫描仪的场强如何，其标尺都是相同的。我们可以看到几个峰值，每个峰值都有不同的化学位移。其中大多数都与我们并不熟悉的代谢物质有关。然而，在一些神经系统疾病中，这些代谢物的峰值显示出振幅改变，这样便可能有助于鉴别诊断。

71

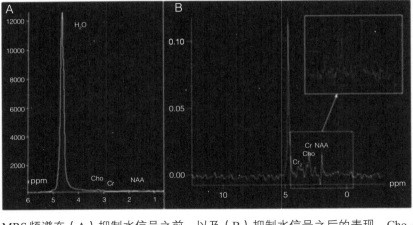

图3.9　MRS频谱在（A）抑制水信号之前，以及（B）抑制水信号之后的表现。Cho：胆碱，Cr：肌氨酸，NAA：N-乙酰天门冬氨酸。
图来自贝托尔多等人（2013）（已获许可使用）。

　　MRS的一个突出应用集中在神经递质GABA上（Puts and Edden, 2012）。GABA与多个峰值有关，因为GABA分子包含多个局部化学环境不同的质子（请参阅图3.8）。每个峰值的频率与其他重要代谢物的峰值重叠，包括谷氨酸/谷氨酰胺和N-乙酰天门冬氨酸（NAA）。这些代谢物浓度比GABA浓度更高，因此很大程度上掩盖了单个峰值处GABA所引起的影响。有几种方法可以克服该问题，最常用的解决方案是在第二个序列中添加一个包含特定频率RF脉冲，以抑制其中一个峰值。这不会影响大多数代谢物的信号或峰值，但对于GABA而言，由于不同的峰值是耦合的，因此一个峰值的抑制也会影响其他频率的峰值。通过比较有无抑制一个GABA峰值的序列结果，我们可以估计其他峰值上GABA的作用，该方法被称为通过波谱编辑对GABA进行编辑检测。

3.3.2　数据分析

　　MRS数据的处理涉及特定的软件包，通常对各种成像方法有用的软件工具（如SPM和Brainvoyager）不包含任何MRS功能，这与MRS数据需要非常特殊的处理流程有关，这与其他成像方法不同。

　　数据分析始于将MRI信号视为一维频谱，对其进行傅立叶分析以捕获该信号中不同频率的振幅。有些伪影可能会破坏信号（Bertholdo et al., 2013），其中一些（如梯度开关造成的涡流伪影和来自水质子的剩余信号）通常在应用傅立叶变换之前被去除。在傅立叶变换之后，可能还需要进一步调整所获取的基线，并将峰值振幅置于

可解释的范围内。通常，峰值振幅是没有意义的，只有与用作归一化因子的其他值
进行比较时才有意义。例如，感兴趣的病变体积的峰值振幅可通过对照区域的峰值
进行归一化，另一种常见的解决方案则是通过已知特别稳定的代谢物的峰值来进行
归一化，如肌酸。

　　磁共振波谱对被试头动也很敏感，因此在采集过程中应尽可能避免。MRSI的处
理中存在重新对齐数据的可能性，但在单体素MRS中，这是不可能的，并且我们并
无运动程度的度量可在之后的处理分析中用作控制变量。基于波谱编辑所进行的磁
共振波谱程序（如GABA的MRS）对运动尤其敏感，因此需要至少比较两个在不同时
间点所获取的扫描序列。交错数据采集也可以提供帮助，但毫无疑问的是，最好的
方法是预防。

3.3.3　分子指标与行为和心智的相关性

　　磁共振波谱能使我们将特定分子的浓度与疾病，以及与健康人群中的行为变异
性联系起来，这着实令人兴奋。

　　当作为临床工具使用时，最重要的是MRS频谱中特定频率的峰值振幅对特定类
型疾病具有特异性和敏感性。斯塔格（Stagg）和罗斯曼（Rothman）（2014）列举了多
种疾病，这些疾病会导致MRS中一些最显著的峰值发生改变，如脑肿瘤、中风和炎
症之间的区别。

　　然而，该方法的一个缺点是这些峰值与代谢物相关，或者说在大多数情况下与
多种代谢物都相关，这些代谢物在细胞生物学中具有相当普遍的作用。发现一个峰
值在患者和对照组之间略有偏差的复杂峰值组合并不罕见。例如，轻度认知障碍与
脑部多个区域的一些峰值的减少和增加有关（Tumati et al., 2013）。峰值可能反映出组
织的完整性和总体"健康"、疾病的继发性后果（如炎症和神经能量学），以及其代偿
机制，而无法揭示神经处理的特定方面。

　　这就是神经科学研究者经常会选择更困难的方法，并决定使用MRS来测量不太
明显且更噪的峰（如GABA）的原因。举例来讲，对于神经科学家来说，与测量肌
酸相比，测量GABA（在中枢神经系统中具有特定功能的神经递质）听起来更令人
兴奋。

　　我们将通过尹（Yoon）及其同事（2010）的研究来说明GABA的MRS的这种潜
力。在研究的第一部分，尹等人研究了方位特异性周边抑制。在该范式中，被试需
指出包围在一圈较大线形图案中的局部线形图案的对比度，两种图案的线条朝向可
为同一方向（图3.10A）或不同方向（图3.10B）。视觉周边会调制感兴趣局部图案

的感知对比度，当两种图案的线条朝向同一方向时，感知对比度会降低。多年的人类心理物理学和动物学研究已表明，这种周边调制与GABA皮质内抑制有关，尹及其同事的研究再次证明了这一点。他们发现在行为水平上，这种方位特异性周边抑制的强度与GABA信号强度有关（通过集中于距状沟初级视觉皮质的单体素GABA MRS测量）。

A
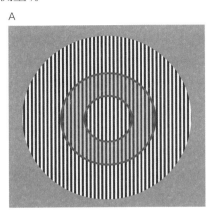

B
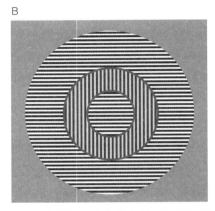

图3.10 方位特异性周边抑制。实际上，（A）和（B）中黑色、白色线条的对比度一致，但B中的对比度看起来更强。这一感知效应的强度在不同观察者之间存在差异。尹等人（2010）发现，感知周边抑制的主体间差异与MRS所测量到的GABA信号相关。

该实验的一半被试是精神分裂症患者。研究假设精神分裂症患者认知功能缺陷是由GABA相关功能降低引起的，这一假设已得到证实：与健康对照组相比，精神分裂症患者MRS中的GABA水平更低。

无论这些发现听起来是多么有趣，在解释GABA的MRS结果时，强调一个重要的提醒事项。一位受过神经科学基础教育的科学家会立即想到教科书中解释的GABA的功能。GABA是一种抑制性神经递质，存在于突触周围，其浓度通过突触前末端释放来调节。当我们阅读和解释尹等人的发现时，我们想到的就是GABA的这一功能。然而，真正的脑生物学比我们在教科书中学到的要复杂得多。除了在突触水平上具有的抑制和相对阶段性（短期）作用外，斯塔德及其同事（2011）确定了至少两个GABA的其他功能，GABA还存在于突触外的细胞外，可能通过突触外受体发挥更强的抑制作用。与第一个功能相去甚远的是，GABA还存在于整个神经元的细胞质中，这可能与新陈代谢的一般作用有关。如尹等人的结果，尽管与特定行为的相关性表明，至少部分所测得的信号与GABA作为神经活性的抑制性调制物功能有关，但这些发现也可能反映了GABA的其他功能。

75

本章总结

● 基于核磁共振的方法可用于测量脑部的各种结构特性。

● 结构性T1加权MRI获取的图像可用于对其他成像模态进行配准、被试之间的标准化、不同组织类别的分割，以及各种形式的脑形态测量。

● 弥散张量成像通过质子扩散中的局部各向异性来测量脑部的结构连接，这与白质束的各种特性有关。

● 磁共振波谱提供了独特的方式来确定脑功能中几种重要的代谢物的浓度。

回顾思考

● 请描述用于T1加权MRI、DTI，以及磁共振波谱的脉冲序列之间的差异。

● 请解释部分各向异性（FA）可能以何种方式与轴突的变化相关（如髓鞘化），以及其他混杂因素在多大程度上可能使FA的测量复杂化。

● 请问在何种程度上可以说，用T1加权MRI进行测量的脑解剖可作为可靠的信息来源，以推断人与人之间在智力和人格方面的差异？

拓展阅读

● Mai, J. K., Majtanik, M. & Paxinos, G. (2015). *Atlas of the Human Brain*. London: Academic Press. （获取良好的图集对于结构性神经成像必不可少。该书还具有非常实用的在线资源，即使您不购买此书，也可以访问这些资源，请参阅 www.thehumanbrain.info/brain/sections.php. ）

● Soares, J., Marques, P., Alves, V. & Sousa, N. (2013). A hitchhiker's guide to diffusion tensor imaging. *Frontiers in Neuroscience*, 7, 31. （该文是DTI的实用指南，其中有很多实用的参考资料。）

● Stagg, C. & Rothman, D. L. (Eds.). (2013). *Magnetic Resonance Spectroscopy: Tools for Neuroscience Research and Emerging Clinical Applications*. London: Academic Press. （该书的第1、2和5章包含了100多页关于我们在此总结的三种方法的详细技术信息。）

血流动力学神经成像

　　在第二部分中，我们将描述测量血流动力学信号的人类脑成像技术。自 20 世纪 90 年代以来，神经科学大肆宣传这些方法。主要原因是这些方法所提供的前所未有的空间分辨率，使我们能够详细了解人类脑功能组织的图像。去大学图书馆查阅关于人类神经科学的部分，能够帮助我们了解这些方法以及其他神经科学方法所带来的巨大影响，您可以尝试找一本 1980 年左右的书，再找一本近期出版的。一个很好的例子是埃里克·坎德尔（Eric Kandel）及其同事所著的《神经科学原理》（*Priniciples of Neural Science*），该书已有 5 个版本，时间跨度自 1981 年至 2012 年。不难看出，知识总量上的差异是惊人的！

　　这一部分结构如下。第 4 章概述了由神经活动触发的血流动力学事件，并介绍了测量这些血流动力学事件的三种成像方法：fMRI、PET 以及 fNIRS；第 5 章包含了设计血流动力学成像实验时需要考虑的一系列注意事项；第 6 章介绍了在进行任何统计分析之前所必需的图像处理步骤；第 7 章解释了最基本的统计分析和解释结果时的注意事项；第 8 章介绍了更高等的统计方法。

第**4**章

血流动力学成像方法

学习目标
- 理解血流动力学作为人类脑成像信号的相关性
- 掌握血流动力学响应函数组成部分的知识
- 理解三种主要血流动力学成像方法背后的原理：fMRI、PET和fNIRS

利用血流动力学来学习神经处理并不是一件显而易见的事情。正如赖希勒（Raichle）（2000）所述，神经活动与血液供应之间的一般关系最初是由罗伊（Roy）和谢灵顿（Sherrington）（1890）观察到，但先是被忽略，随后才被普遍地接受。这段历史包含了几种研究该关系的奇怪方法，包括观察到脑力锻炼时的脑部升温，甚至有一项研究发现动静脉畸形下血流所产生的听觉噪声与令人费劲的视觉处理有关！血流动力学成像在认知神经科学中的普遍应用依赖于大量研究的开展，尽管如此，这一方法仍受到一些批评（请参阅专栏4.1）。

在本章中，我们首先描述构成所有血流动力学成像方法基础的血流动力学信号的特征，我们将讨论这些血流动力学事件如何与神经活动相关。接下来，我们将进一步详细介绍人类神经科学中常用的三种血流动力学成像技术原理：fMRI、PET和fNIRS。我们将在相同的层次上介绍这三种技术，尽管实际上fMRI的大部分物理知识已经在第2章中介绍过了，但有关fMRI的章节仍更长一些，并且后面章节中的大多数讨论和示例均涉及fMRI。鉴于大多数读者遇到这三种方法的概率可能存在巨大差异，这种有侧重的安排是合理的。

专栏 4.1　为何神经科学家和行为科学家会测量血流

血流动力学成像方法不仅受到了广泛的关注，也遭到了严厉的批评，正所谓"树大招风"。

有两种主要的批评是方法论性质的（Farah, 2014）。首先，这些方法的优势与血流动力学的测量有关，但也是其致命弱点。几乎每次脑成像研究被媒体报道时，都会有人说："请记住，这些研究人员不是在测量神经活动，而是在测量血液供应。"

的确，神经科学家为何要关心血液供应呢？大多数神经科学家也确实并不关心。然而，血流动力学成像在提供对脑功能的见解方面已被科学界广泛接受，原因将在本章中进行解释：总体而言，神经活动各方面与血流动力学之间存在良好的相关性。这种关系很复杂，不仅需要进一步的研究，还存在着诸多注意事项，但只要科学家解释合理，就有可能基于血流动力学对神经活动做出正确的推断。

除了指出其对血流动力学的依赖之外，第二个经常被批评的点是其方法和分析的复杂性，理由似乎是任何复杂的事物都不可信。然而，科学家们却并不这么想。一个更好的论点是：若某件事物很复杂，则科学家应对其有足够的理解，以便能够有把握地区分使用复杂方法的方式有无效用。第 5 章至第 8 章旨在提供必要的知识和理解，以促进读者对血流动力学成像方法的有效使用和解释。

为更好地理解这两种主要的批评，让我们以物理学进行类比。无论物理实验所感兴趣的是无限小还是无限大，其往往依赖于间接测量和复杂过程。为找到希格斯玻色子，研究人员并未测量玻色子本身，而是测量其产生的辐射。此外，研究人员还使用了大型强子对撞机（Large Hadron Collider，LHC），它比用于人类脑成像的任何扫描仪都要复杂和昂贵得多。同样地，为探索宇宙中最遥远的地方，科学家们再次依赖于用非常强大且复杂的望远镜和天线接收相对间接的信号。一颗新的类地球行星通常是通过测量其所环绕的恒星发出光的轻微和周期性变暗推断出来的，这取决于非常繁琐的图像处理和数据分析。虽然从未有人直接看到过希格斯玻色子，也无人见过类似地球的行星，但我们相信物理学家基于间接关联的复杂分析得出的关于其存在的推论是正确的。

我们不敢说一个典型人类脑成像实验所得出的推论就像世界范围内的物理实验得出的结论一样可靠，但这种类比是有用的，因为其说明了使用间接测量和复杂程序并不一定会使一种方法无效。然而，关键是要理解使用这些方法的科学家，以及其他对人类神经科学的意义感兴趣的人所进行的测量和程序。我们需要知道血流动力学的变化在何种程度上、何种条件下，以及如何与神经活动相关，而至少从物理学家和数学家的视角来看，生物学已是一团乱麻，所以我们对这些问题的理解还远未完成，也就不足为奇了。至于我们已有的这部分理解是否能有效帮助我们解释从血流动力学脑成像实验中获取的结果，这将取决于我们的实验问题。

4.1 血流动力学及其与神经活动的关系

4.1.1 血流动力学响应函数

通过血流动力学成像，我们可以测量响应神经元活动而变化的血流动力学信号，这是一种血流动力学响应。在短暂的神经元活动脉冲后，该血流动力学响应会随时间而展开，被称为血流动力学响应函数（Hemodynamic Response Function，HRF）。HRF是一种为人所熟知的脉冲响应函数：输入脉冲之后血流随时间发生的响应。

在第1章中，我们解释了血流动力学与脑电活动之间存在的联系，因为血液循环负责为神经元组织提供维持和调制神经元膜电位所需的能量。能量供应依赖于一系列生物过程，其中能量以三磷酸腺苷（ATP）的形式存在，它可以由葡萄糖产生。为发挥功能，需要向神经元持续供应葡萄糖和氧气，这便是血液循环的功能。血液通过动脉和小动脉进入脑部。葡萄糖和氧气与其他细胞的交换发生在毛细血管中，其中氧分子从血红蛋白中去除，从而将血红蛋白转化为脱氧血红蛋白。脱氧血红蛋白移动至小静脉，再从小静脉转移至大静脉。

当神经活动导致局部耗能增加时，图4.1中的几个参数会发生变化。此处我们仅提供一个简单的草图，有关这些过程的更多详细信息可在其他地方找到（Huettel et al., 2004），其中主要参数是血容量和血氧合。局部耗能的增加导致局部耗氧的增加略有延迟，因此，氧合血红蛋白与脱氧血红蛋白（血氧合）之比将会降低，这将通过神经血管耦合机制产生一个信号，从而触发血液供应的增加。这种血容量和血流量的增加伴随着血氧合的显著增加，并且远大于起初的减少，因为流入的血量远超所需的量。血液供应和血氧合增加的高峰发生在耗氧触发增加信号后的6秒钟之内。此外，这些后来发生的事件扩展到比耗氧区域更大的区域（甚至包括相对较远的血管）。达到峰值后，血容量和血氧合再次衰减，后者甚至显示出低于基线水平的负过冲（Zhao et al., 2007）。

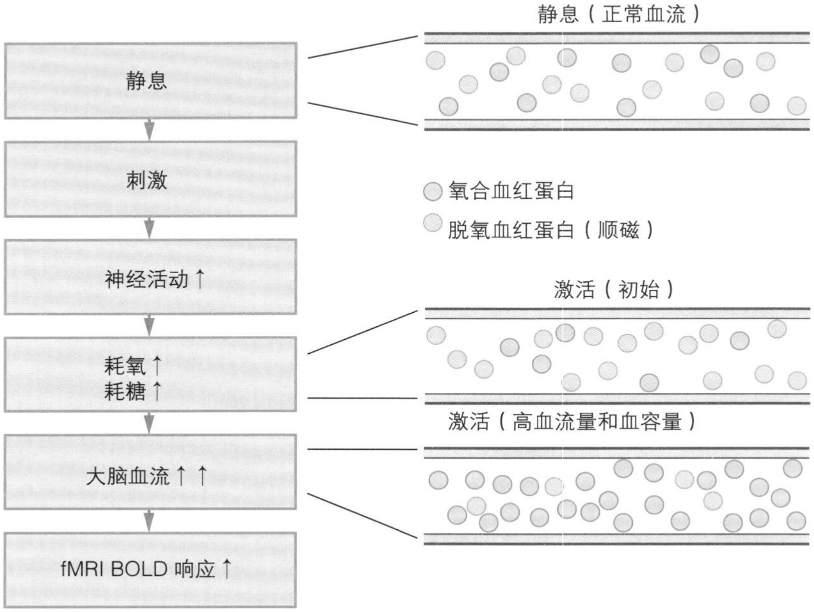

图4.1　神经活动期间和神经活动之后的血流动力学事件（左），以及其对于氧合血红蛋白与脱氧血红蛋白影响的示意图（右）。
图来源于米亚普拉姆（Miyapuram）（2008）。

　　这一简短的总结清楚地表明有几个过程表征了与神经元活动有关的血流动力学变化，了解这些过程及其特征非常重要，因为它们会影响通过血流动力学成像技术测量到的信号。我们区分了两个影响此类血流动力学信号的因素。第一，信号会根据测量中占主导的过程和参数（如血容量、血流量、血氧合或这些参数的组合）而有所不同。第二，信号将取决于我们是只测量靠近神经元活动部位的血流动力学变化，还是取较大区域的平均值。

83　　　作为第一个示例，可以考虑当测量值与非常靠近神经元活动部位的血氧合成比例时，血流动力学信号是如何随时间演变，预期信号如图4.2所示。神经元活动之后，立即出现局部耗氧，于是血氧合减少，导致测量信号减少，这种下降也被称为"初始下降"（Thompson et al., 2003）。接着，含氧血流涌入，导致测量信号急剧增加。之后血氧合再次下降，导致信号下降，甚至低于基线水平。

　　在上述示例后，我们可以考虑若改变上述两个因素之一，该信号将如何不同。首先，假设不测量血氧合，而测量血容量。在该情况下，得到的信号将被简化，主要显示正峰值，而无初始下降和较小的负过冲。然后，假设使用空间分辨率较低的技术来对较大区域的信号进行平均，在该情况下，很可能会错过初始下降，而正峰值和负过冲将继续存在。下一节将提供更多关于不同血流动力学神经成像方法所采集的血流动力学参数信息，这些信息将决定信号质量。

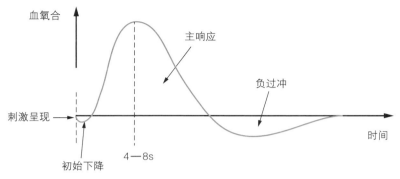

图4.2　神经活动部位的血流动力学响应。

到目前为止，我们已处理了与神经元活动单次爆发相关的HRF。当然，这是一种人为的情况。实际上，我们的脑部不断受到感官刺激的"轰炸"。尽管实验室研究人员倾向于尽可能简化现实并采用还原法，但大多数实验也比一次简单且短暂的刺激要复杂。当呈现多个刺激或一个刺激呈现的时间间隔足够长时，会发生什么情况？持续一段时间的多次活动爆发可能会使神经元活动复杂化。神经科学中典型的默认假设是，脑部的行为类似所谓的线性系统。在线性系统中，可以根据对组成复杂刺激的简单刺激的响应来估计对复杂刺激的响应。从化学上来讲，若复杂刺激AB由简单刺激A和B组成，则对AB的响应将是对A的响应与对B的响应之和，这一性质被称为可加性。这种可加性的假设并非理所当然，许多研究已表明其在何种程度上成立，以及在何种条件下不成立。总体而言，支持可加性的证据相对明确（Boynton et al., 1996），并且打破可加性的条件也已知晓。例如，基于可加性原理，我们预期增加刺激的数量会增强总血流动力学响应。若每单位时间的刺激量增加一个特定因子，则测得的响应将增加相同的因子（如当刺激量增加一倍，响应也会增强一倍）。然而，若刺激出现得非常频繁，超过每秒一个，则总血流动力学响应就会小于对单个刺激的响应总和（Mukamel et al., 2004）。请注意，在该情况下，造成非线性的原因可能不是血流动力学变化与神经活动呈非线性关系，而是神经活动本身的非线性。

4.1.2　HRF与神经活动不同方面之间的关系

在前面的段落中，我们提出血流动力学响应（Hemodynamic Response，HR）与

84

"神经活动"相关，甚至存在某些变形（如一些血流动力学效应延伸到比神经活动区更大的体积）。然而，我们并未具体说明这种"神经活动"是什么。在当前语境下，"神经活动"指的是发生在神经元中并影响神经元耗能多少的所有过程。我们在第 1 章中已看到许多过程会影响耗能：维持（负）静息电位，在动作电位后恢复到负电位，在突触水平上进行的过程（如神经递质的释放）等。

当我们记录单个神经元的动作电位时，我们需确切地知道在测量什么：神经元的输出。当我们记录某区域的 HR 时，我们并不确定该信号是否以及在何种程度上代表了该区域的整体动作电位输出。从理论上讲，某区域总耗能可能增加，而动作电位输出可能并不会改变的情况很容易想到。例如，某区域可能会收到抑制性输入信号，在该情况下，抑制性活动可能会导致耗能和 HR 增加，而整个区域的动作电位输出可能不会改变甚至降低。这一思维演练表明，在某些情况下，HR 可能与神经处理的其他方面有关，而与动作电位输出无关。虽然目前尚不清楚这种明显的分离现象发生的频率，但这不仅是一种理论可能性，也可能在实践中发生。

对于解释血流动力学成像所获得的结果而言，这是否为一个问题取决于研究人员希望从中得出的结论。当比较两种条件并发现其与不同 HR 相关联时，仍可以得出两种条件之间有关神经处理的某些信息是不同的结论，但可能并无理由得出在这两种情况下动作电位输出是不同的结论。

已有人尝试测量 HR 和电极所采集的电位变化的不同成分之间的关系（请参阅第 1 章）：单细胞动作电位活动（Single-unit Action Potential Activity，SUA）、多细胞动作电位活动（Multi-unit Action Potential Activity，MUA）和局部场电位（LFP）。鉴于膜电位中的快速瞬变与动作电位相关，SUA 和 MUA 的测量方法是对输入信号进行滤波以保留较高的时间频率（高通滤波），然后计算动作电位的个数。局部场电位包含频率低于 200 Hz 时的较慢变化。尽管人们普遍认为 LFP 振幅与电极附近所有神经元突触后膜电位的相对缓慢的变化密切相关（Kajikawa and Schroeder, 2011），但我们对 LFP 测量的具体内容仍知之甚少。因此，LFP 被认为是对神经元突触输入的测量，而 SUA 和 MUA 可以被认为是对神经元动作电位（"脉冲"）输出的测量。

该情况下最重要的实验是在动物身上进行的——啮齿动物和猫，更多的是猴子。若无这些实验，则许多人类成像实验中使用的 HR 将无法获取足够的经验支持。在这方面，动物实验对非侵入性人类成像实验也至关重要。鉴于这一依赖关系，将人类脑成像实验视为动物实验的替代品是不正确的。没有动物实验，人类成像实验的发展、验证和进步将会更慢、更困难，甚至在某些方面是不可能的。

第一个也是最著名的将 HR 与特定神经关联的实验是在猴子身上进行的，由罗格塞斯（Logothetis）及其同事发表（2001）。他们通过 fMRI 同时测量了 HR [具体而言，是血氧浓度依赖（Blood Oxygen Level Dependent，BOLD）fMRI，这在章节 4.2.1 中有进一步解释] 神经元的电活动。图 4.3A 显示了部分结果。在图 4.3A 中，可以看到一个电极插入视觉 V1 区的脑切片，视觉刺激后 fMRI 信号增强的体素以彩色显示。在图 4.3B 中，来自电极的原始未过滤信号以黑色显示，该信号变化的幅度或振幅 [均方根（Root Mean Square，RMS）] 以橙色显示。显然，只要呈现刺激，该未经过滤的电信号就会增加（蓝线表示刺激时序；在该情况下，刺激呈现时长为 12s）。fMRI 信号变化的时间曲线是不同的——开始较晚，12 秒后达到峰值，后又缓慢下降。鉴于 HRF 及其可加性，这种时间曲线是可以预期的。

为找出 HR 与电信号不同成分之间的关系，我们对后者信号进行进一步处理以获取 MUA 和 LFP，如图 4.3C 所示。在大多数情况下，若 MUA 和 LFP 几乎完全相关，则 fMRI 信号将与其中的每一个高度相关。因此需要创造一种特殊的情况，该特殊情况通过呈现很长一段时间的视觉刺激来完成。最上方图片表示刺激呈现 24s 的结果，MUA 和 LFP 在该情况下有所不同。一段时间后，在无任何刺激的情况下，MUA（粉线）回落到自发活动的基线，而 LFP（黑线）仍高于基线。若 HR 与 MUA 有关，则 HR 在视觉刺激结束之前也应回落到基线水平，但研究结果却并非如此。无论视觉刺激的时长如何，HR 在刺激结束之前均保持在基线之上。在这些特殊情况下，HR 更多对应于 LFP 信号而非 MUA。请注意，总体而言，在所有实验数据中，HR 也与 MUA 存在相关性，而其与 LFP 的相关性仅略高于其与 MUA 的相关性。因此，在典型情况下，fMRI、MUA 和 LFP 三种测量均趋于收敛。当 MUA 和 LFP 分离，导致 MUA 较低，而 LFP 较高时，LFP 似乎是对 fMRI 更重要的驱动因素，至少在本实验的操作中是如此。

李（Lee）及其同事（2010）测试了动作电位活动本身是否足以引起通过功能性 MRI 测量的 HR。作者运用了光遗传学：在某皮质区设计输出神经元，以便这些神经元对光的刺激做出反应。通过该方法，神经元在无任何突触输入处理或缓慢突触后电位变化的情况下产生了动作电位，这种人工诱导且相对分离的动作电位活动显然足以诱导 HR 信号的增加。这种血流动力学响应的时间包络[①]与典型 fMRI 实验中观察到的 HRF 非常相似，因此当 MUA 和 LFP 分离，以至于 MUA 在无 LFP 情况下存在时，MUA 本身就足以触发 HRF。

---

① "时间包络"是描述信号在时间轴上产生振幅变化的概念，是信号处理和通信领域的一个术语。——译者注

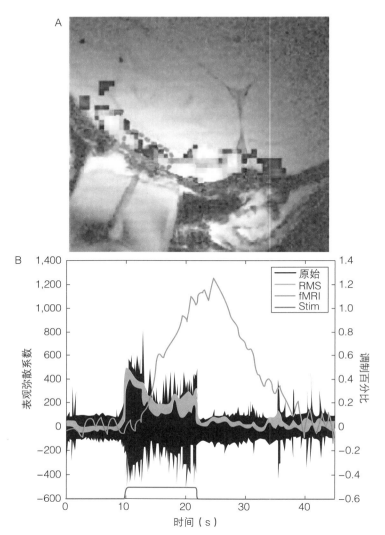

图4.3 在猴子初级视觉皮质中同时进行fMRI和侵入性细胞外记录以研究fMRI的神经元基础。
（A）电极位置和视觉刺激（红-黄-白＝中度到高度激活）引起的fMRI激活。绿色虚线表示该
区域的fMRI信号被平均以用于进一步分析。（B）12秒视觉刺激（Stim）所引起的信号变化百
分比（与刺激前基线相比）随时间变化的函数。显示了三种信号：电极测量的原始电生理信
号（黑色）、该信号的均方根（RMS）变化幅度（橙色）和fMRI信号（粉色）。（C）三种刺激
时长（24s、12s和4s）的fMRI信号变化、局部场电位（LFP）、多细胞活动（MUA），以及单
细胞峰密度函数（Spike Density Function，SDF）。
改编已获罗格塞斯（Logothetis）等人（2001）许可。

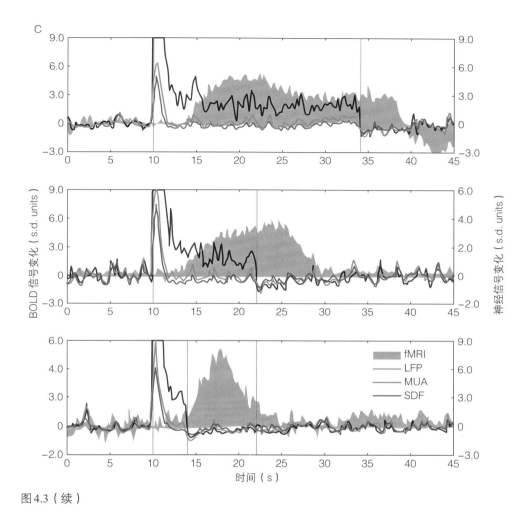

图4.3（续）

伊萨（Issa）及其同事最近的另一项研究（2013）证实了HR、MUA和LFP三者之间具有良好的对应关系的普遍共识。作者测量了猴子颞下皮质的三种信号。研究结果表明，使用功能性MRI测得的HR与动作电位输出的空间平滑后的测量值具有良好的对应关系，并且HR和平滑动作电位的这种对应关系与HR和LFP的对应关系程度一致。

4.2 功能性磁共振成像（fMRI）

毫无疑问，fMRI的使用频率在过去的25年里飞速增加。fMRI与结构性MRI具有相同的物理原理，而后者已在第 2 章中介绍过。本章将讨论以下问题：我们如何使用磁共振的物理学知识来测量血流动力学？

我们在章节 4.1 中说过，一些血流动力学参数与神经活动有关，包括血容量、血流量，以及血氧合。每一个变化都会对 MRI 信号产生影响，不同参数对 fMRI 信号变化的相对权重取决于脉冲序列（如自旋回波与梯度回波），以及硬件考虑（如场强）。

此处，我们首先关注行为和认知神经科学中使用最为普遍的方法，即血氧水平依赖（BOLD）fMRI，然后介绍动脉自旋标记（Arterial Spin Labeling，ASL）。

4.2.1 血氧水平依赖的 fMRI

血氧合与 fMRI 的物理学

血氧合会影响 MRI 信号，因为脱氧血红蛋白是顺磁性的（分子具有磁矩[①]），而氧合血红蛋白则不是。脱氧血红蛋白的顺磁性会改变自旋—自旋相互作用，并导致更快的 T2 衰减（请参阅第 2 章）。因此，在一个对 T2 衰减敏感的射频（RF）脉冲序列之后，血氧合的增加会导致所获取 fMRI 信号的增加。其中一种序列是自旋回波平面回波成像（EPI），其在结构性成像的背景下引入，是一种获取 BOLD fMRI 信号的方法。

然而，我们也可以使用其他序列，这些序列除了对 T2 衰减之外，还对顺磁粒子的其他所有副作用敏感，从而根据血氧合产生更大的信号变化。与 T2 衰减相比，这些效应共同加快了横向磁化强度的衰减。自旋回波序列通过使用 180° 脉冲信号来控制与之相关的失相来补偿这些影响，因而其需要获取合适的 T2 加权。然而，除了 T2 下的自旋—自旋相互作用之外，还存在失相量，这是原子核所经历的局部磁场的宏观差异导致的，其中起作用的有几个因素。第一个因素是**局部磁场不均匀性**。即使扫描仪硬件建立了完全均匀的磁场，将生物组织置于其中也会引起该磁场微小的空间变化，导致不同的原子核经历不同的场强、以略微不同的频率自旋，并因此获得相位差，从而失相。第二个因素是**组织易感性**。同一原子核（如质子）的拉莫尔频率在一定程度上取决于其所属的组织类型（水、脂肪等），这些频率差异同样会导致失相。所有由这些因素（自旋—自旋相互作用、场不均匀性、组织易感性等）导致的总失相量称为 **T2* 衰减**，T2* 衰减总比 T2 衰减更快（失相更多）。

[①] "磁矩"是一个物理学术语，用来描述物体的磁性质。它是一个矢量量值，表示物体的磁性强度和方向。磁矩通常与物体内部的微观电流或电荷分布有关，这些微观电流或电荷产生了物体的磁场。——译者注

BOLD对比度测量

当血液含氧量更高时，T2*加权的脉冲序列会提供更多信号。这首先由小川征司（Seiji Ogawa）及其同事在啮齿动物身上证实（Ogawa et al., 1990）。大多数BOLD fMRI研究均基于T2*加权功能性成像，T2*加权最常用的序列是**梯度回波平面回波成像（Gradient-echo Echo-planar Imaging，GE-EPI）**（请参阅第2章图2.4）。此处"回波"一词同样是指信号的多个回波被引出的事实，在该情况下，这一现象通过反转频率编码梯度的方向来实现。这种反转使失相质子重新对齐，从而在重新对齐时产生一个强信号。

文献中大多数BOLD fMRI研究进行GE-EPI成像时，采用3T的场强、近30ms的回波时间（TE）、1—4秒的重复时间（TR），以及表现出或多或少各向同性的1.5—3.3mm^{3}的体素大小。这些参数中的每一个对所获取信号的特性都有特定影响，并且可能与具有特定目标的项目考量有关。第一个重要的特性是空间分辨率，空间分辨率通常源自所谓的**点扩散函数（Point-spread Function，PSF）**，该函数表征了脑中一个非常小的点被激活时信号更广泛的传播，GE-EPI在3T场强时的PSF约为2—3mm。第二个令人感兴趣的特性是BOLD信号变化的大小。

空间分辨率和BOLD信号变化均受到上述参数的影响。第一个例子是，3T的GE-EPI比自旋回波EPI测量的信号空间特异性更小（PSF宽13%），但提供了更大且噪声更低的信号（Parkes et al., 2005）。第二个例子是，在较高的场强（如7T）下扫描会显著增加BOLD信号。此外，与较大血管中更多全局变化的权重相比，较小毛细血管中小的局部变化的权重增加（Shmuel et al., 2007）。结合这两个例子的信息，假设研究人员想要测量HRF的初始下降，那么与低场强下的梯度回波EPI相比，高场强下的自旋回波fMRI会明显得多。

根据上面提到的默认参数，HRF看起来如图4.4所示，参数越一致，得到的图越相似。该HRF不包括明显的初始下降，因为BOLD信号随3T梯度回波EPI的变化在空间上不够具有特异性。此外，对于每个单独试次，在整个实验中，该HRF只会进行稀疏采样。在图4.4中，这种稀疏测量说明了两个试次（蓝色和粉色圆圈）的TR大约为2.75秒，在试次开始和第一个样本之间有两个不同的偏移量。每个试次的样本允许捕获部分连续函数，但不是全部。例如，粉色圆圈中的偏移量会导致我们错过函数的峰值。

回波时间是另一个重要参数。当研究人员对位于由于大量失相（如与场不均匀性或组织易感性有关）而导致信号丢失的已知区域或附近的脑部结构感兴趣时，回波时间的价值显得很重要。对内侧颞叶和腹侧额叶皮质区的研究便是如此。更多的失相意味着横向磁化强度衰减得更快，我们可以通过采用更短的TE来补偿这一点。在此例中，它还有助于提高空间分辨率，以避免单个体素覆盖过多的组织类型。

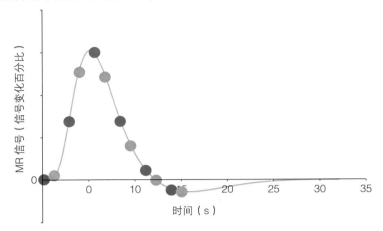

图4.4　BOLD fMRI实验中的典型血流动力学响应函数。在每个试次中，函数的采样率取决于TR。如图呈现的是TR为2.75s的两次采样示意图，其中一个的第一个采样点出现在刺激出现的时间零点（蓝色圆点），另一个出现的时间晚些（粉色圆点）。

4.2.2　动脉自旋标记fMRI

　　动脉自旋标记（ASL）（灌注）fMRI通过度量水分子的位移来测量血流量，这种位移被称为**灌注**。灌注不应与扩散混淆，扩散是一种被动的分子运动，而灌注是一种主动触发的流体置换，此处是指由心脏功能引起的血流。

　　为了使成像体积中的MRI信号对灌注相关的位移敏感，在信号采集之前，附近位置（如邻近的脑切片）质子的自旋需被磁化或被RF脉冲"标记"。根据该RF脉冲的特性，标记会导致饱和（磁化自旋不再可能磁化）或反转（相反方向的磁化）。与无标记的情况相比，分子从标记脉冲靶向附近的位置移动将对获取的MRI信号贡献更少。从标记部位的标记时间点流向当前成像部位的血流越多，MRI信号越低。为量化这些影响，将带有AS的信号与不涉及ASL的静止图像进行比较。

　　虽然动脉自旋标记已存在了一段时间并在临床上有广泛的应用，但在认知神经科学中，其使用远少于BOLD fMRI，因为后者更易实现。尽管如此，ASL也有优势，并且由于动脉自旋标记成像序列的不断改进，其受欢迎程度正在增加（Borogovac and Asllani, 2012）。与BOLD相比，ASL背后的生理学原理更简单，因为ASL（至少在理论上）仅取决于血流量，而BOLD还依赖于额外过程。此外，由于其简单性和静止参考图像的可用性，ASL可用于定量成像，使诸如"血流量是原来的两倍"之类的陈述可能变得有意义。

4.2.3 fMRI与行为的相关性

在被称为"脑的十年"的 20 世纪 90 年代，神经科学领域的研究大幅增长，功能性MRI在其中的作用功不可没。功能性MRI为非侵入性成像提供了前所未有的空间分辨率，因此，可以对人类的脑功能组织进行前所未有的详细研究。最近发布的包含 180 个区域的大脑皮质图谱(Glasser et al., 2016)便是这些研究的最新成果。

与此同时，fMRI有助于区分与各种心理处理相关的神经处理。在接下来的章节中，我们将通过一些示例进一步深入了解过去 25 年来其中一些领域取得的进展。对于完整的概述，我们建议读者参阅剑桥心理学神经科学基础系列中的其他作品，其中有许多作品阐述了 fMRI 令人印象深刻的贡献，有助于加深我们对心理功能中生物学的理解。

在接下来的章节中，我们将展示实验设计和统计分析的日益精细化如何促进知识的进步。其中之一便是，这个领域不再只进行单纯的功能定位，转而加入了更加计算化的方法，这种方法不仅揭示了人类脑中心理功能的实现位置，还解决了心理功能如何实现的问题。这是一个重要的演变，因为 fMRI 过去经常因过分关注定位、过分强调以定位为中心的假设，以及对脑部工作方式过于简单化的看法而受到批评（Farah, 2014）。

这些创新（其中许多将在接下来的章节中讨论）促进了 fMRI 在进一步了解人类行为的神经基础方面的作用。然而，许多行为科学家希望更进一步，不仅要理解还要预测人类行为。fMRI研究已确定了脑部活动和行为之间的许多相关性，但这些影响有时被高估了（Vul et al., 2009）。在这方面，fMRI 的情况与结构性成像（第 3 章）的情况无太大差异，其产生的较大影响仅限于特定的神经学应用领域。fMRI 已被证明具有良好的灵敏度，可用于研究个体之间共享的信息处理特征，以及识别个体所组成的群体之间的差异。然而，这些群体差异在被试之间往往不够一致，无法在个体被试水平上进行近乎完美的预测。

在接下来的章节中，我们将看到许多 fMRI 应用的示例，并进一步讨论从这些发现中可以做出哪些推论。

4.3 正电子发射断层扫描（PET）

20世纪80年代末，我们尚处于功能性脑成像的早期阶段。当时，正电子发射断层扫描（PET）是主要的血流动力学成像方法。PET已获得了令人信服的结果，而第一篇引入功能性MRI的里程碑式论文在那时尚未出现。PET的发现激发了很多人的想象力。1994年，这一时期的两位先驱，迈克尔·波斯纳（Michael Posner）和马库斯·雷切尔（Marcus Raichle）出版了《心智图像》（*Images of Mind*）一书，将早期研究成果传播给了大量科学家和外行人（Posner and Raichle, 1994）。他们书中的内容强调了当时的证据在多大程度上是由PET技术主导的，而非fMRI技术。从那以后，情况发生了根本性的变化，至少对于旨在获取局部神经活动指数的研究来说是这样。然而，PET还为其他研究目标做出了更独特的贡献，如在测量新陈代谢、检测生物标志物，以及神经递质浓度方面。

此处我们将介绍PET的物理原理、如何用于测量神经活动的相关性，以及与fMRI相比的优缺点。最后，我们将描述PET在其他类型测量中的应用。

4.3.1 PET背后的物理学

PET测量如图4.5所示，正电子发射发生在放射性示踪剂存在的情况下。鉴于该示踪剂并非天然存在于人体中，其必须以某种方式注入体内。示踪剂不是单纯的同位素，而是同位素附着在生物作用分子上。注射后，示踪剂会扩散至更广泛的区域，扩散机制将部分取决于具体注射位置和附着分子类型。

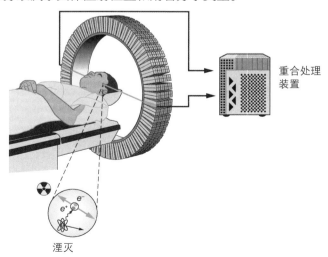

图4.5　正电子发射断层扫描设备及测量示意图。左上侧呈现的是PET设备。中间的示意图描述了正电子发射和符合检测的原理。

基于延斯·毛斯（Jens Maus）的图片创建。

对于PET来说，放射性核素的**半衰期**相对较短，即放射性强度达到原值一半所需的时间较短。这种转变被称为"正电子发射衰变"，因为其涉及一个正电子的发射。正电子是电子的反粒子，正电子将与电子相互作用，此时电子和正电子**湮灭**。湮灭产生一对朝相反方向运动的光子，这些光子由扫描仪的探测器检测到。两个这样的光子必须被同时探测（**符合检测**），符合时间窗内如果只探测到单个光子会被忽略。由于符合光子在同一直线上，因此可沿两个检测到的光子之间的直线定位湮灭事件的原始位置。扫描仪检测到成千上万的符合事件，图像重建则利用这些符合事件得到放射性浓度分布。

由于PET使用的放射性核素半衰期比较短，因此要求PET机器附近配置回旋加速器。

4.3.2 PET测量神经活动

人类脑成像技术通常用于测量神经活动或与之相关的指标。

为测量神经活动，PET研究通常使用静脉注射的放射性同位素氧15，该放射性同位素有两个有用的特点。第一，氧15的半衰期相对较短（仅2分钟），使在相隔几分钟的不同实验条件下对比神经活动成为可能。第二，PET机器检测到的光子可测量脑中氧15标记的某种示踪剂的分布，该分布与血容量呈线性关系。脑区的总氧含量是局部神经活动的一个指标，因为神经活动发生后，含氧血液会出现供过于求的现象（请参阅章节4.1.1）。

一个典型的PET实验通常需要4—8种条件。一般情况下，测试时间为1—2分钟，每个条件通常只有两个组块。组块之间将有一个短暂的等待期，在此期间将进行新的注射。

生成的数据集是每个被试的体积脑图像集合，其总数等于条件数乘以每个条件的组块数。在接下来的章节中，我们将介绍分析此类数据集所需的图像处理和统计方法。鉴于PET数据集通常比fMRI数据集更简单（后者包含每个被试的数百张图像），与fMRI相比，PET的相关处理步骤往往更少。

与fMRI相比，PET成像作为一种测量神经活动的方法既有优点，也有缺点。PET的一个重要优点是其能够定量测量。当特定体素中的血容量增加2倍时，该体素中的PET信号也会增加。相比之下，BOLD fMRI序列测量的信号则取决于许多因素，且与血容量之间不存在简单的关系。通过PET成像，当我们尝试将测量信号与神经活动联系起来时，在方程中处理的未知参数会较少。

与fMRI相比，正电子发射断层扫描成像也有一些缺点。第一，PET需要注射放

95

射性同位素。我们已提及实际产生的影响，如需要回旋加速器和相关成本，但更重要的是与放射性相关的健康风险。当然，我们不必夸大健康风险，因为其产生的影响是有限的：注射剂量小，而且由于半衰期短，放射性衰减非常快。为了安全，我们对一个人可参与的扫描次数仍有严格限制（如每年一次）。

第二，PET成像的空间分辨率劣于典型的fMRI扫描，差距接近1 cm[①]。但这种差距实际上并非如同看起来那样有问题，因为每个被试的数据点较少，所以PET神经活动研究通常需要对所有被试进行平均。且在跨学科研究中，为弥补个体间的解剖差异，实际的fMRI分辨率也受到广泛的空间平滑的限制。鉴于PET的空间分辨率较差，其通常与结构性MRI扫描相结合。在数据分析期间，PET与结构性MRI配准，用于将所有图像标准化到标准模板空间（请参阅第6章）。在大多数研究中，PET扫描和MRI图像由不同机器获取，尽管少数研究机构可以使用组合的PET-MRI扫描仪。

第三，PET成像的时间分辨率较差，这与组块刺激呈现的时长较长和组块之间的时间间隔有关。

4.3.3　PET的独特贡献

使用PET来测量神经活动具有重要的历史价值，并为fMRI和脑电图（EEG）等脑成像方法提供了最清晰的联系，但这并非PET最常见的应用。在核医学中，PET常用于测量各种组织的新陈代谢。鉴于葡萄糖是与新陈代谢密切相关的分子，这些研究将示踪剂附着到葡萄糖上。在该情况下，一种常见的放射性同位素是氟18，其半衰期为110分钟。氟的半衰期长于氧15并非缺点，因为这些研究对时间分辨率并不感兴趣。氟18和葡萄糖形成的化合物被称为氟代脱氧葡萄糖（Fluorodeoxyglucose，FDG）。

新陈代谢的正电子发射断层扫描成像对于癌症的诊断很重要。此外，新陈代谢已被证明与多种脑部疾病有关。例如，在诊断阿尔茨海默病和轻度认知障碍的情况下，颞顶叶区的低代谢是神经变性的指征（Mosconi et al., 2008）。

使用其他化合物进行成像或许能够有助于我们更直接地了解阿尔茨海默病的病理过程。例如，一些化合物，包括一种被称为[11]C PiB PET的化合物，其可以作为表征疾病的β-淀粉样蛋白沉积物的生物标志物（Johnson et al., 2013）。

最后，通过将示踪剂附着在浓度与某一特定神经递质活动相关的分子上，PET成像具有靶向特定神经递质系统的潜力。虽然已有研究集中于不同系统，但就目前而

[①] 此处疑为作者笔误，应为1mm。目前，PET空间分辨率可达4mm，与fMRI相比不可能存在1cm的差距。——译者注

言，最有希望实现的是通过化合物 6-[18F]-氟-L-DOPA 来测量多巴胺（Volkow et al.,
1996）。

4.4 功能性近红外光谱（fNIRS）

　　功能性近红外光谱（fNIRS）起初看似简单。其使用的机器比MRI或PET要小
得多，也便宜得多。该机器用光照射颅骨并测量光的反射率，而反射率提供了脑部
活动的信息。通过在颅骨上照射光束来测量脑活动——这听起来美妙得令人难以置
信！但这实际上是对所发生情况的正确描述（尽管过于简单）。

　　用更科学的术语来说，光通过一组小型光发射器被引导至颅骨。被试戴着一顶
包含许多此类光发射器、光接收器或检测器的头罩（图 4.6A），检测器获取光的反射
率（图 4.6B）。特别令人感兴趣的是光谱的近红外（Near-infrared，NIR）范围内的光，
更具体地说是 700—900 纳米的光。皮肤、组织和骨骼对这种波长而言，基本上是透
明的，这使光及其反射能够通过这些结构。

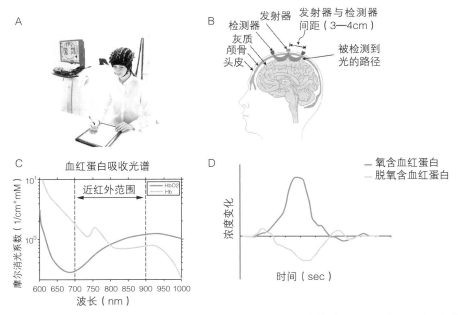

图4.6　功能性近红外光谱的设置和测量。（A）头戴头罩的被试和fNIRS机器；（B）使用
fNIRS进行光发射和检测的原理示意图［图片来自思尔（Naseer）和洪（Hong）（2005）］；（C）
氧合血红蛋白和脱氧血红蛋白的吸收光谱（来自维基百科）；（D）神经活动短暂爆发后的氧合
血红蛋白和脱氧血红蛋白的浓度变化。
图经盖尔沃因（Gervain）等人（2011）许可使用。

相比之下，血红蛋白和脱氧血红蛋白在这部分光谱中是强光吸收剂。这两种分子在近红外（NIR）范围内具有不同的反射率曲线（图 4.6C）。当这两种分子的浓度发生变化时，NIR 范围内不同部分的光反射率也会发生变化，注意曲线的复杂性，以及其对所预期吸收的光会发生如何变化很重要。不同比例的氧合血红蛋白和脱氧血红蛋白不会导致反射光的整体增加，相反，我们将看到该反射光在近红外光谱上的曲线发生了变化。

我们已在 BOLD fMRI 背景下解释了神经活动与一系列血流动力学事件相关，这些事件确实会改变分子的浓度。因此，NIR 范围的反射率与神经活动有关。事实上，可以说 fNIRS 采用了与 fMRI 基础相同 BOLD 对比度。所得到的测量结果将具有与 BOLD fMRI 中所发现的 HRF 相同的特征，如图 4.6D 所示［也可参阅盖尔沃因（Gervain）等人（2011）］。脱氧血红蛋白相对于氧合血红蛋白有一个初始增加，类似于前面所提的初始下降。延迟至少 4 秒后，氧合血红蛋白大量增加和脱氧血红蛋白减少，随后是更多脱氧血红蛋白的较小负过冲。

但与 fMRI 相比，该方法有其局限性。第一个重要问题是，骨骼会散射发射和反射的光。接收到的反射光在空间上被该散射平滑，且不会提供神经活动源的精细空间定位。第二，fNIRS 只能测量大脑表面活动，无法从脑沟内或更深的结构中获取信号。与 fMRI 相比，这两个限制使 fNIRS 处于劣势：较差的空间分辨率和较不均匀的脑部覆盖，这反映在使用两种方法发表论文数量的显著差异上。根据在线数据库中键入的搜索词，fNIRS 在行为和认知神经科学等相关领域的论文数量至少小 20 倍。

尽管如此，fNIRS 与 fMRI 相比也有一些优势。其机器是便携式的，比 MRI 扫描仪更便宜，并且对被试的干扰更小（如不会遇到幽闭恐惧症的问题）。此外，fNIRS 的一些缺点在对婴儿的研究中相对较不明显，因为婴儿的头部较小（大多数结构不是很深）且颅骨较薄（光散射较少）——在婴儿上测试时，更有理由用便携式 fNIRS 机器，而非嘈杂的 MRI 扫描仪。

4.5 fMRI、PET和fNIRS的研究比较

关于三种方法之间的比较，举例说明在类似的研究课题上使用三种方法获取的实际数据是必要的。其中一个恰当的例子，是对视觉皮质中视网膜拓扑映射的研究。我们已清楚了解这一结构的组织原理，因此它是测试不同方法的空间分辨率并进行比较的理想测试示例（请参阅第 3 章图 3.3）。

视网膜拓扑映射是指将视野系统地映射到皮质表面。皮质中邻近的神经元具有

相似的感受野，这一原理适用于所有初级视觉皮质及其周围的许多视觉区。映射的工作原理如下：首先，每个半球表示从注视点向左或向右的感受野的一半，半球中的位置由两个参数表征。第一，从视网膜中心凹（注视中心）到周边的偏心率。第二，从水平线下方到注视点上方呈半圆形的视角。视野在初级视觉皮质中的映射方式是：最中心凹的位置（注视中心）表示于枕极；而视野中的位置越靠周边，其沿距状沟（内侧枕叶皮质）在视网膜脑图上越靠前。这种映射在初级视觉皮质和周围区域完全相同，所以您从内侧枕叶皮质的哪个区域进行记录并不重要，因为您将始终看到皮质活动随偏心率的变化相同。图 4.7A（左）说明了使用 fMRI 发现的这种离心率映射。

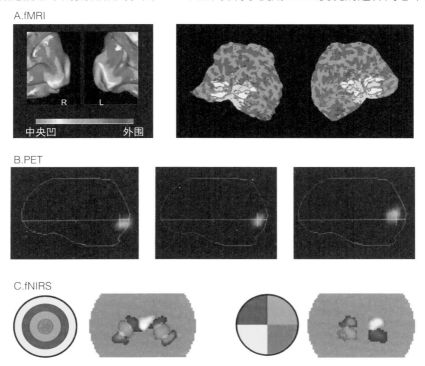

图4.7　三种血流动力学成像方法在皮质视网膜拓扑映射研究中的应用。（A）fMRI 所允许的大尺度梯度可视化，如从中心凹到周边激活的梯度映射［左；经戈萨尔特（Goesaert）和欧普·德·贝克许可改编，2010］，以及水平（蓝色）和垂直（黄色）子午线（右）之间更精细的交替。（B）PET 所能揭示的从视野中央凹（左）移至副中央凹（中）和周边部分（右）的活动转变［经福克斯（Fox）等人的许可使用，1987］。（C）来自单个被试的结果表明 fNIRS 能够获取中央凹到周边激活的梯度（左）和视野的四个象限。
经怀特（White）和卡尔弗（Culver）（2010）许可使用。

　　视角的映射更为复杂。在初级视觉皮质中，对于远高于注视点的视觉位置，活动始于皮质腹侧，然后逐渐向背侧移动，以距状沟的底部代表水平子午线（这是与注视点相交的水平线）。初级视觉皮质周围的皮质区被称为第二视觉区（V2），此处视角的映射相反，始于 V1 边界处的较高视觉位置，然后向较低的位置移动，远离 V1 越多的皮质位置。如图 4.7A 的右图所示，其显示了表征 V1 和 V2 之间边界的垂直子午线（黄色）和沿距状沟深度延伸的水平子午线（蓝色）。视角的镜像组织使通过垂直和水平子午线来划定视觉区之间的边界变得非常容易。

功能性 MRI 的空间分辨率足以相当详细地揭示这两个参数的映射。图 4.7A 说明了为何降低空间分辨率不会对偏心率的测量产生重大影响。与以距状沟前半部分为中心的体积相比，以距状沟最后端为中心约 1 立方厘米大小的部位将测量到更多的中央凹信号。相比之下，空间分辨率的降低会严重损害视角的测量，因为它在视觉区中变化相对较快。大小为 1 立方厘米的体积单位将平均来自某特定象限内所有视角的信号，如水平子午线上方的所有角度。但即使在较低的分辨率下，视角有一方面仍是清晰的：下视野表示于距状沟上方（也在 V2 中），上视野则表示于沟下方。

这些众所周知的映射原理已被用于验证 PET 和 fNIRS。就 PET 而言，福克斯及其同事在 1987 年（远早于功能性 MRI 出现）就发现，PET 能从副中央凹中区分中央凹、从非常离心的刺激（以及上下野刺激）中区分副中央凹（Fox et al., 1987）（图 4.7B）。当时，这是一个巨大的进步。fNIRS 也进行了类似尝试并取得了成功，即通过一台发射器和检测器之间距离为 13 mm 的高密度系统，并对多个阶段的数据进行平均（White and Culver, 2010）。图 4.7C 说明了 fNIRS 是如何通过该方法区分视觉象限和偏心率。通过 PET 和 fNIRS 获取的细节水平不如 fMRI 通常情况下获取的精确，后者允许对感受野特性进行非常精确和定量的测量（Dumoulin and Wandell, 2008）。尽管如此，PET 和 fNIRS 对视网膜映射特性的演示验证了这些替代方法在特定利基应用中的使用。

本章总结

- 短暂神经活动爆发后的血流动力学响应具有特征性的时间曲线，包含与一系列生理过程相关的几个组成部分。

- 血流动力学成像方法对上述每个过程的灵敏度因成像方法而异，即使在同一种方法中，灵敏度也取决于成像参数。

- 功能性磁共振成像是最常用的血流动力学成像方法，也是具有最高空间分辨率和秒级时间采样率的非侵入性成像方法。

- 正电子发射断层扫描测量放射性粒子的浓度，可用于以合理的空间分辨率和每分钟一次的低时间采样率测量神经活动的血流动力学响应。

- 功能性近红外光谱测量光的反射及其如何通过血氧合发生变化，并作为一种血流动力学成像技术用于利基应用中（如婴儿成像）。

回顾思考

- 请描述血流动力学响应函数的组成部分，以及在不同磁场强度下可被fMRI测量的程度。
- 若您在可以使用fMRI和fNIRS的实验室工作，对于一个关于十岁儿童视网膜皮质映射分析的项目，在选择上述方法时，您会考虑哪些因素？
- 若您有"内侧颞叶结构的血流动力学响应函数比顶叶皮质的延迟更长"的假设，您将应用哪种血流动力学成像方法来检验该假设？可能需要注意哪些成像参数？

拓展阅读

- Huettel, S.A., Song, A.W. & McCarthy, G. (2004). *Functional Magnetic Resonance Imaging.* Sunderland, MA: Sinauer. （第6—7章包含了大量对神经血流动力学和BOLD对比度的解释。）
- Toga, A.W. & Mazziotta, J. C (Eds.). (2002). *Brain Mapping: The Methods.* New York: Elsevier. （该书深入介绍了众多脑成像方法，尤为有用的是第6章的fNIRS和第18章的PET。）

第5章
设计血流动力学成像实验

学习目标

- 理解在设计、实施一项成像实验时可能会遇到的困难
- 理解作为许多实验设计基本组块的减数逻辑
- 理解随时间演变的血流动力学响应函数如何限制实验设计
- 理解组块设计和事件相关设计的区别及其变式
- 掌握在特定实验环境中选择最为合适的实验设计的必要知识

停！在您投入更多的时间学习fMRI和PET等方法之前，您需要充分意识到您正在做什么。如果您的最终目标是阅读并理解成像论文，那么适当的时间投入是合理的——您读完这本书便好！但如果您觉得开始有兴趣自己进行此类研究，那么您应充分意识到这意味什么——下苦功。根据辅导学生和实习生的个人经验，我们可以用一些数字来支持这一说法。

假设您是一名具有心理学理论背景的硕士研究生，学习过神经科学和统计学课程。您有六个月的实习期，目标是从零开始完成自己的实验：制定研究问题、设计研究、编写实验代码、获取和分析数据，最后撰写报告。如果该实验是一项行为研究，仅涉及对20—40名被试进行1—2小时的测试，那么您可能会成功完成这项完整研究。此外，您甚至还可以做一系列的实验。

如果您还具有冒险精神并打算进行fMRI研究，那么您作为实习生的生活将会非常不同。您将需要学习更多知识，而阅读本书只是获取部分知识的一种方式。与行为研究相比，成像研究中的每一步都需要更长的时间。每名被试的数据采集将更麻烦，但没有什么能比得上数据分析更重要，因为花费数天时间来准备每名被试的数据是很常见的事情，前几名被试可能需要您一周或更长时间。相比之下，在行为实

验中，您可能只需要几分钟就可以将数字放入Excel电子表格中，而非几天或几周。二十名功能性磁共振成像（fMRI）被试和每名被试平均三天的预分析就够您忙三个月了，而这只是整个过程中的一小部分。一个实习生能在半年时间内完成从初学到完整研究的撰写是极为罕见的。幸运的是，经验丰富的研究人员可以更快地进行研究，即便如此，也不能低估所需的时间、专业知识和技术资源。

鉴于这些投入，确保您着手的研究值得去努力是至关重要的。本章不仅提供了设计和进行一个高质量的血流动力学神经成像实验所需考虑的重要知识，还介绍并讨论了作为许多实验基础的减数逻辑。此外，我们描述了血流动力学成像实验中最为常见的设计。最后，我们讨论了所选设计在实验进行过程中可能遇到的一些困难和注意事项。

5.1 开始实验之前要三思

单靠昂贵的MRI设备，并不能够保障所有fMRI研究的科学性。这仍然取决于科学家如何制定相关假设和设计研究，使数据可以被解释为支持或反对某些假设的证据，而良好的实验设计，昂贵的机器并不能提供帮助。虽然它们能帮助我们从工作的脑部接收信号，但它们并不知道这些信号意味着什么。而如果实验人员没有仔细考虑研究设计，同样也不会知道。

与许多科学研究的总体情况一样，有很多缺乏科学严谨性的脑成像研究。该情况严重到引起了一些认知神经科学先驱的怀疑，而这些人对脑成像研究的潜力总体上非常乐观。[①]斯蒂芬·科斯林（Stephen Kosslyn）开始使用PET和fMRI解决有关想象是涉及类图像还是命题表征这一问题，他写道：

> 在最近参加的海报展示环节时，我想起了一句古老的格言："对于只有一把锤子的人来说，整个世界就像一颗钉子。"而当下的情况是，我们用的不是锤子，而是磁共振成像（MRI）机器；我们有的不是钉子，而是研究。海报中总结的许多研究设计似乎并非为回答有关脑功能的问题而设计的，也并未涉及有关特定脑区作用的具体问题。更确切地说，它们应该被描述为"探索性的"。人们被要求在其脑活动受到监控的情况下从事某些任务，然后研究人员对这种脑活动进行事后

104

---

① 这是乔迪·库勒姆（Jody Culham）整理的几句话之一；参见 www.slideserve.com/webb/basics-of experim ental-design-for-fmri-block-designs.

解释（Kosslyn, 1999）。

接着，科斯林承认，这种策略有时可能会奏效。事实上，当一项新技术可用时，仅仅证明其有效就已经具有很高的价值了。在早期阶段，验证方法论的进步可能比科学问题更重要，因为这些问题最终能够利用新技术来解决。然而，非侵入性人类脑成像研究领域的研究数量激增。这类研究大多数可以总结为："既然我们已经有了这台机器，让我们把某人放在扫描仪里，用这个或那个旧的范式，看看会发生什么。"

这本书中，我们将重点介绍可以用于测量来自人类脑信号的非损伤性方法，而不是详细介绍通过良好研究可检验的个别理论和假设。然而，理论是至关重要的。一个只了解方法的人可能对进一步发展方法具有很高的价值，但这个人无法设计出具有高度理论相关性的研究。如果您想使用fMRI来深入探讨心理过程如何在脑中进行，那么您不仅需要了解fMRI的工作原理，还需要成为心理功能方面的心理学理论专家。在这方面，斯蒂芬·科斯林等科学家堪称楷模。

5.2 包括哪些条件：减数法

5.2.1 减数法

假设一位科学家对人们如何处理具有高度令人不安内容的视觉图像感兴趣（如战斗中的士兵和尸体的照片），将被试置于MRI扫描仪中，让他们在一个条件下观看一系列此类照片，并在另一个条件下观看空白屏幕。之后，科学家比较了两个条件下的fMRI信号，以找出哪些脑区更易被令人不安的图像激活（较之空白屏幕）。花点时间思考一下您将如何解释由此产生的脑活动。

这是一个糟糕的fMRI研究示例。请注意，问题不在于科学家无法发现脑活动。事实上，大部分的脑区可能都会有不同程度上的活动。然而，该实验并非旨在告知研究人员为何不同区域存在激活。问题是两个条件在很多方面都存在差异，导致不清楚其中哪一个会是构成众多活动中的基础。不需要训练有素的认知科学家就可以列出一长串不同之处：图像会激活视觉系统，而空白屏幕不会；图像会引起记忆表征，而空白屏幕不会；图像会触发各种情绪，而空白屏幕不会。这只是其中的一些区别。

科学家在这个实验中所做的是对两个条件进行直接比较或相减，这被称为**减数法**。为能根据特定的心理过程来解释这种减法中的脑活动，实验必须被设计成两种条件仅在一个目标心理过程方面不同。1868 年，弗兰西斯科斯·唐德斯（Franciscus Donders）首次使用减数法，将反应时间的差异作为因变量测量（Donders，1969）：两个条件的反应时间差异被用于表示完成两种条件不同的心理过程所需的时间，该反应时方法被称为心理测时法（Jensen, 2006）。

减数法并不局限于两个条件下的实验，一个直接的扩展是包含**一系列条件**，所有这些条件仅在一个心理过程中与另一个条件不同。图 5.1 给出了一个示意图。在该情况下，一个实验包括了三个不同的操作或因素。每个因素均有两个水平，即不存在感兴趣心理过程的水平和存在该心理过程的水平。在图 5.1A 中，这三个心理过程中的每一个都增加了被试的反应时间。从统计学角度来看，这里三个因素设计有三个主效应：其他因素相同时，这三个过程中的每一个所需时间都可以通过用存在该心理过程的条件减去不存在该过程的条件来估计。

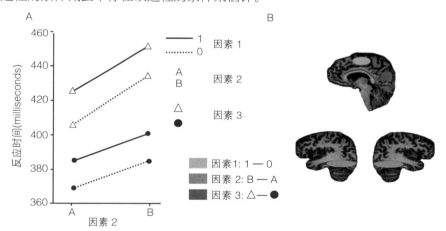

图5.1 减数逻辑在心理测时法和脑成像中的应用。我们以一个三因素的设计来予以说明。（A）每个因素对反应时间的影响。在该情况下，每个因素对反应时间有一个主效应。主效应是指，当其中一个因素发生改变时，反应时间也会增加（从0到1，从A到B，或从圆形到三角形），并独立于其他两个因素的水平。反应时间的增加表明执行每个因素的操作过程所需的时间。（B）将同一因素两个水平下的成像信号相减，作为该过程在脑中定位的指示。

该示意图参考了波斯纳（Posner）（2005）所讨论的一项真实研究。在该实验中，研究人员向被试呈现数字，而被试必须指出每个数字是大于还是小于五。通过操作三个因素产生了八个条件，每个因素有两个水平：数字的符号（数字或拼写数字）、数字与五之间的距离（近或远），以及作出反应的手（左或右）。当符号显示为数字、距离远离五，以及被试用右手反应时，平均反应时间最短。神经心理学理论使用以下假设来解释这一结果：阅读数字比阅读拼写数字发生得更快（编码阶段），数字远离五时更易确定该数字小于或大于五（比较阶段），以及优势手的反应速度更快（反应阶段）。这些操作中的每一个都会影响不同的阶段，并且效果是相加的。从反应时间图中可以非常清楚地看出这一点，该图显示了三个主效应且无交互作用。例如，处理拼写数字所需的时间多于处理数字，这可以通过减去这两个条件得出，差值估计接近 15 ms。

被试在扫描仪中进行此类实验时也可以使用相同的减数逻辑，但在该情况下，我们减去的不是反应时间，而是脑活动图。针对反应时间图中的每个主效应，可以对所有相关条件进行减法，示意图见 5.1B。为找到与第二个因素所操纵的心理过程相关的脑区，应从所有存在于该过程的条件中减去所有不存在于该过程的条件下的 fMRI 信号。在波斯纳（2005）的例子中，这可能是所有涉及拼写数字的条件减去所有涉及数字的条件。这种对比将告诉我们数字刺激的编码在脑中发生的位置，或者至少是拼写数字和数字之间编码的不同部分在脑中发生的位置。

5.2.2 关于减数法的思考

减数法的关键假设是**可加性**，在成像文献中也被称为"纯插入"（Friston, Price, Fletcher, et al., 1996）。根据这一假设，在不影响其他心理过程的情况下添加或插入一个心理过程是可能的。在具体示例中，我们必须假设在比较阶段更改某些内容不会影响编码阶段的处理。若该假设不正确，则针对比较阶段设计的条件之间的任何脑活动（或反应时间差异）都会被编码阶段中多余的影响所混淆。

经验数据已经可以提供一些关于这一可加性假设是否有效的提示。假设图 5.1 中的反应时间数据不仅显示主效应，还显示了交互作用，这表明操纵一个心理过程的效果取决于另一个心理过程的存在，这种交互效果表明不同因素的影响并不是相加的。例如，相比数字，编码一个拼写数字所涉及的额外处理或多或少取决于比较过程是否快速进行。当实验包含适当的控制条件且明确测试交互效果时，便可对可加性假设进行检验，并相应地调整统计解释。遵循与反应时间数据相类似的逻辑，这种交互作用的测试也可以在脑活动的水平上进行。

设计一个完美的实验并非易事，甚至是不可能的。有关脑和心智的知识并不完善，这是研究人员所必须面对的现状。科学的进步是循序渐进的，而且至关重要的是，历史上的某一时刻会被认为是某种心理过程的概念，往往会随着科学的进步而被进一步细分。我们以"注意"为例，"注意"是许多不同处理过程的总称，注意唤醒、分配性注意和选择性注意之间，以及外源性（刺激驱动）和内源性注意之间存在着区别。认知心理学家迈克尔·波斯纳（Michael Posner）等人根据神经心理学和神经成像证据进一步将选择性注意划分为不同的子过程（Gazzaniga, 1995）。为了让注意从一个项目转移到另一个项目，注意首先必须从当前的焦点上脱离，然后转移，最后聚焦到新项目上。毋庸置疑，只有对注意的心理学理论有非常深入了解的认知科学家，才能设计出一个有助于推进当前注意理论的实验。即便如此，当前理论假设的单一过程仍可能在以后被进一步细分。

设计完美实验的困难和现有技术水平的局限性并不能阻挡科学家，他们尽可能地朝着理想的科学实验方向努力。很多时候，在发表的研究中，诸多条件在很多方面都有所不同，但作者却对结果所揭示的内容妄下结论。无效结论通常是基于特定的推理方式（"逆向推理"，请参见第7章统计推断部分），这是研究设计不当时唯一可用的备选方案。值得注意的是，在该情况下，造成结果解释出现问题的原因既不是技术本身，也不是心理功能的神经科学方法，而是科学家没有正确设计实验。这应该归咎于科学家，而不是成像方法。

对于科学家来说，将不满足"单一过程差异"假设的条件作为第一次探索性分析比较很常见，也不是什么大问题。回到令人不安的士兵和尸体图片的实验，这种条件与空白屏幕条件的对比是完全可以接受的，因为这是一种对处理图片所涉及的整个脑区系统进行初步探索的手段。然而，这应该只是第一步，并不能从中得出任何重大结论。实验应包括进一步的条件，允许研究人员进一步确定哪些心理过程与探索性对比中发现的诸多活动峰值相关联。一种相关的方法是使用功能定位对比，用于定位感兴趣的脑区。有时，这种定位对比本身所涉及的条件与实际实验中的条件又有更大的差异。

最后，减数法通常作为一种以明确或者全或无的方式被引入用以操纵心理功能：该功能要么涉及，要么不涉及，并且条件成对被减去。然而，这种最简单的情况可以扩展到所谓的参数化设计，即以参数化的方式系统地操纵参与程度。例如，我们可以操纵选择性注意的程度，而不是使一个条件涉及选择性注意，另一个则不涉及。

至此，我们已概述了所有需要考虑的重要因素。让我们再次回到令人不安的图片实验中，在这里，研究人员对描述和定位不同的心理过程感兴趣。假设您是研究人员，您将如何处理如下常见问题：实验中应包括哪些条件？仔细思考一下，这将是一个很不错的练习。

5.3 如何呈现条件：组块设计

5.3.1 组块设计和血流动力学响应函数

一旦我们决定了研究哪些假设以及需要哪些实验条件，我们就会面临如何呈现这些条件的问题。首先看看如何在简单的行为实验中做到这一点，这样能够帮助我们更好地理解，然后将该过程与fMRI实验中所做的进行对比，最后讨论这与其他血流动力学成像方法有何不同。

请考虑一项具有条件A和B的实验，每个条件的每个试次都需花费几秒钟，我们将以什么顺序呈现这些条件？在某些情况下，当这两个条件难以切换时，研究人员可能会在切换到条件B之前，选择以组块的形式将条件A的多个试次组合在一起呈现。这些情况包括复杂的任务指令切换，或被试所在房间不同等。然而，在大多数实验中，研究人员更喜欢另一种方法，即（伪）随机试次顺序，使被试无法预测接下来会出现哪个条件。这是大多数行为实验中所遵循的首选方法。

在fMRI实验中，使用随机试次顺序并不是一个简单直接的选择。在第4章中，我们讨论了HRF（血流动力学响应函数）。即使试次本身和与之相关的所有神经活动只需要2秒，这一试次对血流动力学信号的影响在时间上也是"模糊"的：HRF的峰值延迟了6秒，其总时长从开始至回到基线超过了12秒。若研究人员让条件A的2秒试次后立即进行条件B的试次，则与条件B相关的血氧水平依赖性（BOLD）信号变化会受到先前试次A的影响，甚至会在条件A试次相关的信号改变达到峰值前就开始。

该问题在图5.2中以最简单的设计进行了说明：主动条件与基线的试次相互交叉的实验。连续的蓝线表示与每次所呈现条件的试次相关的模拟（理想化、无噪声）BOLD响应，呈现条件以顶部红色垂直刻度标志。为避免在试次时间太近时出现HRF重叠的问题，研究人员可以选择增加试次间的时间间隔，确保前一试次的HRF恢复至基线。在图5.2A中，试次间隔16 s［刺激间时间间隔（Interstimulus Interval，ISI）］，足以实现这一目标。

显然，该设计效率并不高。在行为实验中，被试可以在同一时间窗口内完成更多试次。此外，鉴于HRF的可加性，我们预期与呈现5倍刺激量的设计相比，单一刺激所引起的BOLD信号变化会更少。

尽管如此，仅呈现具有固定时长的短ISI刺激并不是一种选择。图5.2B显示了所模拟的BOLD响应。由于第二个试次的HRF是在第一次试次的基础上增加的，所以该信号开始时呈现出较强的增势，甚至强于图5.2A。然后信号达到渐近水平，与条

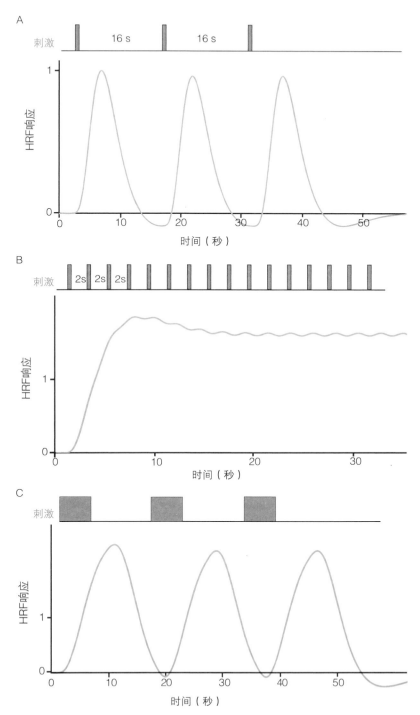

图5.2 与不同试次序列相关的预期血流动力学信号变化。(A)慢速事件相关设计;(B)快速事件相关设计,其中刺激试次和零事件交替进行;(C)组块设计。

件时间存在和不存在相关的波动非常小。ISI = 16 s时肉眼可见的非常大的信号起伏比ISI = 2 s时明显减少。

为解决该问题，研究人员通常以组块的方式呈现试次，并使不同条件的组块交替呈现，这通常被称为**组块设计**。在组块内，与单个试次相关的HRF相加以产生强烈的累积信号。当另一个条件的组块开始时（最简单的情况是基线组块），与第一个组块相关的信号将会一直下降，若组块足够长，信号甚至会降至基线水平。图5.2C显示了所产生的BOLD信号的模型，信号中与条件相关的起伏甚至大于图5.2A所示的稀疏设计，组块交替在BOLD响应中完全可见。

组块设计是一种非常高效的设计。被试可以接受连续的试次，而无需在单个试次之间等待很长时间。组块设计在检测BOLD信号变化方面高效和灵敏，因为与较慢且稀疏的设计相比，其条件之间的信号差异被放大，而在不同条件试次交替的条件顺序中更是如此。

111 尽管如此，组块设计也有几个缺点。第一，被试可以预测下一试次所属的条件。若出于某种原因，被试倾向于为不同条件做不同"准备"（如将注意分配到其他地方），组块设计便为此提供了充足的机会。这种可预测性和相关的预备效应增加了不必要认知过程混杂某种心理功能的可能性，而这一心理功能恰恰是研究人员通过对比两个条件来试图分离的。第二，可预测性也可能会让被试觉得任务更无聊。第三，组块呈现可能与解决一些实验问题并不兼容（如试次间的被试表现波动）。第四，使用组块设计无法估计单试次响应函数，即单个试次引起的效果。这种（模拟）单试次响应在图5.2A中非常清晰，但在图5.2C中，我们只恢复了对整个组块的信号响应。若对HRF的确切形状和可加性做出假设，则从组块响应回到单个试次响应是可能的，但对单刺激响应函数感兴趣的研究人员并不愿意做出这样的假设。事实上，即使HRF总体上倾向于具有相同的一般特征（时间延迟、时间平滑），但其确切形式可能因脑区和被试不同而有所不同（Aguirre et al., 1998）。

所有血流动力学成像方法都提供通过血流动力学成像方法在时间上过滤的数据，但对于各个方法，设计的选择并不完全相同。对于fMRI和fNIRS，我们可以自由选择是否使用组块设计，并且这两种情况下会有同样的作用（效率、功效、认知因素、可预测性，以及估计）。PET的情况则有所不同。在PET中，我们在注射示踪剂后的较长时间内累积信号。该时间段内只能呈现一个条件，从而导致长组块的设计。因为每个组块之前都必须有一个示踪剂注射，所以长组块的数量也很少。因此，PET任务激活研究需要实验设计满足一系列条件：长组块、相对较少的条件，以及每个条件的组块数较少。

5.3.2 fMRI和fNIRS中的组块设计实践

在实践中，科学文献在组块设计中试次和组块的确切时间序列设计上存在很大差异。随着时间的推移，在考虑到上述限制后，不同的实验室在剩余的巨大可能性空间内趋同于非常不同的实践。例如，组块长度必须足够长，但到底要多长呢？在文献中，长度包括6—12 s的"短组块"设计、12—21 s的"中组块"设计，以及30 s以上的"长组块"设计。

当比较不同研究的组块长度时，重要的是考虑来自不同条件的组块如何相互衔接。一些实验室偏好在不同条件的连续组块之间设计一段"静息"时间，这些静息间隔使信号得以返回到基线。图5.2C就是这种条件/静息交替的示例。该静息间隔有效地增加了连续组块的起始异步性。因此，信号的波动将大于不同条件的组块紧接着出现时。至于使用哪种组块组织，与比较组块设计和稀疏设计时面临的权衡是相同的：尽管静息时间会增加信号变化，但也会导致较少的脑激活和较少的感兴趣条件呈现。若某人有兴趣估计某一组块试次的响应，则静息是必要的。其他情况下，这通常是偏好和习惯问题。

虽然很多研究中的组块长度是固定的，但在其他一些研究中，每个组块的时长并不相同。在该情况下，组块设计的功效可能接近恒定组块时长，等于变化组块时长平均值。尽管如此，组块长度的变化在一些情况下可能很有用，例如，研究人员希望组块之间的交替不可预测。

在使用组块设计时，研究人员也尽量不会使不同条件以固定顺序呈现。例如，四个条件的情况下，不会仅使用[1 2 3 4]这一顺序。当来自不同条件的组块之间无静息间歇时，这一点就显得尤为重要。平衡条件顺序避免了在特定条件A中测量的信号可能会因为在该条件之前总是（或主要是）其他条件而非条件B所导致偏差的情况。大多数研究都会确保这种平衡相对于前一个条件来说尽可能完美，即 **1-back 平衡**。

组块的数量是另一个需要考虑的问题。fMRI信号有噪声，因此必须重复条件以增加数据中的信噪比。在大多数情况下，fMRI实验需要数10分钟甚至一个多小时的测试才能获取足够数据。使用连续运行的脉冲序列长时间不间断地获取数据并不是最佳选择。被试若不偶尔休息一下，便无法在任务上保持专注，因此行为实验包含了让被试放松的静息。fMRI研究也遵循同样的程序，数据每采集5—10分钟停止一次。将数据收集拆分为多轮运行的另一个好处，与数据采集过程中可能发生的常见小问题有关（如被试控制不住打喷嚏）。通过将数据分成更小的部分，可以更容易地丢弃一条数据（若有必要），而不会对运行中获取的其他图像产生任何影响。一段时间的连续数据采集通常称为"运行"或"时间序列",每轮运行的时间长短是有实际限制的。对于数据分析而言,建议使所有条件出现在每轮运行中,若有可能,至少出现在两个组块中,以便所有条件的平均开始时间尽可能相似(如第一个条件也是最后一个条件)。

下面是一个实验运行的示例条件顺序,许多实验室均曾采用该顺序,但不同实验室略有不同。 实验包含四个不同类型图像的条件:①面部;②物体;③场景;④杂乱图像(无法识别的纹理类图片)。条件 0 是静息条件(无图像显示,仅空白屏幕)。每个组块持续 15s,连续的刺激组块之间无系统的静息时间。

条件顺序:[0 1 2 3 4 0 2 4 1 3 0 3 1 4 2 0 4 3 2 1 0]

该运行包括 21 个组块,总时长为 315 秒(5 分 15 秒)。四轮这样的运行为每种图像条件提供了 16 个组块,足以找到具有相对较大效应量的对比的显著激活(如面部-物体,参见下文)。

5.3.3 使用组块设计的几个经典研究示例

在本节中,我们将举例说明在组块设计中获取的典型结果。该示例研究也是对连续研究中的对比结果进行迭代改进的一个例子。

1995 年,马拉赫(Malach)及其同事报告了一项实验,该实验将一系列条件分为两组,组间的不同之处在于所呈现的图像是否包含物体(Malach et al., 1995)。物体条件包括常见对象(泰迪熊、汽车等)、抽象雕塑和面部;非物体条件则包括纹理图案和光栅。研究人员在外侧枕叶皮质中发现了一个相对较大的区域,该区域对所有物体条件的响应强于对非物体条件的响应,通常被称为"外侧枕叶复合体"(Lateral Occipital Complex,LOC)。

图 5.3 显示了每个条件下,在 LOC(红线)和初级视觉皮质(蓝线)测量的 fMRI 信号(此处以纵轴上的标准化单位表示)。非阴影区域表示只呈现空白屏幕的静息时间(不呈现图像)。紫色区域包含所有物体条件组块,深灰色区域包含所有非物体条件组块。与呈现非物体图像时相比,每次呈现物体图像时,LOC 都会显示更高的信号。

设置不同物体条件组块的目的在于排除潜在的混杂因素,抽象雕塑这一条件的设置尤为重要,因为这些抽象雕塑不会激活强烈的语义关联,所以 LOC 活动不太可能与语义处理相关。

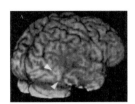

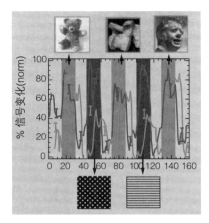

—— 外侧枕叶复合体
—— 初级视觉皮质

图 5.3　使用组块 fMRI 实验对物体选择性脑区进行定位。脑部图像以红色表示具有物体选择性的外侧枕叶复合体（LOC），以绿色表示附近具有运动选择性的颞中区。LOC（红线）和初级视觉皮质（蓝线）中的血流动力学信号变化显示为无刺激基线（浅灰色柱形）、物体条件（紫色柱形），以及纹理条件（深灰色柱形）。
图经马列赫等人（1995）许可转载。版权 (1997) 归美国国家科学院所有。

其他研究（Kanwisher, Woods, Jacoboni, et al., 1997）采用 PET 也发现了这种与物体相关的激活。该实验使用 PET，在实验设计上有所不同。实验共包括 12 个组块，每个组块 60 秒，其中 4 个组块包括 3 个条件：熟悉的物体、不熟悉的物体，以及杂乱图像。

后来，研究人员想知道是否所有区域都会像 LOC 那样对面部和其他物体做出相同的响应。预期存在潜在差异的论据之一，是神经心理疾病患者能够识别其他物体，但不能正确识别面部，这被称为面部失认症。关于人类脑中是否存在面部选择性区域，南希·坎维舍（Nancy Kanwisher）及其同事于 1997 年进行的研究给出了有力的证据（Kanwisher, McDermott and Chun, 1997）。他们在腹侧枕颞皮质（更具体地说是在梭状回）中发现了一个区域，该区域在呈现面部时（较之呈现其他物体图像）显示出更高的信号，被称为梭状面部区（Fusiform Face Area, FFA）。主要研究发现如图 5.4 所示，脑切片在面部减去物体的对比中表现出显著的体素激活，FFA 的轮廓以绿线表示。右侧的时间进程图表示 FFA 体素中的信号变化，信号在面部组块期间呈现上升态势。

物体和非物体之间的对比是非常重要的第一步，特别是从神经科学的角度来看，但这种区别可能会被批评为非常不具体。很少有心理学实验比较物体和非物体纹理图像。面部与其他物体之间的对比更相关，神经心理学和其他研究经常将物体处理与面部处理进行对比。然而，面部和物体在许多方面也存在不同。自 1997 年以来，

114

许多研究试图确定是哪一个心理过程导致了FFA等区域对面部和物体的不同响应。可能的原因包括类目成员、视觉形状属性和整体处理（Bracci and Op de Beeck, 2016; Haxby et al., 2000; Tarr and Gauthier, 2000）。为帮助我们进一步认识这些区域的功能，相关研究仍在继续开展（Bracci et al., 2017）。

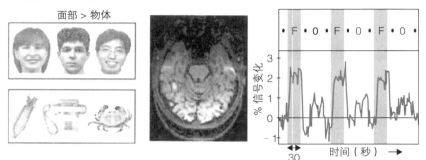

图5.4　使用组块fMRI实验比较连续呈现面部图像组块与非面部图像组块，从而对面部选择性脑区进行定位。定位区域（绿色轮廓内）的信号显示了三个条件：注视点基线（点）、面部组块（F），以及和物体组块（O）。
经坎维舍、麦克德莫特（McDermott）和春（Chun）（1997）许可转载。

5.4　事件相关设计

　　尽管组块设计的功效很大，但其缺点也促使许多科学家尝试寻找替代设计。除了组块设计以外，我们已经提到了一种替代方案，即使用长ISI进行实验，这种设计通常被称为**慢速事件相关设计**。当实验包含两个条件时，可能如图5.5B所示，其中红色和蓝色柱形表示双条件实验中的两个条件。慢速事件相关设计可能包含如图所示的固定的长ISI，或因试次而异但平均很长的ISI，这种间隔变化的技术术语被称为**抖动**。

　　根据介绍组块设计的图5.2B可以观察到，在较短ISI的情况下，简单交替两个条件可能是行不通的。此类**交替的事件相关设计**仅用于说明目的，如图5.6中的研究所示（Bandettini and Cox, 2000）。研究人员提供了2秒的视觉刺激并操纵ISI。在10—12秒的长ISI中，刺激的交替在图5.6A的原始fMRI信号中可见（有关条件请参阅左侧的时间进程），而对于仅2—4秒的短ISI，这种调制已经消失。

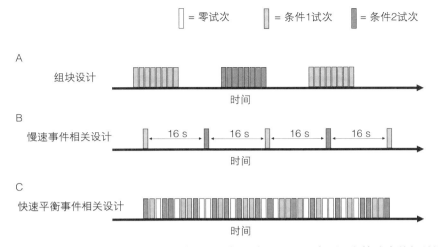

图 5.5　不同的 fMRI 设计。（ A ）组块设计；（ B ）慢速事件相关设计；（ C ）快速事件相关设计。

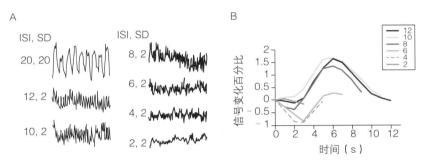

图 5.6　当刺激试次（ SD：刺激时长 ）与非刺激试次以一系列固定的刺激间时间间隔（ ISI ）交替时，视觉皮质中的血流动力学信号变化情况。（ A ）原始时间序列；（ B ）周期平均时间序列，时间零点 = 刺激开始时间。
图（ 经许可 ）基于班德提尼（ Bandettini ）和考克斯（ Cox ）（ 2000 ）。

　　除了绘制连续信号以外，还可以从属于不同试次的信号中提取间隔，在相同尺度上绘制所有这些间隔（ 0 = 刺激开始 ），然后对所有间隔进行平均，这便给出了**事件相关响应**。我们将在电生理成像章节中再次遇到这种类型的分析（ 请参阅第 11 章 ）。由于图 5.6 中的 ISI 较长，事件相关响应看起来非常像典型的 HRF（ 图 5.6B ）。实际上，慢速事件相关设计是估计响应函数的理想选择，而低于 8s 的 ISI 则无明显的事件相关响应。虽然所有这些似乎都支持使用慢速事件相关设计，但这种设计也存在很多缺点，包括低效率以及对被试来说相当无聊。

　　出于这些原因，研究人员经常采用另一种设计，即**快速平衡事件相关设计**，即不同条件的试次快速连续呈现，可能没有比试次时长更长的 ISI。因此，下一个刺激

116

117

或试次可能会在前一个刺激或试次结束时开始。重要的是，条件并不按固定顺序交替，而以更随机的顺序呈现。既可以使一个条件仍紧接着该条件，也可以使某一特定条件的两次呈现之间间隔很多其他条件的试次。因为顺序是平衡的，所以每个条件紧随其他条件后的次数也是相等的。图 5.5C 给出了一个示例序列，其中两个条件的试次快速连续呈现，并与基准条件的试次或"零事件"混合。

此类快速事件相关设计已被证明具有足够的灵敏度，即使试次时间只有短短 2 秒，也能够识别不同条件之间的显著差异（Buckner, 1998; Dale and Buckner, 1997）。在交替设计无法显示明确信号的情况下，这种平衡设计如何发挥作用？图 5.7 对此进行了解释。图中以橙色和蓝色表示两种情况下的模拟 BOLD 信号，上方的时间戳表示两个条件的试次出现时间。当沿橙色信号观察时，可发现其在蓝色信号之后开始上升，然后达到一个非常高的峰值，而蓝色信号下降到零。该信号差的峰值发生在一系列橙色条件的试次之后，此时这两个条件之间的对比明显，比交替设计中的更显著。每当特定条件在相对较短的时间内频繁出现时，就会出现这种对比。这种频率峰值在随机序列中有规律地发生，解释了为何这种设计能够提供有用的信号。

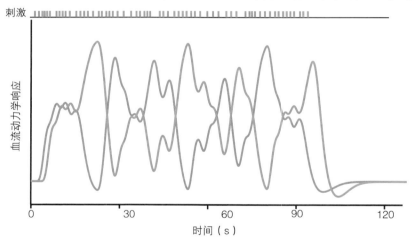

图 5.7　快速平衡事件相关设计中血流动力学信号的调制。最上方描述了两个条件的试次时序，两个条件下的预期血流动力学响应则呈现于下方，由两个试次时间序列与 HRF 进行卷积计算得出。

在这种设计中，条件的顺序通常不是完全随机的序列，其必须进行平衡，而在不同的平衡序列中，有些序列在结果对比的强度上优于其他序列（更有效）。确定这些序列有不同的方法，如可免费获取的函数 optseq2 和遗传算法所使用的方法。

快速平衡事件相关设计在很多方面是一种合理的折中选择。它中等程度的灵敏度和统计功效远超快速交替设计，也超过慢速事件相关设计，但远低于组块设计。快速平衡事件相关设计可用于估计，尤其当平衡条件之一是静息条件时。尽管如此，慢速事件相关设计仍更适合做估计。当然，快速平衡事件相关设计的好处是，试次顺序与大多数行为实验非常相似。

更多高等设计和分析

组块设计与事件相关设计之间的区别有助于引入相关问题和概念，如灵敏度和统计功效。在实践中，这种区别要模糊得多，因为研究人员通常选择使用折中方法。例如，有时组块设计中的组块长度短至 4—6 秒，更接近经典事件相关设计的时序，而不是传统组块设计中的组块长度（请参阅章节 5.3.2）。此外，多年来已有很多不同的设计和扩展被开发并被使用。第 8 章讨论了其中的两个设计，并涵盖了高等统计分析，因为这些设计与特定的数据分析方法有内在联系。第一个例子是富条件事件相关设计，其包含几十个条件，而不只是传统的几个条件。这使每个条件的试次更少，因此每个体素的信噪比更低，而这可以通过一种结合体素信号的特定分析方法来弥补：多体素模式分析。第二个例子是 fMRI 适应设计，其中每个事件（或组块）至少包含两个刺激，这两个刺激相同与否则取决于研究人员的操纵。

5.5 基线或静息条件

5.5.1 基线在任务态 fMRI 中的作用
满足减数法假设需要优化实验中的所有条件，使之尽可能相似，只在一个认知过程中与至少一个其他条件不同。极端地说，该方法可能会导致不同研究之间无共同条件。这样做的缺点很明显：很难比较不同研究的结果。

此外，该方法可能使研究人员很难解释不同实验条件下的活动差异。如图 5.8 中的两幅图，两种情况下均有一个条件的信号高于另一条件。若实验中只有这两个条件，则对其进行对比只能显示两者之间的差异，而无法告知我们具有更高信号的条件到底是激活更多（左图）还是负激活更少（右图）。

当每个实验包括一条不同实验间尽可能相似的基线，即研究人员一致认同的零条件或基线时，不同实验间结果的比较和对比结果的解释便容易得多。此类基线区分了激活（左图）和负激活（右图）的差异。

119

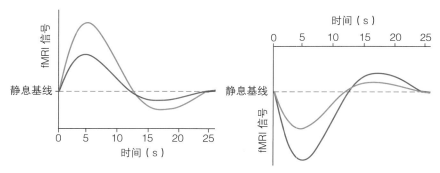

图5.8 静息基线对于区分更多激活和更少负激活的重要性。两幅图描述了两个条件下的血流动力学响应（fMRI信号），其中红色条件的信号值高于蓝色条件。信号水平以相对于静息基线的信号表示。
图由乔迪·库勒姆（Jody Culllham）启发所绘制。

当存在基线时，我们通常用基线计算fMRI响应，而非原始fMRI信号。在坎维舍等人（1997）的研究中，时间进程图的纵轴被标记为"百分比信号变化"（图5.4）。该指标经常被使用，表示与基线条件相比的信号变化，视觉研究中的基线条件通常是带有注视点的空白屏幕。信号变化百分比的定义是：

$$100 \times \frac{[\,信号(t) - 基线\,]}{基线}$$

[此处信号(t)是每个时间点t上测量的信号，基线是所有基线组块上的信号平均值]

虽然MRI图像中与BOLD相关的原始fMRI信号值通常很高（如600—900），但现在该整体值被减去了。血氧合差异所引起的调制相对该整体值而言较小。如公式所示，信号变化百分比为2%—3%的调制非常常见。现在您明白为何一些研究人员会提出批评，称人类脑成像只是在大量噪声中寻找一小部分信号变化，宛如大海捞针。幸运的是，"针"也可以帮助我们了解"大海"。

基线似乎以一种非系统的方式出现在fMRI实验中，据我们所知，从未有一个会议或工作组专门讨论"标准"基线应该是什么。但实验者大多使用某个特定的基线，偏差即使存在也很小。对于许多研究领域来说，基线相当于一段静息时间，在此期间无任何感官输入（空白屏幕，无声音提示）。在视觉实验中，通常要求被试在呈现刺激时专注于注视点，此时基线主要是一个注视条件，该条件下只显示注视点而无任何其他刺激。

基线如何与实验条件相混合，可以通过多种方法实现。可以将其视为另一个实验条件（相同数量的试次，平衡的一部分）；在事件相关设计中，其通常作为平衡的一部分，但比其他条件出现得更频繁；有时其并非平衡的一部分，甚至比其他情况更少发生（如仅在每轮运行的开始和结束时）；有时实验条件的每个组块后都会跟随基线条件的组块。

5.5.2 静息基线下激活的区域

在相当长的一段时间里，研究人员都将静息条件作为基线，而对该条件下所发生的事情并不十分感兴趣。在过去的十年里，我们看到大量研究专注于大脑在静息时的活动情况（Raichle and Snyder, 2007）。静息时许多脑区都是活跃的，更有趣的是，有许多脑区在静息时比在执行主动任务时更活跃。图 5.9 展示了三个示例数据集中的激活和负激活区域，其中彩图表示主动任务条件和被动基线之间的 t 对比。黄色/红色表示在任务条件下更活跃，蓝色表示在被动基线下更活跃。其中任务各不相同：（图 5.9A）减去两个数字并确定结果是奇数还是偶数（Bulthe, De Smedt and Op De Beeck, 2014）；（图 5.9B）确定一系列日常物品的图像中何时与上一幅图像出现重复；（图 5.9C）确定一系列纹理图案中何时与上一幅纹理图案出现重复。虽然从认知科学家的角度来看，这三项任务之间存在明显的差异，但三项任务基本上激活了同一组区域，特别是枕叶皮质的视觉区、顶叶内沟周围的区域和外侧前额叶皮质。当然，其中也存在细微的差异。图 5.9B 和 C 中的数据来自同一组 20 名被试。两个主动任务的直接对比显示在使用日常物品为刺激内容的任务中，外侧枕叶皮质的激活更强烈，类似于前面所提到的马拉赫等人（1995）首次报道的物体选择性反应。然而，不管这些差异有多重要，我们都不应忽视它们存在于一个普遍共享的一般激活模式。

现在我们转向静息基线中更活跃的脑区。在静息条件下，通常有一系列区域表现得更活跃，这些区域通常被称为**默认模式网络**。同样，无论对比中所使用主动任务的细节如何，均可以找到该脑区网络。该网络包括内侧前额叶皮质（Medial Prefrontal Cortex，MPF）、外侧顶叶皮质（Lateral Parietal Cortex，LPC）、后扣带回皮质（Posterior Cingulate Cortex，PCC），以及相邻的楔前叶（Precuneus，PreC）。对静息时脑活动的兴趣使研究人员对被试进行静息态扫描（在此期间被试不执行任何任务），这被称为静息态功能性磁共振成像（Resting-state Functional Magnetic Resonance Imaging，RS-fMRI，在第 8 章有更详细的介绍）。

121

122

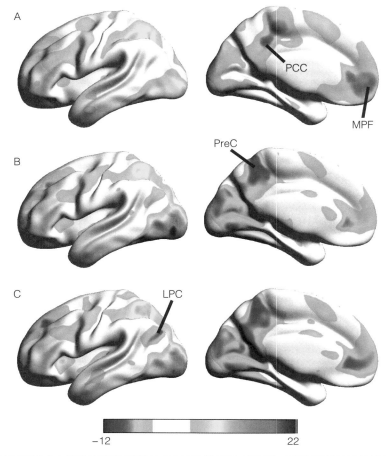

图5.9　主动任务减去被动无刺激基线的fMRI激活情况对比图。基线要求被试被动地观看带有注视点的空白屏幕。主动任务是（A）数字减法任务（16名被试）；（B）物体图像的1-back重复检测（20名被试）；（C）纹理图案的1-back重复检测（20名被试）。彩图表示二级随机效应分析的t值。可视化由BrainNet Viewer生成。

5.6　扫描仪中的任务和刺激

认知神经科学家有一些方法可以激活感兴趣的特定心理过程。专栏5.1涵盖了一些更实际的问题。在本文中，我们将重点讨论与研究设计相关的决定，这大体上可以分为两类。第一，被试可以被要求执行特定的任务：倒数、移动食指、想象阳光下的花坛等。第二，研究人员可以呈现感官刺激：例如，光束、鲜花图像、人类尖叫声、用牙刷刷脚底。虽然在实验中选择哪些任务和刺激显然取决于研究人员感兴趣的问题，但此处还是要给出一些概括性的评论和建议。

第一，实验条件的典型特征是任务和刺激的特定组合。被试可能会被要求指出当前鲜花的图片与之前的图片是否不同，或对尖叫声音的负效价进行评分。显然，比较刺激和任务中均不同的条件违背了唐德斯减数法的假设。它可以适用于探索性定位对比，对静息条件或基线进行探索性对比，但不适用于感兴趣脑区的对比。对于感兴趣脑区的对比，应改变刺激并保持任务相同，或以相同的感官刺激来操纵执行的任务。

第二，任务的选择对所有认知神经科学实验来说都很重要。对任务效应感兴趣的认知神经科学家会选择那些理论上相关联的任务，在这方面，该领域的典型行为实验与成像研究之间可能并无太大区别。例如，工作记忆的 PET 研究自然会在实验设计中包含一个工作记忆任务。然而，若研究者对刺激效应感兴趣，并希望在保持任务相同的情况下比较不同的刺激条件时，任务的选择就不那么直接了。此处存在一些关于成像中出现的任务效应的特定问题，而这些问题通常不会在行为实验中被提出。在行为实验中，研究人员需要让被试执行一项任务，以获取想要的行为反应。而在成像研究中，研究人员并不一定需要得到行为反应。研究人员可以探究由实验者的设计所触发的脑活动，而无需任何与感兴趣的过程相关的外显行为反应。因此，有可能根本不包括任何任务（对所呈现刺激的被动感知），或者是要求被试注意与研究人员所感兴趣内容无关的刺激特征。后一类型的任务通常被称为"正交任务"。例如，研究人员可能对面部和其他物体之间的活动差异感兴趣，并要求被试在每次注视点颜色发生改变时按下按钮。

然而，必须指出的是，无论研究人员如何努力设计并使用最佳任务，都很难避免被批评，即刺激效应可能会被任务效应或"注意"所混杂——尽管令人沮丧，但无法避免。下面的轶事便说明了这种令人沮丧的感觉。大约 2005 年的一个秋天，一个装饰成万圣节风格的南瓜出现在麻省理工学院的坎维舍实验室，当时我们其中一人正在那里工作。南瓜被放在每周实验室会议用的沙发上，还系着一个写了字的气球，写着"这会不会只是因为注意呢？"这个问题从来都不是无关紧要的。

第三，对于刺激的呈现和反应的配准，扫描仪环境带来了相当多的实际挑战。在血流动力学成像方法中，fNIRS 问题最少，fMRI 问题最多。对于后者，研究视觉的科学家偏好在校准良好的监视器上呈现刺激。在 fMRI 实验中，他们必须使用护目镜或将刺激投射到被试眼前的屏幕上。使用这些设备进行刺激控制并不容易，对于一些心理物理实验来说，fMRI 实验中的刺激控制可能并不足够。听觉感知的研究不仅要考虑音频呈现的质量，还要考虑数据采集过程中扫描仪噪声的干扰。听觉实验通常采用更稀疏的数据采集，两次连续采集之间存在几秒静息时间，以便在不受干扰的情况下呈现听觉刺激。对躯体感觉和视觉运动协调的研究通常需要特殊设备来刺激被试或呈现视觉引导运动动作。当然，这些设备必须是非磁性的，并经认证可以在强磁场中使用。记录各种行为反应所需的设备也是如此，即便是最简单的按键。对眼球运动的影响进行控制有助于约束对脑激活差异的解释，但在扫描仪内部使用眼球追踪设备可能相当困难，采集的数据也通常远不如在扫描仪外部所获取的数据。语言反应也是如此，研究人员同样需要处理扫描仪噪声的干扰，以及说话时头部运动带来的混杂因素。因此，无论您对哪个研究领域感兴趣，fMRI研究和行为研究在方法和设备上的显著差异都是预料之中的，而选择使用fMRI研究经常需要根据实际情况做出妥协。

专栏 5.1　从设计到扫描

一旦确定了有关设计的所有细节，就要把想法付诸实践，其中有几个重要步骤需要考虑。第一，必须对实验进行编程。有很多软件可用于编程，包括行为实验常用的软件：E-Prime、Presentation、MATLAB和Psychtoolbox、Python/PsychoPy等。除了行为研究所需的许多功能以外，fMRI研究的编程可能还包括一些额外的元素，如：通过读取扫描仪的触发信号，将成像数据采集与行为/刺激协议同步进行；通过标准即插即用硬件以外的其他方式呈现刺激；通过标准键盘以外的硬件读取行为反应。鉴于大多数研究新手所使用的扫描设备是其他有经验的研究人员使用过的，新手有必要去提前了解有关设备的使用习惯和已有信息。

第二，与标准行为实验相比，在大多数大学中，获取fMRI或PET研究的伦理批准将需要更复杂的行政审批流程。被试还须填写更多文书：不仅是知情同意书，还有医疗筛查表格。对于特殊人群（如儿童），扫描之前可能还需在模拟扫描仪或虚拟扫描仪中进行练习。模拟扫描仪通常看起来与真扫描仪无异，但没有磁场和运行成本。

第三，被试的选择也基于多方面的考虑，如安全问题（确保体内无金属）、利手（通常研究人员只选择右利手的人，因为左利手的人脑组织可能存在更大的差异），以及性别［过去一些实验室因种种原因只接受男性被试，其中一个原因是脑半球不对称，存在性别差异的假设（Sommer et al., 2004）］。所需被试的数量取决于效应量和测量效应的信噪比，而这在fMRI中很难确定，这也是很少在研究之前进行功效分析，以及所需被试人数仍受到争论的原因之一（Kolossa and Kopp, 2018）。基于群体统计的研究通常每组包括 12—20 名被试，而最近的研究经常使用更大的样本量（请参阅第 6 章专栏 6.2）。对于被试内设计，通常建议至少有 16—20 名被试。然而，已发表的研究表明只有 3—5 名被试的研究结果也可以是非常可靠且可重复的。在这些情况下，效应量非常大或每名被试的数据收集非常密集，以至于每名被试的效应都非常显著（Formisano et al., 2008; Kay et al., 2008）。

最后是实际的扫描阶段。在大多数国家/地区，法律规定扫描必须由经过认证的无线电技术人员执行或至少在其监督下进行，即使是参加扫描环节也需经过安全培训。良好的准备对一切顺利进行至关重要，所有设备、软件、成像序列，以及设计选择都必须事先进行测试。安全是重中之重，而时间就是金钱：扫描可能需花费每小时数百欧元。主试应保留一份详细的日志以记录在扫描过程中发生的所有事件，否则数据可能毫无用处。实际上，来自扫描仪的成像数据通常不包含任何关于所呈现的刺激和任务的信息，若日志没有告诉研究人员在第 6 轮运行中使用了哪个刺激序列，则第 6 轮运行的 MRI 数据就是无用的。同样，PET 数据也不能告诉我们，被试在第 3 个组块中睡着或在第 5 个组块中报告感到头晕，只有日志可以。

本章总结

- 设计和进行血流动力学成像实验需要周密的计划，以制定出合适的设计方案，使数据结果具备可解释性。它还涉及许多行政和技术障碍。
- 许多成像研究的设计都涉及减数法，要求我们掌握最新的认知科学知识并在若干假设条件下使用。
- 由于血流动力学响应函数的时间特性，组块设计是血流动力学成像研究最有效的设计，但该设计包括各种认知混杂因素，并缺乏对刺激和任务事件的神经反应的估计能力。
- 事件相关设计效率较低，但与典型的行为设计更相关，其允许对单个事件的神经反应进行估计。

回顾思考

- 请解释今天若要实施同样的研究，20 年前应用良好的减数法为何现在可能会被认为是糟糕的设计。
- 请解释血流动力学响应函数的时间特性如何制约血流动力学成像中的实验

设计。

- 请解释与组块设计相比，事件相关设计的优缺点。
- 请问研究人员在fMRI实验中选择基线条件时需要考虑什么？

拓展阅读

实验设计并非本书的主题，但有许多优秀的在线资源与实验设计相关，其中包括关于实验设计的幻灯片。以下列表包含了这些示例：

- www.fil.ion.ucl.ac.uk/spm/course/
- imaging.mrc-cbu.cam.ac.uk/imaging/DesignEfficiency
- www.fmri4newbies.com/tutorials/

图像处理

学习目标

- 理解神经成像分析的复杂性以及如何掌握这种复杂性
- 掌握图像处理中最重要的概念和步骤
- 了解进行质量控制和允许外部质量控制（开放科学）的重要性

我们可以从脑成像实验中推断出什么？一些人倾向于过度推断，而另一些人则持不合理的怀疑态度。回答该问题唯有两种方法，一是询问专家（简单的方法），二是让自己更加了解数据分析步骤和解释方法。后者是我们在本章和接下来的两章中试图实现的目标。

从概念上讲，血流动力学成像的数据分析可分为三个步骤：预处理、统计模型拟合和统计推断（图6.1）。

本章重点讨论预处理，其他两个步骤则将在第7章中介绍。预处理主要涉及图像处理，而不涉及行为数据分析。我们将介绍几个重要的预处理步骤：质量控制、运动校正、配准、标准化，以及空间平滑。这些步骤中有几个也涉及其他类型的脑成像数据分析，所以部分知识也可以迁移到这些方法中。

质量控制在整个数据分析过程中都很重要，专栏6.1和专栏6.2中对其有所介绍，这其中既包含研究人员个人所提供的技术层面的质量控制，也包含科学界所提供的质量控制。

我们将更关注fMRI，而不是PET和fNIRS，这主要考虑到fMRI相对使用频率最高。此外，fMRI数据分析通常所涉及的处理步骤最多，且其中一部分也适用于其他方法。

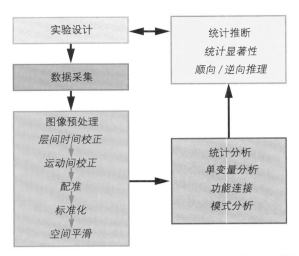

图 6.1 fMRI 实验数据分析的主要步骤概述。这些步骤包括图像处理、统计分析，以及统计推断。实验过程中最先进行的两个步骤（实验设计和数据采集）也包含在内，因为有效的统计推断在很大程度上依赖于适当的实验设计——因此最上方使用了双向箭头。

6.1 软件包

很多软件工具包可用于基本甚至更高等的数据分析，而选择可能取决于很多因素，第一个因素是研究人员的知识水平和灵活性。通常研究人员了解越多，对软件包的灵活性需求就会越高。没有经验的研究人员可能会偏好操作简单的软件包（如"点击这个按钮代表选项 1，点击那个按钮表示选项 2"），希望其可以完成从图像处理到统计分析的所有工作，尽一切努力将复杂性和灵活性保持在最低限度。与此相反，专家可能更乐意使用大量独立的工具和功能，从而构建适合手头需求的处理流程。第二个因素是对操作系统的潜在偏好，这可以是研究人员个人或大学环境的选择，可能的选项有 Microsoft Windows、Macintosh/Apple，以及 Linux；而最重要的因素是研究人员的背景经历，如接受培训的实验室，以及附近其他研究人员所使用的软件。

鉴于本书的特点，我们将主要讨论对初学者而言非常实用的软件包，当然这些软件包也可以为专家用户提供足够的功能性和灵活性。统计参数映射（Statistical Parametric Mapping，SPM）软件包是一个运行在 MATLAB 数字包下的工具箱。SPM 是免费的，但 MATLAB 不是。该软件包有几个优点。第一，SPM 具有很大的灵活性，同时也有一个直观的用户界面。第二，SPM 既可以在 Microsoft Windows 下运行，也可以在Mac和Linux系统下运行。第三，MATLAB在许多实验室中用于许多其他目的，包括刺激呈现、标准推断统计，甚至创建图形，所以学习者可以从使用（和支付）该通用软件的环境中收获颇多。第四，在SPM环境中，有大量工具包可以实现各种高等分析方法。

其他拥有大量用户基础的免费软件包包括FMRIB软件库（FMRIB Software Library，FSL）和功能性神经图像分析软件（Analysis of Functional NeuroImages，AFNI）。对于熟悉日益流行的Python编程语言的人来说，还有其他选项，如NiPy。这些软件包在Linux系统下运行最为自然，但也可以在虚拟机环境下的Windows系统上使用。

这些软件包不仅包括从预处理到统计分析的功能性数据分析工具，还可用于解剖学数据的分析（包括基于表面的分析）和数据的可视化。有些软件包在这些方面更具专业性，如FreeSurfer。图像可视化的基本功能以及更高等的工具也可以在nitrc.org的网页上找到（包括MRIcro、MRIcroGL，以及MRIcron）。

最后介绍一个全面的商业软件包，BrainVoyager，其功能全面且对用户友好，但与免费软件包相比，价格昂贵且不太灵活。

对于相对缺乏经验的用户，建议选择关系密切的同事所使用的软件包。虽然所有软件包均提供了用于讨论和解决问题的电子邮件列表，这可能会有所帮助，但这些仍然无法替代经验丰富的同事，后者可以在您需要时提供帮助。俗话说，"远亲不如近邻"，这也适用于脑成像研究人员。

专栏 6.1 预处理步骤 0: 质量控制

质量控制是一个需要被一直关注的点——不管是在扫描期间，还是复制数据时，又或是在开始实际的预处理之前。在后续的处理步骤中，应适当进行检查以确保一切均按计划进行。数据分析的许多部分可通过脚本实现自动化，使多个步骤可连续运行而无需人工干预。自动化虽然非常有效，但也会导致实验者和数据之间的差距越来越大。因此，自动化应该被谨慎使用，且永远不能完全取代人工质量控制。

作为一名初学者，最好将数据分析分为较小的部分并逐步运行。若您是正在学习脑成像数据分析的新手，或是正在建立新的创新程序的专家，这是一个很好的建议。在后期阶段实现自动化完全可行，但仍需对分析流程中最关键的节点进行系统检查，以确保一切均按预期进行。这些检查需要一些时间，但早期发现问题可避免之后损失更多时间。

扫描过程中可能已检测到图像的一些问题。专栏图6.1展示了(f)MRI中可能出现的

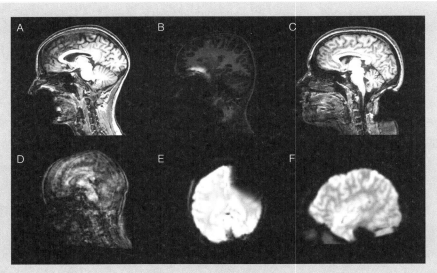

专栏图6.1　　MRI图像中的明显伪影。（A）牙线所导致的口腔区域信号丢失；（B）种植牙所导致的口腔区域信号丢失和额叶皮质伪影；（C）发夹所导致的信号丢失；（D）被试头动所破坏的 T1 加权图像；（E）发夹所导致的 T2* 加权图像信号丢失；（F）耳道周围信号丢失的 T2* 加权图像。 与所有其他显示的伪影相比，最后一个伪影始终存在于 T2* 加权图像中。

一些问题，导致此类伪影的物理机制已在第 2 章中介绍过。就算图像在扫描过程中看起来很完美，并不意味着当您开始预处理时它们仍然如此。扫描后，图像文件必须被复制并传输到将进行分析过程的服务器或工作站上。在开始预处理之前，最好在新位置上检查这些文件。您可以检查文件的名称、大小（所有同样时长的扫描运行应具有同样大小的数据文件）和数量。您可以打开文件的子集并检查一些时间点，以确保数据呈现应有的状态。这些详细的建议只是提醒您在处理成像数据时需保持严谨甚至"神经质心态"的几个例子。

6.2　图像属性

图像文件包含有关图像信号值的信息以及附加的"头部"信息，如成像参数。DICOM 格式是 MRI 扫描仪长久以来的标准格式，这使数据结构相对不直观，因为每个层面对应一个单独的文件，所以该格式通常被转换为另一种格式。长期以来，用于分析的数据格式一直缺乏真正的标准，不同扫描仪公司使用各自的输出格式（如飞利浦公司的PAR/REC），且许多软件包具有不同的原生格式（如SPM的img/hdr）。因此，在数据分析时通常必须将图像从一种格式转换为另一种格式，也有一些软件包（如MRIcron）包含精心设计的转换工具。

在过去十年中，出现了一个新标准——NIfTI（文件扩展名.nii）。在NIfTI中，仅包含一个文件，因为头部信息与数据被合并在一起，并且每次运行都会完成一次合并。对于功能性成像，该文件中的数据具有四个维度：三个空间维度 – X（左右）、Y（前后）和Z（上下），以及一个时间维度。

NIfTI格式旨在解决长期以来关于X维度方向（即左右方位）的混淆。对于另外两个空间维度，很容易在图像中检查维度的方向。然而，脑在左右维度上是相对对称的，图像不能明确地告诉我们什么是左、什么是右。较旧的图像格式不直接包含这些信息。更令人费解的是，不同学科还具有不同惯例。神经学家偏好将左侧放在左侧、右侧放在右侧（神经学惯例），这可以说是最符合逻辑的方法。放射科医生则相反，其将左侧放在右侧、右侧放在左侧（放射学惯例），这一惯例可追溯到放射科医师使用印刷胶片的时期。

若使用得当，NIfTI格式便可以传达该方向信息。但为了确定该信息，大多数MRI中心和实验室在发生或实施重大变化后（如更换新型扫描仪），仍会测试他们认为的左侧是否真实代表脑部左侧。实现这一点的正确方法，是将维生素E胶囊粘在被试头部一侧，并记录是在哪一侧，因为胶囊在MRI图像上是可见的。

6.3 预处理步骤1：层间时间校正

大多数血氧水平依赖（BOLD）fMRI实验中使用的序列是逐层获取数据。序列的参数设置决定了层面的精确时序和获取顺序。典型的顺序包括降序、升序，以及交错（请参阅第2章）。

时序上的差异几乎可以达到重复时间（TR）的全部时长。 BOLD fMRI的时间分辨率较低，但2—3秒的时间差可能仍然很重要。假设我们以TR的开始时间作为参考时间零点，并在此时呈现一个刺激。在接近时间零点获取的层面中，我们预计血流动力学响应的峰值将在约6秒后出现；但在TR=3s的序列中，可能会有一个层面是在约3秒后获得的。在最后一个层面中，我们预计血流动力学响应的峰值将出现在层面采集后3秒，即提前一个采样时间点。

在层间时间校正这一步骤中，我们可以补偿层面时间的这种差异。在上面的示例中，我们可以通过将最后一个层面测量的BOLD信号移动一个时间点来接近实现

132 完全的补偿，即将时间点 t 的信号赋予时间点（$t-1$）。通过该方法，第一个和最后一个层面之间的差异将被最小化。然而，有许多不同的层面，它们的时序均匀分布在第一个和最后一个层面之间的完整时间间隔内。出于这个原因，层间时间校正不仅涉及时间点的移动，还需要在时间点之间进行插值。以在 TR 中间获取的层面为例，对于一个特定体素，若测量的 fMRI 信号在时间（$t-1$）为 672、在时间 t 为 676 时，则需要将信号移动半个 TR；在该情况下，确定时间（$t-1$）新值的最简单的插值函数是取 672 和 676 之间的平均值。校正层面时间的算法允许在多个插值函数之间进行选择。

与大多数其他预处理步骤相比，fMRI 分析流程省略层间时间校正这一步骤并不罕见，其在一些实验中的益处可能很小，例如，当 TR 非常短并使用组块设计时（此时，预测变量的时间序列将变得平滑）。在这些情况下，层间时间校正的益处可能还不及插值所带来的负面影响（插值会引起轻微数据污染）。

6.4 预处理步骤2：头动校正

在 fNIRS 中，传感器相对于脑的位置是恒定的，除此之外，头部可能会相对于扫描期间使用的参考框架移动。例如，MRI 操作员在扫描开始前就要决定成像的体积位置和层面定位。然而，有几个原因导致该体积中解剖结构的确切位置会因时间点而异。

首先，被试会在扫描仪中移动。一名接近完美的被试的可能运动幅度非常小，只有大约十分之一毫米。在这种情况下，像电影一样浏览成像图像可能看不出任何大的运动，您可能只会看到由于心跳（大血管中的闪烁）等生理过程所引起的变化。而在其他被试中，运动程度可能相对较大，可能有毫米量级的快速而突然的运动，也可能有较慢的运动变化。有几种方法可以最大限度地减小被试的移动量，其中之一是对其身体进行约束。如今，大多数研究人员在保持被试头部舒适的同时，还会使用填充物和带子来约束其头部。在此之前，更常见的是采用侵入性的约束手段，如使用定制（针对每个被试）牙齿形状的咬合棒。限制运动的另一种方法，是对被试强调保持静止的必要性，并对其表现给出反馈（"我注意到上次扫描中有一些小动作，您能尽量避免这种情况吗"）。

133 解剖位置变化的第二个原因是扫描仪硬件的不稳定性。例如，若某脉冲序列超出了硬件的极限，则某些梯度线圈的温度可能会略有上升。在连续的数据采集过程中，这将改变诱导的磁场梯度，并可能出现非常轻微和缓慢的移动图像。

完全避免头动问题是不可能的，所以总是需要头动校正。图 6.2 显示了两次运行的图像，其中一次的头动量相对较小（顶行第一张），而另一次的头动量则引起了成像问题。在大多数软件包中，头动校正通过对图像应用**刚体变换**来实现，刚体变换是三个正交平移方向和三个正交旋转方向的组合。在实现头动校正的数学公式中，这六个参数组合成一个变换矩阵。首先，必须估计变换矩阵。选取一幅未变换的图像作为参考，有时以所有未变换图像的平均值作为参考。然后为每个图像计算变换矩阵，以最小化与参考图像的距离。软件包通常提供多种选项来最小化损失函数（互信息、最小二乘法等）。

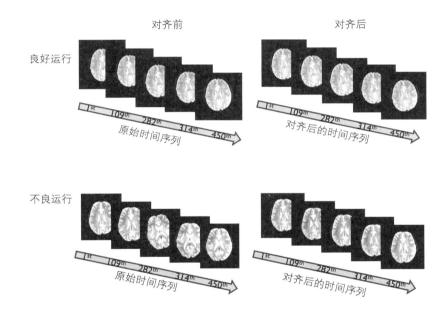

图6.2 头动校正前后的时间序列示例图像对比：少量被试头动（"良好运行"）和大量头动（"不良运行"）。由SPM 工具箱实现。

一旦估计了变换参数，就必须将其应用到原始图像上，以获取变换或层面重组的图像（图 6.3 右侧）。层面**重组**需选择插值函数。例如，若一组体素的值是 [2 4 5 3 2, …]，并且必须被移动三分之一个体素，则新值取决于插值函数。一个简单的线性插值将给出新值 [2.67 4.33 4.33 2.67, …]。这个例子直接引出了一个插值问题：其通过平滑峰值引入了一定程度的空间平滑。原先的峰值 5 在新的插值中变小。研究人员经常使用更复杂的函数来避免该问题，如样条插值，但这些方法需要更多的计算时间。

需要注意的是，软件包通常允许研究人员可以不在每个预处理步骤后对图像进行层面重组，而是将不同预处理步骤中计算的所有变换矩阵结合起来，在最后一步中进行层面重组。这一过程避免了多个层面重组步骤中噪声和舍入误差的累积。

检查头动校正参数对于研究人员来说非常重要。图 6.3 中的三个平移参数来自图 6.2 中的两个示例。顶行表示一个相对稳定的运行，几乎没有头动掺杂，底行则是一个非常不稳定的运行。对于只有 2—3mm 大小的体素，需要在某些时间点将数据平移超过一个体素。若这种大量的头动相对突然，便尤其成问题，因为头动若发生在某体积数据的采集期间，会破坏对体素激活的记录，甚至可能还会破坏图像。总结快速头动量的一种方法是，通过计算三个平移参数的欧氏距离，从而度量每个时间点的平移相对于前一个时间点的平移的差异（图 6-3 右侧）。这一"相对平移"指数表明，顶行中的所有相对平移均保持在一个体素的范围内，而底行则不是。

135

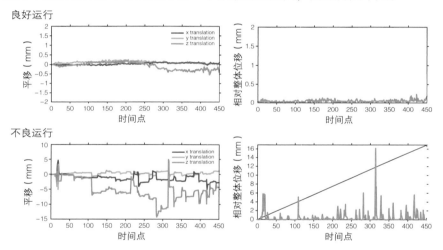

图 6.3　被试头动量小（顶行）和大（底行）情况下的头动校正参数。　数据表示图 6.2 中所示的两个时间序列。左图表示三个平移参数，右图则表示每个时间点相对于前一个时间点的整体位移（欧氏距离）。

避免使用大量头动校正后的数据，有以下几个理由。第一，有些头动无法校正。相对于脉冲序列，被试的动作会在一个相对随机的时间发生。若被试在采集某体积数据的过程中突然移动，则与之前采集的层面相比，移动后采集的所有层面都会发生偏移。例如，在交错层面顺序下，所有奇数层面与偶数层面相比都可能移位。通过刚体变换的头动校正方法无法解决体积内的这种偏移。

第二，由于 fMRI 信号的不稳定性，大量的头动可能会破坏图像质量。头动可能会暂时改变磁场及其不均匀性，以及原子核的激活情况。此类不稳定性可能需要好几秒才能再次稳定下来，远长于实际动作时间。

第三，若头动的数量或类型与实验范式中的特定条件相混杂，这又将是一个问题。例如，在某项实验中，若存在一个条件要求被试做出复杂的运动反应，而另一个不需要，则复杂的运动反应可能导致头部位置的微小变化。在该情况下，很难区分神经活动与头动伪影。若将一个条件下的图像与另一个条件下的图像进行平移和/或旋转，产生的"脑活动"可能看起来像预期的效果。例如，脑一侧外侧的正活动与另一外侧的负活动相结合。

6.5 预处理步骤3：配准

即使研究人员对功能性成像感兴趣，他们也会进行结构性、解剖学扫描，这样做有几个原因。首先，通常功能性图像不能确保效应测量的良好定位，因为其空间分辨率相对较差。其次，数据采集时序的限制常常使研究人员无法完整扫描体积，加之较差的空间分辨率，可能无法很好地进行功能定位。

配准步骤将不同的图像模态（如功能性扫描和解剖容量）引入同一个空间坐标系中。之前讨论头动校正时，我们讨论了图像对齐，而由于图像代表不同的模态，因此配准的问题变得更为复杂。在大多数情况下，矩阵大小是不同的，在解剖学扫描中往往有更大的视场角和更高的分辨率。不同模态可能会表现出特定的图像几何失真。实际上对于MRI来说，对不同对比度参数（如分别用于结构性和功能性成像的T1和T2加权）的依赖可能意味着一张图像中更白的内容在另一张图像中更暗。PET扫描和结构性MRI之间也存在明显的区别。由于所有这些原因，计算简单的损失函数（如两个体积之间的距离或相关性度量）或简单的刚体变换来对齐两种模态都不够。配准方法可能使用复杂的损失函数（如互信息），也可能使用比简单的刚体变换具有更多自由度的变换方法。

图 6.4 说明了用于配准的典型输入数据，上方是结构性MRI图像，下方是功能性MRI图像。在该情况下，为配准这两幅图像，需将其中一幅沿垂直（Z）方向进行平移并轻微的前后移动和小旋转。

研究人员必须决定选择保持哪幅图像不变以作为参考，而另一幅图像进行变换处理。两种选择均有研究人员采用。以解剖学图像作为参考是最自然的，因为其包含的空间信息最多、视场角也最大。但这将导致功能性图像的一个额外变换，因此使用功能性图像作为参考的情况并不少见。一个数据集中有许多功能性图像，一般来说，用于配准的图像与用于头动校正参考的是同一图像，然后对其他所有图像进行空间变换。

136

137

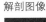
解剖图像

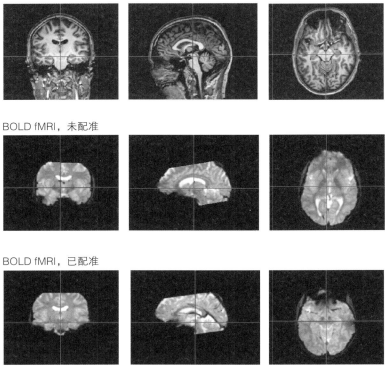

BOLD fMRI，未配准

BOLD fMRI，已配准

图 6.4　T1 加权解剖学扫描（顶行）和 T2* 加权 fMRI（中行）的配准输入图像示例，以及后者配准后的图像（底行）。配准由 SPM 工具箱生成。

6.6　预处理步骤4：标准化

标准化是指将不同被试的数据引入公共参考空间的过程。大多数情况下，标准化参数通过结构性图像来计算，尽管图像具有足够高的分辨率和视场角，使用功能性图像可能相对更易成功。鉴于这种对结构性图像的依赖，我们在章节 3.1.2 中介绍了不同的空间标准化方法。读者已在该节了解了一些重要概念，如基于体积和表面的标准化、分割以及模板和图谱。

此处，我们将标准化描述为实际统计处理之前的标准分析流程中的一个步骤。在许多情况下，研究人员希望将所有被试的数据结合起来，并在分析中明确地使用该结合数据。在这样做之前，有必要将每个个体的数据标准化到一个模板参考系下。因此，功能性效应的统计分析以标准化数据为基础。请注意，由于神经解剖结构在人与人之间是不同的，所以标准化所需要的不仅仅是像头动校正那样简单的刚体变换。然而，研究人员也可以对保留在原始被试个体空间中的非标准化功能性数据进行统计分析。统计分析之后，研究人员可以选择是否对数据进行标准化。如果空间坐标不需要跨被试合并（单被试分析），研究就可以在不使用任何标准化的情况下完成。

　　一旦估计了标准化参数，就可以将其应用于解剖学图像（层面重组/写入新图像）以及已与该解剖学图像共配准的所有功能性图像。在该步骤之后，应对标准化的解剖结构、模板和标准化功能性图像（子集）进行目视检查，以确保标准化成功。同样，花几分钟时间进行质量控制可以防止之后浪费时间。

6.7　预处理步骤5：空间平滑

　　作为 fMRI 图像预处理的最后一步，研究人员经常采用空间平滑这一步骤。这是一种模糊图像的方法，在图像处理术语中对应于图像的低通滤波。高空间频率①的调制（精细细节）由于较低空间频率的对比度而衰减。在使用中要用到多个过滤内核。到目前为止，最常见的是**高斯滤波器**。高斯核的滤波量用该函数的宽度来概括，其高度是其最大值的一半，即所谓的**半峰全宽**（Full Width at Half Maximum，FWHM）。图 6.5 说明了空间平滑对 fMRI 图像的影响。

138

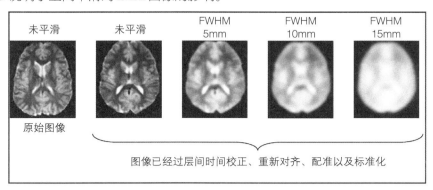

图6.5　各种平滑级别的功能性 MRI 图像。空间平滑 由 SPM 工具箱实现。

　　为何研究人员想要降低信号中较高的空间频率？研究人员应尝试优化其数据的空间分辨率，而空间平滑似乎与这一目标背道而驰。为解释空间平滑的使用，我们

---

① 在图像处理和计算机视觉领域，空间频率通常用于描述图像中不同部分的细节或纹理。高空间频率表示图像中的快速变化或细微细节，而低空间频率表示较大或较慢的变化。——译者注

必须理解空间分辨率不仅受可测量最高分辨率的影响，除体素大小以外，还受不同空间频率下信噪比的限制。较高的空间频率意味着存在大量噪声和少量信号，研究人员最好放弃这些较高的空间频率。

借助 fMRI 图像，我们得知信号在空间上是平滑的，因为我们测量了神经活动的血流动力学相关性。同时，fMRI 图像在个体体素水平上包含了大量的噪声，这是相对于图像空间分辨率而言的较高空间频率。因此整体信噪比可以通过空间平滑来改善，这强化了表示信号的较低空间频率，而牺牲了主要由噪声主导的较高空间频率（ Friston et al., 1995 ）。以下是**匹配滤波器定理**所提供的建议：在具有不同振幅谱的噪声中，最好使用与研究人员想要测量的信号具有相同振幅谱的滤波核来过滤数据。

根据这些论据，许多 fMRI 研究使用大约两倍体素大小的平滑。旨在整合不同被试数据的研究往往使用更大的平滑，以补偿解剖结构的个体差异（ Mikl et al., 2008 ）。

除了这些信号处理方面的考虑以外，还有一些支持空间平滑的统计论据。一些应用于成像数据的统计方法（如统计参数映射），会对数据做出假设。对于大多数学过参数统计课程的科学家来说，这些假设听起来很熟悉，如误差按照正态/高斯分布的假设。有证据表明使用高斯核进行空间平滑可以使类似假设更有可能成立（ Worsley et al., 1996 ），这可以作为进行（充分）空间平滑的另一个论据。

专栏 6.2 通过透明度和可重复性进行外部质量控制

由于很多研究被披露存在问题，而且总体上研究的可重复性相对较低，对科学研究的审查愈发严格。统计发挥重要作用、效应量很小，以及存在不同的研究小组探究不同假设的趋势的研究领域尤其如此。目标领域包括生物医学和行为科学，而人类脑成像正好处于中间位置。波德拉克（ Poldrack ）及其同事（ 2017 ）阐述了 fMRI 研究中存在的一些具体问题，并提出了与脑成像和神经科学相关的解决方案。

第一，鉴于观察和预期的典型效应量大小，人类脑成像研究由于被试量过少，导致整体上缺乏足够的统计功效。统计功效不足会增加假阴性的可能性，降低了正效应研究中效应量估计的可信度，并增加了问题研究的潜在影响。此处重要的是预先确定必要的被试数量，同时考虑预期和有意义的效应量，最好通过统计功效分析。

第二，功能性成像数据的分析具有很大的灵活性和探索性。运行的分析步骤和使用的参数选项存在大量不同的选择，这些选择中的每一个都可能影响结果，相加更会对最终结果产生巨大影响（ Carp, 2012 ）。在最坏的情况下，了解这些选择所获取的结果会影响部分选择，导致分析过程存在部分循环（请参阅第 8 章）。针对后一个问题，最严格的预防措施是对完整的分析流程和先验假设进行正式的预登记。

另一个重要的环节是使研究方法部分尽可能完整和透明。一个完全透明的方法部分，会详细介绍研究过程的各个方面（如明确如何决定每个参数的选择，在该过程的每个步骤中如何准确地查看数据），并尝试去保持信息内容与预先登记研究之间的相似性。然而，可能没有任何非预先登记的研究达到这种水平，这类不完整的研究报告是现有研究中存在的第三大主要问题。

由于这些问题，神经成像研究的可重复性低于应有的水平。除了解决个别问题以外，我们还需要直接针对可重复性的解决方案，如更多重复工作、更多关注元分析方法和创新工具［如 www.neurosynth.org；请参阅亚科尼（Yarkoni）等人（2011）］，以及更多的数据共享。数据共享也有助于增加样本量。许多实验室已建立了大型数据库和存储库，以便上传数据。其中一些举措针对特定利基市场，如注意缺陷与多动障碍（Attention Deficit and Hyperactivity Disorder，ADHD）(ADHD-200) 和自闭症 (ABIDE) 相关的静息态 fMRI 数据库（请参阅第 8 章）。另一种可行的方法是创建大型成像合作联盟，专注于收集各种标准化数据，如多种成像模态和一系列行为任务。建立这样的合作联盟通常还包括开发标准化的成像和分析协议，并使数据公开可用。人脑连接组计划，以及专门针对阿尔茨海默病的阿尔茨海默病神经影像学计划（Alzheimer's Disease Neuroimaging Initiative，ADNI）都是实现合作联盟的成功范例。

需要明确的是，无人断言大多数神经成像的结果是假的。事实上，许多重要的发现已被一遍又一遍地记录下来。因此，没有必要对这一领域的进展感到沮丧或怀疑。一本好的教科书上的研究发现往往可以被不断重复验证，但如果您随机选择一篇神经成像论文的阳性结果并试图复制它们，您成功的机会可能会比它的机会还要低。

本章总结

- 数据分析始于图像处理，包括层间时间校正、头动校正、配准、标准化，以及空间平滑。
- 在所有步骤中，进行质量控制并考虑是否使用了适当的参数设置很重要。
- 每个步骤都可能影响最终结果，因此需要对使用了哪些参数以及为何使用这些参数保持公开透明。

回顾思考

- 请描述头动校正并解释其重要性，以及此步骤中的不准确性可能如何影响

fMRI分析结果。

- 请解释fMRI研究人员为何在空间上平滑数据，以及在决定最合适的平滑水平时可能会考虑哪些因素。

- 希拉里（Hillary）和唐纳德（Donald）两位研究人员分析了同一个数据集。他们使用完全相同的脚本和参数设置进行统计分析，但在图像预处理（包括头动校正、配准、标准化，以及平滑等步骤）方面独立工作（脚本不同、参数不同）。两位经统计分析均发现了一个显著激活的体素聚类，但唐纳德所发现的聚类大于希拉里的，并且向右移动了1厘米。请解释每个预处理步骤是否得当以及何种原因导致这些差异。

拓展阅读

- Poldrack, R. A., Baker, C. I., Durnez, J., et al. (2017). Scanning the horizon: towards transparent and reproducible neuroimaging research. *Nature Reviews Neuroscience*, 18(2), 115–126. （该文章描述了可采取哪些措施来提高人类神经成像研究的透明度和可重复性。）

- Poldrack, R. A., Mumford, J. A. & Nichols, T. E. (2011). *Handbook of Functional MRI Data Analysis*. Cambridge: Cambridge University Press.（该书对分析fMRI数据所涉及的重要概念和步骤进行了更深入和详尽的解释。）

- 本章中提到的部分在线资源：

  www.humanconnectomeproject.org

  www.neurosynth.org

第 **7** 章

基础统计分析

学习目标
- 学习编译合适的广义线性模型
- 理解统计检验基础在神经成像研究中的应用
- 理解多重比较校正的必要性及其主要方法
- 学习统计推断可能出错的多种方式

本章将讲述血流动力学成像数据统计分析的核心。继前一章对预处理的介绍之后，接下来将介绍分析流程中的两个组成部分：统计模型拟合和统计推断。

模型拟合和推断在分析很多数据类型时都会用到（包括行为数据），但在神经成像数据的分析中，模型和统计的类型往往要复杂得多。从这个角度来看，我们将其称为"基础"神经成像统计分析似乎有失妥当，因为本章还涉及了相对复杂的内容。

7.1 统计分析：广义线性模型

7.1.1 简单线性回归

让我们从一个简单的例子开始，假设您做了一个行为实验，测试一个人对突发噪声的反应速度，测试频率为每小时测试 100 次。场外有时会发生分散注意力的事件，且参与该事件的人数不同。假设（被试的）反应时间可能会因为分散注意力的事件而被延长，且参与人数越多，反应时间越慢。

为检验这一假设，研究人员可以对分心事件的发生和反应时间之间的关系进行量化，最简单的方法是通过计算事件发生与参与人数和反应时间之间的相关性来检验线性关系。另一种表达反应时间对分心事件潜在依赖性的类似方法，是计算分心事件每增加一个参与的人，相应的反应时间增加了多少。由此我们可以得到简单线性回归的公式，如下所示：

$$Y = \beta_0 + X_1 \beta_1 + \varepsilon$$
$$Y = [\, y_1\ y_2 \cdots y_n\,]' \qquad X_1 = [\, x_1\ x_2 \cdots x_n\,]'$$
$$n = 自/因变量中的时间点数量$$

在这个公式中，X_1 和 Y 是向量（数字序列）。上标表示向量是一列数字（无上标则表示向量是一行数字）。自变量 X_1 表示测量反应时间的第 n 个时间点的人数，若无分心事件发生，则人数为零。因变量 Y 表示在这些时间点测量的实际反应时间。其他字符是表示 X_1 和 Y 之间关系的参数。与 X_1 相加的常数项（β_0）表示两个向量之间平均值的差异。β_1 表示上述提到的分心事件对反应时间的依赖性。β 参数未能解释的反应时间变化则以误差项 ε 表示。

同样的简单回归公式也用于功能性磁共振成像（fMRI）分析，此时 Y 表示在一系列时间点测量的 fMRI 信号。自变量还是 X_1，可表示某一特定实验条件的存在与否。一个简单的例子是投影屏幕上所显示的视觉刺激的数量。

7.1.2 多元线性回归

当您发现反应时间随事件中人数的增加而增加后，就可以开始考虑第二个可能影响反应时间的变量了。在一些实验中，被试在实验前一直喝咖啡，饮用量从 1 杯到 3 杯不等。您预测反应时间会随饮用杯数的增加而线性加快。为检验一个因变量和多个自变量之间的关系，我们需要进行多元回归分析。

多元回归使用相同的基本公式，但有多个自变量：

$$Y = \beta_0 + X\beta_1 + \varepsilon$$
$$Y = [\, y_1\ y_2 \cdots y_n\,]',\ X = [\, X_1\ X_2 \cdots X_p\,],\ X_p = [\, x_{1p}\ x_{2p} \cdots x_{np}\,]'$$
$$\beta = [\, \beta_1\ \beta_2 \cdots \beta_p\,]'$$
$$n = 自/因变量中的时间点数量$$
$$p = 自变量（预测变量）数量$$

144　　此处 X 是一个矩阵，其中每列对应一个自变量的值。所有这些向量/列一起形成该矩阵。每个自变量都有一个关联的 β 参数。未能被所有自变量解释的 Y 变化以误差项ε表示。

7.1.3　应用于fMRI数据的广义线性模型

应用于fMRI数据的多元回归模型通常被称为广义线性模型（General Linear Model，GLM）。对于fMRI数据，每个向量的数据点与扫描次数一致。矩阵Y包含每个时间点的fMRI信号 [血氧水平依赖（BOLD）时间序列]，矩阵X则包含研究人员想要包含的所有自变量，被称为"设计矩阵"。此类广义线性模型如图7.1所示。

设计矩阵中的自变量可以分为两组。第一，研究人员感兴趣的实验条件（感兴趣的回归量）。每个**感兴趣的回归量**通常与一个实验条件相关，并且其数量至少和实验中的实验条件相同。第二，可能存在可以预测fMRI信号的部分变化的其他变量，但其并非研究人员的主要兴趣。这些变量被称为协变量或**干扰回归量**。

145

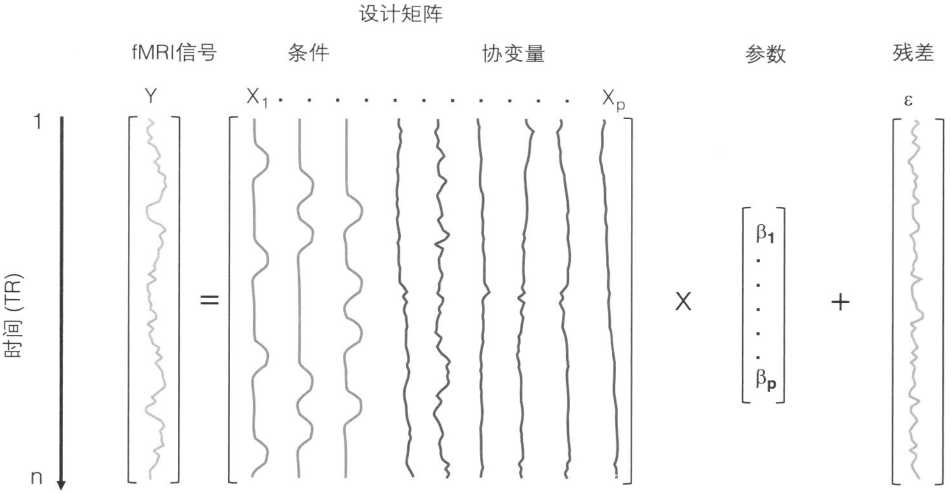

图7.1　应用于真实fMRI数据的广义线性模型的可视化。因变量Y是n=75的时间序列中一个体素的信号，重复时间（TR）为3秒。实验设计包含3个条件，每个条件在4个组块中呈现15s。六个头动校正参数（平移和旋转）作为协变量。因此，p = 9。
图片灵感来自蒙蒂（Monti）（2011）。

GLM可用于处理单个体素的数据。为避免在明显不相关的数据上进行大量繁琐的计算，通常需在实现该模型之前作出一些选择。例如，脑组织外体素并无相关性。尽管如此，分析仍可能需要计算数十万个独立GLM。有时这种单独分析每个体素的方法被称为单变量或体素水平分析。

实际的回归量并不简单对应于实验条件或其他事件的确切时序，但包含了通过血流动力学响应函数得知的有关血流动力学信号及其动力学信息。将表示特定事件发生时间的原始回归量与**血流动力学响应函数**进行**卷积**，即构造设计矩阵的过程中便应用到了以上信息。由于血流动力学响应函数（HRF）的卷积，即使原始回归量是一系列 0（不呈现条件）和 1（呈现条件），设计矩阵中的实际回归量也将是连续变量，峰值出现在每个"1"出现后约 6 秒。

虽然与默认 HRF 进行卷积是一种标准方法，大多数研究止步于此，但还存在更复杂的方法。通常这些方法为每个条件提供一个以上的回归量，从而产生一个更复杂且使用自由度更高的模型。这一扩展模型可以更灵活地解释不同脑区之间 HRF 在时序和形状上的差异，其中一个例子是卷积回归量中时间导数的增加。

更复杂的方法有一个潜在的缺点，即需要包括额外变量，干扰回归量（nuisance regressor）也是如此，它们只有在解释了因变量中的某些变化时才有用。从剩余误差项中减去由设计矩阵预测的所有变化，这一误差项的大小很重要，因为其在之后确定效应的显著性（GLM 中的 β 值）时起着重要作用。误差项越小，特定大小的 β 就越显著。可能被归为干扰回归量的因素包括：通过头动校正预处理确定的被试动作、行为反应的反应时间、眼球运动数据，以及心率和呼吸等生理参数。

7.1.4 应用 GLM 之前的数据清理

在应用 GLM 之前，可以先去除信号中的噪声。当然，这是针对研究人员绝对不感兴趣的因素而言的。大多数软件包均包括**高通滤波**步骤，滤除了信号中非常缓慢的漂移。在许多实验中，可以先验地确定这些极低的频率只能包含噪声。滤波器的最佳截止值取决于实验设计。

146

以一个具体的设计为例。该设计包含两个实验条件 A 和 B 以及一个静息基线 R 的连续交替，顺序为 A R B R A R R B R，每个组块约 15 秒。在此设计中，频率低于每两分钟一个周期的信号变化与我们的实验操作无关，因为条件 A 和 B 彼此交替的速度比这快得多（第一次 1 分钟后已出现第二次 A）。但在一个包含 8 个刺激条件和相同静息基线的设计中，同样的低频信号可能就与实验操作相关。这是由于条件的数量较多，重复特定条件可能需要花费几分钟的时间。因此，在第二个设计中滤除低频信号会倾向于更保守。

另一个经常在正式 GLM 之前应用的数据操作则涉及数据的"白化"过程。根据之后将应用于数据的统计测试，此过程删除了数据点之间不应该存在的依赖性。对大多数读者而言，统计检验的先验假设应该是耳熟能详的。例如，简单 t 检验假设数据点具有正态分布，且每个数据点均独立于其他数据点（无依赖性）。我们知道 fMRI 数据包含许多依赖性，其中之一就是连续数据点之间的依赖性或时间自相关性。在应用GLM之前，可以通过移除这些依赖性来降低这种自相关性。

7.1.5　设计效率以及预测变量之间的相关性

在将GLM模型与特定体素中的fMRI信号进行拟合后，我们获取了设计矩阵中每一列的估计值，这些估计值通常被称为β值（请参阅章节7.1.2中的β符号）。β值显示了自变量预测fMRI信号变化的程度和方向。例如，列5中较大的正β意味着自变量5的小幅增加与fMRI信号相对较大的增加相关。

在简单线性回归中，这个β与自变量和因变量之间的相关性存在直接关系。但在多元线性回归中，还需考虑不同回归量之间的相关性。此处我们遇到了**偏相关**的概念，即剔除了与其他回归因素的相关后，特定回归量与fMRI信号之间的剩余相关性。换言之，偏相关可以捕获一部分fMRI信号，这一部分只能由该特定回归量而不能由其他回归量解释。多元线性回归中的β值与这种偏相关有关。

当回归量高度相关时，问题就出现了。在该情况下，我们不清楚哪一个相关回归量可以解释fMRI信号，所以需要一个特定的回归量来解释fMRI信号中极小且其他预测变量无法解释的变化，这被称为**低效**。此处高效意味着由特定回归量预测的变化不能被其他回归量解释。低效还会导致其他问题，特别是β估计和模型拟合也会因此变得不稳定，因为数据的微小变化可能会引起β估计值的巨大变化。由于这些原因，最好优选列之间依赖性/相关性较小或无的高效设计矩阵。设计矩阵中的一些列可能取决于不可预测的因素，如被试的表现或头部运动，这在一定程度上超出了研究人员的控制范围。然而，对于不同实验条件下时序有关的感兴趣回归量来说，情况则有所不同。实验者通过决定时序来尽可能避免回归量之间产生相关性，这可以通过仔细平衡条件顺序和时序来实现。例如，若在事件相关设计中，条件B始终出现在条件A出现后的6秒内，且时间间隔固定，则两个条件的回归量在与HRF卷积后将高度相关（Poldrack et al., 2011）。

图7.2以常见的图形格式说明了一个简单实验的设计矩阵。该矩阵表示一个包含三个条件的组块设计，其中每个条件呈现时长为15秒。左边的矩阵表示实际的设计矩阵，包含三个连续的时间序列（运行），在每轮运行中，组块中的每个条件呈现4次，即从设计矩阵中可见其对应于组块开始的列包含四个白色正方形。每轮运行均从一段无刺激的时期开始（任何运行的前几个时间点均无白色方块）。每轮运行中的前三列表示三个刺激条件，即感兴趣的回归量。每轮运行的其他六列表示干扰回归量，在本例中表示通过预处理对功能性图像进行对齐而获取的头动校正参数。设计矩阵中的最后三列是对每轮之间fMRI信号的潜在差异的建模。

147

148

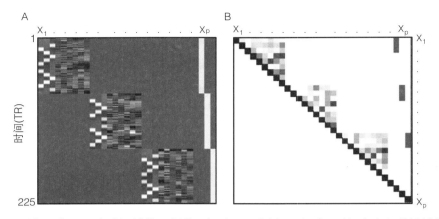

图7.2　组块设计 fMRI 实验设计的可视化。(A) 以预测变量为列，时间点为行的设计矩阵。从黑色到白色的彩阶分别表示由低到高的值。(B) 设计矩阵中预测变量之间的相关性矩阵。从白色到黑色的彩阶分别表示由低到高的值。图像由 SPM12 软件获取。

　　右侧三角矩阵表示设计矩阵中列之间相关性的绝对值(白色＝无相关性)。由于只有独立的回归量才能达到高效，我们希望看到列之间没有或只存在很小的相关性。当然，涉及每轮运行之间的回归方程无相关性。此外，实验者很好地避免了三个感兴趣回归量之间的相关性。在每轮运行中，存在一些干扰回归量的相关性，但在整个运行中，这些相关性似乎并无系统性。若相同的实验条件总与特定的头动校正参数高度相关，则可能对研究人员发现并解释与该实验条件相关的 fMRI 信号变化产生不利影响。

　　之前提过，每个体素的 GLM 模型拟合提供了其设计矩阵中每列的 β 值。这些 β 值可以表示为脑图，如图 7.3 所示 (它表示的是图 7.2 中设计的前两列)。那么现在问题来了：这两个条件下的 fMRI 信号是否存在显著差异，至少在某些体素上是否会如此？

7.2　确定显著性并进行解释

7.2.1　计算简单检验统计量：*t* 检验

　　确定显著性的最简单、最常用的方法是应用被称为 (学生) *t* 检验的参数检验，此检验适用于每个独立的体素。在 *t* 检验中，估计的 β 值和该体素中误差项的大小之比与计算得到的检验统计量(*t*)成正比。通常，若设计矩阵中的多列涉及相同的实验条件，则将其组合在一起，与在所有不同运行中出现特定条件时的情况一样。图 7.4

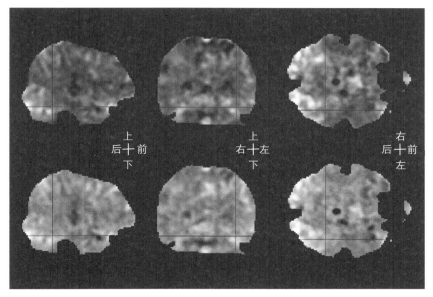

图7.3　一名示例被试中与图7.2设计矩阵的前两个预测变量相关的 β 值。白色表示高 β 值；灰色区域的轮廓表明该情况下只有一部分脑组织被成像。

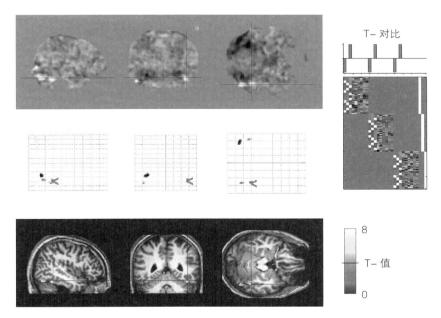

图7.4　面部图像减去物体图像的简单 *t* 检验中高 *t* 值体素的可视化。脑图依次表示：未设立阈值的 *t* 图（顶行），设立阈值的玻璃脑 *t* 图（中行）和解剖学扫描 *t* 图（底行）。阈值设为 *t*=3.79 时，对应未校正的 *p* 值为 0.0001，聚类范围为 20。可视化由 SPM 工具箱生成。

显示了在进行与图 7.2 中类似的设计时，对比条件 3（面部图像）和条件 1（物品图像）时得到的 t 检验结果。设计矩阵中不同列的对比项显示在右侧：+1 为与面部图像出现相关的回归量所对应的列；-1 为与物品图像相关的列。左侧的脑图以三种格式显示，其中一种格式是 SPM 软件中的默认格式，被称为"玻璃脑"[①]。体素的灰度水平表示每个体素中计算出的 t 值。

众所周知，t 值的分布取决于自由度。自由度与所有运行中自变量的时间点减去回归量的数量相关。自由度越高，t 值的分布越窄；无效应的情况下 t 值大于某一特定值的情况就越少见。因此，每个 t 值与发生概率相关。t 值越高，发生概率越低。当研究人员说检验统计量的特定观测值很重要时，是因为相关概率非常低，且低于准则值。

图 7.4 中所示的图仅显示了 3.79 以上的 t 值，这与 $p=0.0001$ 的第一类误差概率相关。此类阈值是神经成像论文中作图的标准做法，尽管在不同的研究内，所选择的准则概率可能会有很大程度上的不同。

此处将在简单的参数 t 检验背景下介绍所有相关概念。另一种检验包含采用 F 比率来寻找不同条件之间的显著差异。fMRI 实验中也可以计算 F 比率，与计算 t 检验的方法大致相同。t 检验不仅可以表示条件之间差异的大小，还可以表示这种差异的方向（图 7.4 的 t 图中只显示了正值）；而 F 比率仅表示存在效应，并不提供有关效应方向的任何信息。使用两个以上的条件也可以进行更复杂的设计，如（可能使用参数处理）单因素多水平方差分析（Analysis of Variance，ANOVA）和多因素设计（Friston et al., 1994）。

最后，虽然此处的讨论仅限于参数检验的使用，但这些检验与统计学的其他应用一样存在局限性。大多数研究人员选择参数假设检验，因为这是最易实现、最熟悉的方法，但参数统计做出的许多假设经常会被违背，而违背假设对论文结论产生影响的程度将视情况而定。可以肯定的是，若结果是边缘显著的，则其很可能在另一边不再显著，即假设不成立。非参数置换统计需要更密集的计算，但能获得更有效的统计推断 [有关入门读物，请参阅尼科尔斯（Nichols）和霍姆斯（Holmes）（2002）]。此外，所谓的零假设显著性检验（Null Hypothesis Significance Testing，NHST）这一占主导地位的统计方法也受到了批评。有人认为与其试图证明结果是显著的（即在零假设下不太可能出现），不如估计和比较有利于零假设及其替代方案成

---

① 一种用于呈现神经影像数据的可视化方法。最大强度投影将三维脑图像数据转化为二维图像，以突出每个像素沿某个特定方向上的最大信号强度。——译者注

立的证据。这便将我们带入了贝叶斯统计的领域（Woolrich et al.,2009），这是参数检验中一个非常有价值的替代方案。

7.2.2 多重比较校正（如何避免在死鲑鱼的脑中观察到脑活动？）

到目前为止，我们一直将每个体素作为一个单独的实验来处理：每个体素拟合一个GLM模型，并使用每个体素计算的 t 检验来确定条件之间的差异概率。然而，就此止步并声称已找到了显著的结果是有问题的，因为一些体素与超出准则值的 t 值相关，如图7.4所示。最初，许多领域的研究人员对 p 值为0.05或0.01感到满意，并且可能会认为该分析存在问题的说法很奇怪，因为所用的准则值与 $p=0.0001$ 的概率相关。那么为什么0.0001不够呢？

一个思维实验清楚地说明了该问题。让我们首先从这些 p 值的含义开始。我们计算的 p 值反映了产生统计误差（第一类误差）的概率：声称某个效应存在，而实际上其并不存在。为此，我们要确定数据不包含任何效应量时，观察到某个 t 值的概率是多少。若此概率很低，则我们认为不太可能不存在效应。当 p 值为0.0001时，可知在对无实际效应的数据进行的10000个独立测试中，预计会有1个误差，即判断实际不存在效应的存在。因此，若我们运行一个GLM并使用与 $p=0.0001$ 相关的准则值，则出现第一类误差的概率仅为万分之一。然而，我们不仅只运行一个GLM；相反，我们会为每个体素运行一个GLM。若某数据集包含200000个体素，则我们将拟合200000个GLM。在每种情况下，我们都有0.0001的概率犯第一类误差（若这些体素中的任何一个均不存在效应），所以声称 $0.0001 \times 200000 = 20$ 个无任何效应的体素存在效应也就不足为奇了。

这一问题在统计学上被称为多重比较问题。若我们运行多个检验，并希望控制出现第一类误差的总体概率，则需要校正进行的比较次数。将这一推断应用于fMRI，可知需校正的比较次数与数据集中的体素数量相同。

自fMRI方法论开始发展以来，功能性MRI研究人员就已意识到了这一问题。如果为了争论而忘记这一点，会发生什么呢？贝内特及其同事（Bennett, Miller and Wolford, 2009; Bennett, Wolford and Miller, 2009）展示了这一后果，且颇为著名。他们使用了一种装置，该装置可以确保实验操作不会与fMRI信号的变化相关。他们将一条死鲑鱼放入MRI扫描仪，同时向其展示含有积极或消极情绪内容的图片预计任何鲑鱼都不会对图片中的情感内容做出反应，遑论一条死鲑鱼。因此，在鲑鱼身上测量的信号肯定不会包含与图片内容相关的系统变化。尽管如此，作者还是对鲑鱼脑中每个体素的数据进行了GLM拟合，并观察了有多少体素超过了代表小概率（如

0.001）的阈值。有几个体素确实超过了阈值（图 7.5）。因此，使用该方法（不包括多重比较的校正），似乎可以"发现"一条死鲑鱼的脑活动。

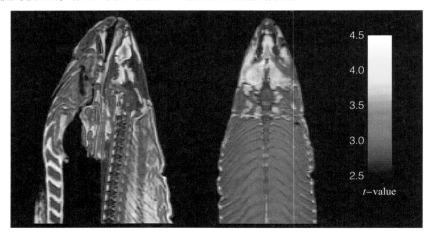

图7.5　死鲑鱼的虚假脑活动与向其展示的图片的情感内容有关。这一发现被授予2012年的搞笑诺贝尔奖。请不要将开玩笑的搞笑诺贝尔奖与实际诺贝尔奖混为一谈。
图经贝内特（Bennett）、米勒（Miller）和沃尔福特（Wolford）（2009）许可转载。

　　fMRI研究人员一致认为需要对多重比较进行校正，并且几乎所有文献中的论文都进行了该校正。校正存在多种方法，每种方法均有自己的优缺点，且都有支持者与反对者。在这一领域，不同软件包和使用群体在进行此校正任务时都有各自默认的方法。下面将介绍三种非常重要的方法。

　　第一种方法基于统计学上称为Bonferroni校正的方法。在其最简单的形式中，需将预期的第一类误差概率（如 0.05）除以进行比较的次数——在fMRI中，指的是数据集中的体素数量。例如对于 200000 个体素，新阈值为 0.05/200000，即 0.00000025。

　　然而，这种Bonferroni的实现方式过于保守，因为我们不一定需要校正测试的总数。相反，需要校正独立测试的数量。在fMRI数据中，邻近的体素不包含完全独立的信号，即邻近体素间的信号是相关的，原因有几点：一、数据采集过程需要对信号和噪声进行合并；二、预处理过程中会进一步引入相关性（尤其是在空间平滑步骤中）。当数据表现出体素间的这种相关性时，变异源的真实数量少于体素的数量。这一原则是许多数据简化技术的核心，如因子分析（Factor Analysis，FA）和主成分分析（Principal Component Analysis，PCA）。所有这些技术都是利用数据中的冗余来寻找能够捕捉数据中共同变化的少数因子/成分，数据中不同变量之间的冗余度和相关性越高，因子/成分的数量就越少。在 fMRI 背景下进行适当水平的 Bonferroni 校正将面临相应的挑战，即估计 fMRI 信号潜在的变异源数量并对该数量进行校正。虽然有 200000 个体素，但变异源的真实数量远小于 200000。真实数量取决于数据的平滑度，这与邻近体素之间的相关量有很大关系：平滑度越高，相关性越高，需校正的数字越小。开发 SPM 软件包的研究人员提出了被称为随机场理论的理论框架，将其作为一种原则性的方法来估计所需的校正量，并给出 fMRI 数据集的估计平滑度（Friston et al., 1995）。通过该方法进行 Bonferroni 校正，我们在所有相关体素的"整体"水平上控制第一类误差，因此所产生的误差被称为**整体误差（Family-wise Error，FWE）**校正。若应用校正 p=0.05 的 FWE 校正，则在无效应的零假设为真的条件下，得到一个或多个体素具有更低 p 值的概率为 0.05。

第二种众所周知的对多重比较进行校正的方法是控制**错误发现率（False Discovery Rate，FDR）**（Genovese et al., 2002），该方法根据观察到的未校正 p 值的分布来控制错误拒绝零假设的比例。若应用校正 p=0.05 的 FDR 校正，则 20 个激活的体素/区域中有 1 个假阳性。数学分析和模拟表明，当存在效应时（零假设为假的情况下），FDR 比 FWE 方法更不保守，因此 FDR 方法对存在的差异更敏感。而对于无任何效应的随机数据，这两种方法提供的校正程度非常相似，尽管这取决于数据的平滑度。

整体误差和 FDR 是需要多重比较的体素校正方法，而第三种方法是将体素水平的未校正阈值与体素聚类大小的另一阈值相结合：超过未校正阈值的相邻体素的数量。FMRI 数据的平滑度使邻近体素更有可能一起超过显著性阈值，但若表面上检测到的信号并不代表真正的效应，则可能只有几个体素超过阈值。因此，对最小聚类大小的选择还应避免产生虚假效应。这种聚类校正方法的支持者指出，该方法比体素 FWE 和 FDR 校正更不保守（Lieberman and Cunningham, 2009），但聚类推断的典型设置也被批评为会导致假阳性的增加（Eklund et al., 2016）。有人建议将聚类校正方法与足够严格的初始体素阈值（如 p=0.001）相结合，但如何正确进行聚类推断目前是一个备受争议的话题（Cox et al., 2017; Slotnick, 2017）。无阈值聚类分析也可以完全避免必须决定体素阈值的问题 (Oosterhof et al., 2016)。

图 7.6 显示了图 7.4 中 t 检验的一些体素 t 值和 p 值，以及经体素 FWE 和 FDR 校正与聚类校正后得到的一些 p 值。该示例数据集说明了校正后的 p 值如何变得不那么极端，FWE 相比 FDR 更明显。图 7.4 中用作阈值的未校正 p 值 0.0001 分别与 FWE 和 FDR 校正的 p 值 1.0 和 0.7 相关。

图表下方提到了此 fMRI 数据集的其他几个参数，包括以数据的半峰全宽

（FWHM）表示的数据估计平滑度，其影响所需的FWE校正量。

统计数据： 根据使用体积所调整的p值

集水平		聚类水平				峰值水平					mm mm mm
p	c	$p_{\text{FWE-corr}}$	$q_{\text{FDR-corr}}$	k_E	p_{uncorr}	$p_{\text{FWE-corr}}$	$q_{\text{FDR-corr}}$	T	$(Z_{\equiv})$	p_{uncorr}	
0.000	4	0.000	0.000	56	0.000	0.000	0.000	8.46	7.77	0.000	- 42 - 76 - 10
		0.004	0.001	31	0.000	0.001	0.001	6.13	5.84	0.000	46 - 50 - 22
		0.004	0.001	32	0.000	0.001	0.001	5.95	5.68	0.000	46 - 72 - 20
		0.012	0.003	25	0.001	0.018	0.006	5.44	5.23	0.000	- 50 - 54 - 28

高度阈值：$T = 3.79$, $p = 0.000$ (1.000) 自由度 = [1.0, 186.0]
范围阈值：$k = 20$ 体素, $p = 0.003$ (0.031) 半峰全宽 = 6.2 6.2 6.0 mm mm mm; 3.1 3.1 3.0 {体素}
每个聚类的预期体素, <k> = 1.842 体积: 1687960 = 210995 voxels = 6757.6 resels
聚类的预期数量, <c> = 0.03 体素大小: 2.0 2.0 2.0 mm mm mm; (resel = 29.01 体素)
整体误差概率: 5.221, 发现错误概率: 4.997, 整体误差校正: 18, 错误发现率校正: 18

图 7.6 SPM12 的示例表，其 t 值和 p 值与图 7.4 所示的 t 检验相关。使用体素阈值 0.0001 和范围阈值 20 体素对比图进行阈值处理。从左到右，该图表显示了四个聚类中峰值体素的以下数值：对于聚类水平统计，FWE 和 FDR 校正的概率、聚类中的体素数量、未校正的聚类 p 值；对于体素水平统计：FWE 和 FDR 校正的概率、t 值、相关的估计标准正态 Z 值、未校正的 p 值；峰值体素的 X、Y、Z 坐标。图表下方给出了进一步的信息，包括体素和聚类多重比较校正的阈值（左下）、确定整体校正的数据的估计平滑度 [半峰全宽（FWHM）]，以及在给定数据平滑度的情况下估计的变异源（分辨率元素）的数量和平均空间范围。

7.2.3 合并被试数据：二阶全脑分析

大多数神经成像研究对被试样本进行测试并对群体水平做出推断，为此我们必须检验样本中被试间的效应如何变化。前面提到的 t 检验无法实现这一点，因为其只检验在单个被试中获取的时间点间的变化。为在群体水平上做出推断，我们需要在考虑不同被试的情况下检验效应量的大小。

标准方法被称为**二级（ 随机效应 ）组分析**。此分析的输入是依据每名被试计算的对比图，即一级分析。二级分析对每个体素进行测试，以查看被试之间的对比度值是否始终不等于零，二级 t 图的自由度与被试的数量(N)有关，在最简单的情况下，自由度为 N-1。

最简单的二级分析包括用单样本 t 检验观察一组被试的效应是否与零有显著差异。二级分析也可以检验不同被试组之间的特定效应是否不同，该情况可以使用双样本 t 检验。更复杂的 ANOVA 设计可能包含具有多条件和多因素的因子。通过二级分析，还可检验出被试之间的差异是否与被试之间不同的因素或协变量相关。

所有这些分析都是逐个体素进行的，只有当来自特定体素的数据与不同被试中相同的潜在脑区相关时此分析才有意义。要使二级分析起作用，必须依赖标准化的质量，并在预处理过程中使用适当的平滑。若要计算每个体素的检验统计量，则必须在进行二级分析之后校正多重比较。要实现这一校正，我们可以使用上文在一级分析中提到过的方法。

7.2.4 感兴趣区分析

研究人员通常会对实验条件涉及哪些特定的脑区进行预测。在某些情况下，研究人员甚至可能针对已知的解剖位置的具体问题进行操作。许多神经科学方法都会依据先验知识提前决定观测区，因为许多神经科学方法并不提供全脑覆盖。例如，希望通过细胞外记录或双光子成像等技术获取单神经元分辨率数据的研究人员，将不得不决定在哪些位置放置电极或进行开颅手术，以研究脑区底层组织。此类方法必须在进行实验之前针对特定脑区的靶向作出决定，且不可逆转。如果决定将电极放置在初级视觉皮质后，研究便只能研究初级视皮质。

而人类非侵入性成像技术的情况则不相同，这些技术提供了相对较大的脑部覆盖面。尽管如此，即使是在一项覆盖全脑的研究中，研究人员仍可能对特定的脑区做出预测。在该情况下，许多研究采用**感兴趣区（ROI）**方法（Poldrack, 2007; Saxe et al., 2006）。该方法首先通过已有的标准定义一个或多个ROI，这些标准可能与脑区解剖结构有关。例如，若所研究的假设与某一初级感觉区相关，则该区域可以使用概率脑图谱来定义。ROI也可能来自其他公布了MNI坐标的研究，以公布的MNI坐标定义当前研究中的ROI。除此之外，ROI还可以基于功能性标准确定，这一标准通常与解剖学标准结合使用。例如，类似梭状面部区（FFA）的区域就是由功能性对比（对面部反应高于对物体的反应）和解剖学标准（定位于梭状回内）来定义的。

有效的ROI方法要求用于定义的标准需独立于感兴趣效应。这对解剖学ROI而言相对简单，在该情况下，ROI在解剖学上进行定义，而感兴趣效应则是功能性的。对于功能性ROI，许多研究包括单独的**功能性定位**运行，其数据用于定义ROI和包含当前研究主要兴趣条件的实验运行（Saxe et al., 2006）。许多对相同ROI感兴趣的不同研究可以共享定位运行的设计和条件。例如，有大量fMRI研究侧重于通过面部与物体图像的对比来定义的FFA，或通过运动图像与静止图像的对比而定义的人类MT/V5＋区。

一些研究使用与效应检验相同的数据来定义功能性ROI，但使用了不同的对比度。在该情况下，重要的是用于定义ROI的对比度在统计上独立于检验效应。例如，设计可以包含两个因素，ROI可以基于其中一个因素主效应的存在来定义，而关键检验则用于检验另一个因素是否存在主效应或两个因素的交互作用。在该方法中，关键要平衡好实验设计（如每个条件的组块数量相等），因为正交对比（如主效应与交互效应）并不能保证统计上的独立性（Kriegeskorte et al., 2009）。

图 7.7 用约维尔（Yovel）和坎维舍（2005）的数据对 ROI 方法进行了说明。作者定义了几个面部选择性区（包括 FFA），并使用一组定位运行的数据来定位这些区域，这些定位运行由不同刺激条件的组块组成，包括找出面部选择性的对比所涉及的两个条件：面部减去物体。作者在得到的 ROI 中检测了感兴趣效应：倒置面部图像会对信号产生怎样的影响。用于检验此效应的数据并非来自用于定义 ROI 的运行。结果表明，在人脸识别任务中，人脸倒置效应在 FFA 中的大小与其对被试行为表现的影响相关。

文献中包含支持和反对 ROI 方法的论据（Friston et al., 2006; Saxe et al., 2006）。

157　ROI 方法的第一个好处是，其允许在单个被试的水平上定义 ROI，因此避免了个体间解剖结构变异性的问题，并提供了更多的解剖学特异性。第二个好处是其避免了多重比较的问题，若研究人员只对一个或几个 ROI 的整体效应感兴趣，则需进行的统计检验较少，且无需校正大量的多重比较。请注意，此推断仅适用于事先选择 ROI 的情况。

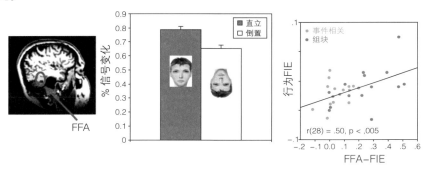

图 7.7　感兴趣区方法的图示。上图显示了 FFA 中两个实验条件下（直立和倒置）信号的百分比变化。散点图显示了被试两个实验条件下 FFA（直立和倒置，FFA-FIE）中的 fMRI 信号差异与准确性行为差异之间的关系。
图经约维尔和坎维舍（2005）许可改编使用。

ROI 方法的一个主要缺点是分析仅提供数据的局部视图，研究人员依赖于其先前假设中功能性和解剖学特异性的有效性，有些功能性对比可能只有在特定的功能区进行检验才有意义。例如，若有一个理论上相关的假设，关于视觉刺激可能如何在视觉信息进入皮质的区域后进行处理，则显然初级视觉皮质就是需要研究的区域。但在某些情况下，该假设的特异性可能并不太清楚，人们可能想知道其他脑区是否存在任何效应。假设许多其他脑区表现出相似的效应，甚至大于初级视觉皮质，则这一信息可能会限制我们对初级视觉皮质效应的解释。

已有多种组合方法试图保留 ROI 方法的优点并避免其缺点，其中一种是在进行标准 ROI 方法的同时，辅以探索性的全脑分析，以检验是否可能遗漏其他脑区的效应。

7.2.5 另一个统计注意事项：二次使用和循环分析

fMRI 数据的统计分析比较复杂，其中涉及许多步骤，研究人员必须意识到每个步骤中可能犯的错误，因为这样的错误可能会危及统计结论的正确性。一个重要的注意事项是研究人员在分析中必须避免任何循环，这个过程中研究人员必须做出许多决定。在理想情况下，大多数甚至所有这些决定均基于开始研究之前已设定的标准。但这并不总是容易实现的，由于研究往往具有创新性，因此可能会出现意想不到的问题。可能存在标准操作程序（Standard Operating Procedure，SOP）来处理某些问题，但并不能解决所有问题。

例如，我们可以参考有关数据质量是否足够的决定。在许多已发表的研究中，可以看到这样的陈述："我们扫描了 20 名被试，但排除了 2 名头部运动过多的被试数据。"作者如何以及何时做出这一决定？这一决定应基于透明的准则，这些准则通常根据同一实验室和其他实验室的其他研究经验而制定。一个常见的准则是，若被试头动超过体素的大小，则数据存在问题。这一决定应在研究感兴趣效应之前做出，如果决定取决于感兴趣效应的相关信息，那是不可接受的。例如，假设在 20 名被试中，有 3 名被试头部运动过多，但只有 2 名未表现出感兴趣效应的被试被排除在外。与数据分析有关的决定不应受到当前数据集中感兴趣效应相关信息的影响。

克里格斯科特（Kriegeskorte）及其同事（2009）概述了应避免的不良做法，这些不良做法可归类为**循环分析**和**二次使用**等术语。请注意，这些注意事项并不局限于脑成像领域，而是所有实证研究均需注意的。与前面过大头动例子相似的情况是，行为数据的研究人员也可能会遇到数据质量较低的"离群值"被试。

图 7.8 说明了当研究人员不注意时，在 ROI 分析中可能出现的循环或二次使用问题。中间的矩阵显示了一组包含模拟 fMRI 数据的体素，模拟数据包含特定的效应和附加的噪声。数据中嵌入的"真实"效应如左图所示：某些体素在条件 A 和 B 下相比在条件 C 和 D 下更活跃，该效应嵌入在矩阵里蓝色轮廓包围的体素中。由于数据中的噪声，检测到这些体素并不简单。作者采用功能性对比来定义 ROI，其包括条件 A 和 D(A>D) 的对比。

正确的非循环方法包括使用一组单独的数据来定义 ROI，即绿色轮廓中体素的选择方式，然后研究人员在该独立数据的 ROI 中测试四个条件下的反应差异。数据显示，在条件 A 和 B 中的反应（同样）高，而在条件 C 和 D 中的反应（同样）低。这正是嵌入在左边的模拟数据中的"真实"效应。

　　不正确的循环方法使用相同的数据来定义ROI和检验效应。如果使用这些数据定义ROI，模拟数据表明紫色轮廓中的体素在A-D对比度上表现出不同，然后研究人员在该ROI中测试了四个条件下的反应差异。数据显示，模拟脑活动在四个条件下呈线性下降：A>B>C>D。这与嵌入在模拟数据中的"真实"效应不同，因为真实效应并未显示条件A和B之间的差异。检测到的效应是真实效应（A=B>C=D）与用于定义ROI的对比假设(A>D)所构成的混合。一般来说，数据的噪声越大，真实效应的效应量越小，分析中的循环性对分析结果的影响就越大。

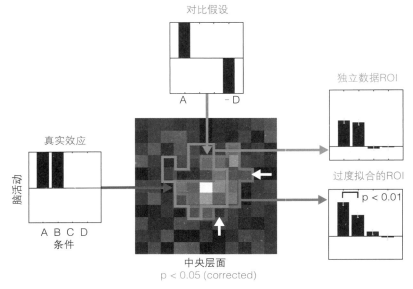

图7.8　ROI分析中循环分析的效应。
图经克里格斯科特等人（2009）许可改编使用。

7.2.6 统计推断

　　一旦统计检验在一组体素中产生了真正（校正）的显著效应，我们面对的问题就变成了：结果意味着什么？这种统计推断能揭示结果的程度取决于所使用的设计，这一点在图6.1的相关部分已强调过了。在最简单的情况下，统计检验涉及两个实验条件A和B之间的比较。那么当条件A与特定脑区R中显著升高的fMRI信号相关时，这意味着什么？

　　若实验设计符合唐德斯减数法的所有要求(请参阅第5章)，则说明这两个条件

160

在一个可识别的认知/神经过程中是不同的。假设条件A涉及认知过程X，而条件B不涉及，且两个条件在所有其他方面均等同，则统计推断将是：若过程X被操纵，则区域R被激活，因此区域R的激活与过程X相关。此类推断通常被称为**顺向推理**。

然而，在许多范例中，可能很难严格遵守减数法的要求。文献中不计其数的例子表明，相互比较的条件之间可能存在多个认知过程上的不同。在该情况下，我们不能再做顺向推理。若这样做，得到的统计推断将如下：若过程X、Y、Z、……被操纵，则区域R被激活。依据该推论，并不能确定哪个过程与区域R的激活有关。事实上，在该情况下，我们很可能会看到不止一个激活的脑区，从而产生如下的顺向推理：若过程X、Y、Z……被操纵，则区域R、S、T、U……被激活。

在后一种情况下，研究人员经常求助于另一种类型的推理来得出更具体的结论，即所谓的**逆向推理**。具体过程如下：研究结果显示，区域R同许多其他区域一起被激活；而文献中的其他研究发现操纵过程X时激活了区域R，因此本研究中区域R的激活与过程X有关。

罗素·波德拉克（Russell Poldrack）是第一个明确将这两种推理区分开的研究人员，其还强调了逆向推理的潜在缺陷（Poldrack, 2006）。波德拉克特别指出，当区域R参与一个以上的认知过程时，逆向推理存在问题。这是一个现实的问题，因为从文献中可以清楚地看到，大多数脑区的fMRI信号受到不止一种实验操作和不止一种认知过程的调制。该情况发生得越多，越不能确定逆向推理得出的结论，即类似R的区域激活可能是由于其中某一认知过程的参与。因此，面对由逆向推理作出的结论，我们应当比顺向推理更为谨慎。

逆向推理得出的不当结论是媒体中出现脑成像研究不恰当报道的常见原因，因此这一注意事项再怎么强调也不为过。一个例子便是关于fMRI可用于测谎的命题。当被试在实验范式中不诚实时，脑中更活跃的区域（主要是顶叶和额叶皮质）都是已知参与多个过程的通用区。事实上，说谎时，该区域的激活增加并非因为说谎本身，而是因为说谎与其他更普遍的监控和冲突过程有关，因此额顶网络中的活动增加是说谎的一个非常不可靠的逆向推理指标。

尽管如此，即使是高质量的神经成像研究，在某些时候也常常会包含逆向推理。即使经过完善的设计，能以具体方式分离出一个或几个认知过程，也通常会计算出其他不太具体的对比，其中涉及有趣的发现，但不足以具体到分离特定的认知过程。在该情况下，即使是极为优秀的研究人员，在解释相关脑活动可能以何种方式与特定认知过程相关时，也会变得谨慎。这些观察到的结果通常会激励后续的实验，在这些实验中的设计允许通过顺向推理来检验由逆向推理启发的假设。

161

图 7.9 给出了一个研究的例子，可以说即使是研究中最核心的比较也只能通过逆向推理来解释。巴特尔斯和泽克（2000）的这项研究探究了浪漫爱情的神经基础。实验中，被试观看了两个条件的图片：①所爱伴侣的图片；②好朋友的图片。他们对比了这两个条件，发现当被试看到伴侣的图片时，有几个脑区更活跃；而当被试看到好友的照片时，其他一些脑区则更活跃。

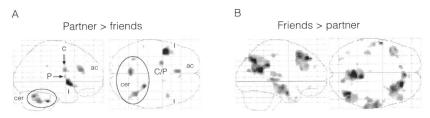

图 7.9　通过逆向推断研究浪漫爱情的神经基础。（A）伴侣减去朋友的体素显著激活对比。激活区包括内侧脑岛（I）、前扣带回皮质（ac）、尾状核（C）、壳核（P），以及小脑（cer），均为双侧；（B）朋友减去伴侣的体素显著激活对比。激活区包括后扣带回皮质和杏仁核，以及右侧前额叶、顶叶和颞中区。
图经巴特尔斯（Bartels）和泽克（Zeki）（2000）许可转载。

　　显然，两个条件会涉及不同的认知和情绪过程与反应，并在脑区激活上存在显著差异。情绪反应可以在不同方面（效价、强度等）存在巨大差异，其他几种认知和神经生物学反应也可能如此。逆向推理可以提供相关的线索，说明哪一（些）过程引起脑区更高的激活，例如，看到心爱伴侣的图片与小脑和前扣带回的激活相关。这可以作为最初的探索性方法，以发展更精细的假说并在进一步研究中进行检验。从该角度来看，将这样的研究作为研究计划的第一步并无不妥。然而，若要在该情况下得出结论，我们应持谨慎态度。就其本身而言，逆向推理并不能为目标认知过程和特定脑区之间的关系提供非常有力的实验证据。

162

本章总结

- 统计数据通常基于被称为广义线性模型的回归模型。
- 在确定结果的显著性时，需要对多重比较进行校正。
- 应避免循环分析，即对初始分析结果的了解影响后续分析。
- 统计推断最好以顺向推理为基础，在逆向推理的情况下应保持谨慎。

回顾思考

- 请解释用于分析功能性磁共振成像（fMRI）数据的广义线性模型中通常包含

的回归量。

- 请解释分析fMRI数据集时，校正多重比较的基本原理和不同方法之间的差异。

- 请解释顺向推理和逆向推理的区别。

- 研究人员计算了条件X减去条件Y的全脑二级对比。他发现了两个聚类体素，其阈值p值在多重比较中未得到校正，但无一在经FWE校正阈值后依旧存在。一个位于内侧前额叶皮质（Medial Prefrontal Cortex，MPC），另一个位于顶叶内沟（Intraparietal Sulcus，IPS）。这一观察结果促使研究人员定义了两个解剖学感兴趣区（ROI）：MPC和IPS。他平均了这两个ROI中所有体素的信号，并在每个ROI中进行t检验（X-Y）。根据在两个ROI中进行的t检验来校正观察到的p值（校正p=未校正p/2）。根据这一校正的p值，得出结论：X>Y的效应是显著的（校正p值为0.007）。请问您同意该统计推论吗？为什么（不）同意？

拓展阅读

- Ashby, F. G. (2011). *Statistical Analysis of fMRI Data*. Cambridge, MA: MIT Press. （这是一本有深度的书，对有足够的统计学背景的学生非常有用。）

- Poldrack, R. A., Mumford, J. A. & Nichols, T. E. (2011). *Handbook of Functional MRI Data Analysis*. Cambridge: Cambridge University Press. （该书对分析fMRI数据时涉及的重要概念和分析步骤进行了深入、具体的解释。）

第 **8** 章

高等统计分析

学习目标

- 了解实验设计和统计分析间的紧密联系
- 了解功能连接的概念及其分析方法
- 了解多体素模式分析的基本知识及其与体素分析的区别
- 理解适应范式及其假设

对一个大型数据集，如功能性磁共振成像（fMRI）实验获得的数据，可进行的数据分析范围令人望而生畏。第 7 章中介绍的数据分析方法被称为"基础"分析，但这并不是对其复杂性或基本假设重要性的评判。现在，我们转向"高等"分析，这些分析更加复杂，并且大多是近些年才被引入。

"基础"分析非常适用于第 5 章中介绍的实验设计，而本章中的"高等"分析需要具体的设计选择，因此我们也将在实验设计层面上讨论其影响。我们将重点讨论三种类型的分析：功能连接性、多变量模式分析，以及适应范式。本章主要介绍这些方法，解释其最基本的变化，并帮助读者理解描述此类结果的非技术性文章。如果像讨论基本概念（如广义线性模型）那样详细讨论所有高等方法，就显得太过深入了，并且需要更多的篇幅。

8.1 功能连接：设计和分析

前几章主要讨论功能定位：特定脑区的功能是什么？哪些脑区参与了哪些认知功能？然而，没有哪个脑区孤立于其他脑区而工作。以前文提到的梭状面部区（FFA）为例，其功能定义是对面部图像的反应比对其他物体图像更强烈。FFA 需要其他区域来接受刺激输入，若无视网膜、丘脑和初级视觉皮质等区域，FFA就不会接收到任何输入，其神经元也不能对面部和非面部刺激作出不同的反应。此外，若无其他脑区接收FFA输出，在FFA内发生的信息处理无法得到传递，也无法引起行为和认知的变化。最后，鉴于FFA只是面部选择性区之一，这些区域之间需要相互连接交流，才能对所呈现的面部及其属性进行整体表征。

因此，要理解脑部如何工作，不仅需要知道每个脑区发生了什么，还需要了解哪些脑区间存在交流，以及这些脑区如何形成系统或网络。

功能连接不同于解剖连接。当有轴突起始于一个区域并在另一个区域终止时，这两个区域就有了解剖学上的连接。较大的解剖连接可通过弥散张量成像（DTI；请参阅第 3 章）等方法进行研究，而功能连接则是指不同脑区功能活动之间的关系。

8.1.1 脑活动的相关性

最简单的功能连接指数是两个脑区的活动在时间上的相关性。一个直接的方法（图 8.1）是选取一个特定的感兴趣区，此处称为**种子区**，取该区域中所有体素时间变化信号的平均值，并将其与脑中所有体素的信号进行联系。图 8.1A 显示了种子区，图 8.1B 则展示了该区域信号随时间的变化。不同于前几章，我们对这一信号与预先设定的操作或预测因素之间的关系并不太感兴趣。相反，我们将种子区随时间变化的信号与其他体素的信号进行联系。图 8.1C 显示了巴克纳（Buckner）及其同事（2013）的研究中与种子区相关的体素，可以认为所有这些彩色体素形成了一个功能连接的体素网络，由此生成的脑图可通过GLM以第 6 章所描述的方式进行统计分析，只是此处回归量是fMRI信号（来自种子区），而不是实验条件。进一步的统计学方法（如多重比较校正的程序）也适用于此。

我们必须考虑这种相关性所涉及的时间尺度。神经元通讯经常发生在几毫秒的范围内。当某皮质区的神经元产生动作电位并通过轴突传输到第二个皮质区时，这些动作电位将在几毫秒后影响第二个区域，并在约 10 毫秒后诱发第二个区域的动作电位。皮质和脑区之间也可能以远高于 1Hz 的时间频率来回交流。为捕捉这些高速神经元通讯信号，需进行电生理学成像（请参阅第 9—12 章）。对于血流动力学成像，我们的研究仅限于速度变化更慢的信号。典型的功能连接分析过程包括以低通滤波器阻止 0.1Hz 以上的信号通过，因为更高的频率主要为噪声，而我们主要关注频率较低的信号（Cordes et al., 2001）。

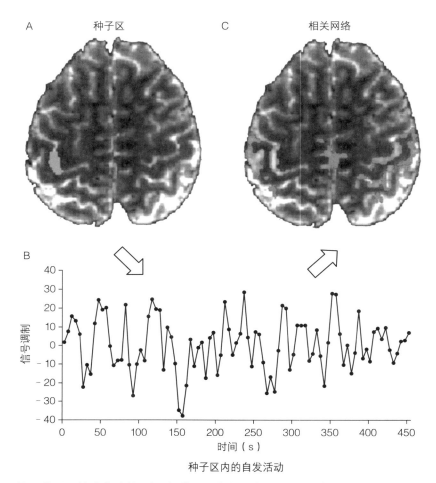

图8.1　基于种子区的功能连接。（A）种子区的解剖位置；（B）种子区 fMRI 信号随时间的波动；（C）在随时间变化的 fMRI 信号中，与种子区一样具有高于阈值相关性的体素。
图经巴克纳等人（2013）许可转载。

8.1.2 脑活动相关性的解释

两个体素或区域之间 fMRI 信号的相关性可能有很多原因。与之前所述的 GLM 相关方法一样，我们可以区分感兴趣的原因与那些恼人的混杂因素。

166　　　我们遵循波特拉克及其同事（2011）和其他人的方法对 A 和 B 两个脑区之间的三种潜在相关方式进行区分。图 8.2 以两种不同方式说明了这些相关方式，上图表示三个假设的皮质区，下图则显示了具体示例的流程图，其中区域间的连接已被一系列方法（包括对动物使用的解剖学示踪剂）证明而广为人知。

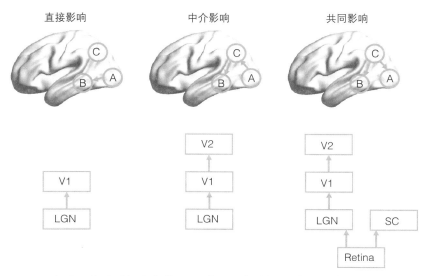

图 8.2　A、B 两个脑区在随时间变化的 fMRI 信号上存在相关性的三种可能解释：直接影响、中介影响，以及共同影响。上图以三个假设的皮质区 A、B、C 说明三种可能解释。下图则以视觉回路为例，对三种可能的解释进行说明，包括视网膜、上丘脑（Superior Colliculus，SC）、外侧膝状核（Lateral Geniculate Nucleus，LGN）、初级视觉区（V1），以及次级视觉区（V2）。

　　第一种情况是区域 A 对区域 B 存在**直接影响**，即在神经元水平上，区域 B 的神经元直接接受区域 A 神经元的输入。例如，区域 A 是外侧膝状核（丘脑中的 LGN），区域 B 是初级视觉皮质（初级视觉区 V1）。LGN 是 V1 的主要输入源，且 V1 神经元从 LGN 的输入中继承了大部分的调谐特性[①]。

　　第二种情况是区域 A 对区域 B 无直接影响，而是通过第三个区域 C 来产生**间接影响**，即 A 直接影响 C，然后 C 再影响 B。LGN 对次级视觉区 V2 的影响便是如此。V2 的大部分输入来自 V1，而 V1 的大部分输入来自 LGN。因此，若 LGN 和 V2 之间存在相关性，则很大程度上 LGN 对 V2 的影响以 V1 为中介。

　　第三种情况被称为**共同影响**，即区域 A 和区域 B 共同接受来自区域 C 的输入。继续之前的例子，来自视网膜的视觉信号不仅被发送到 LGN-V1 通路，还被发送到其他结构，如上丘脑。在光线闪烁范式中，LGN/V1 和上丘脑的活动基于来自视网膜的共同输入会显示出强相关性。

　　区分这些有趣的因果关系并不容易。但在开始之前，还应考虑这样一种可能性，

167

---

① "调谐特性"涉及调整或适应性地响应不同频率、波长或条件的能力。在生物学中，调谐特性可以用于描述生物体对外部刺激或环境变化的适应性。——译者注

即相关性可能是由与脑功能无关的、不感兴趣的混杂因素所引起。还有许多其他因素可能会导致脑功能活动的变化，我们可以将这些因素视为另一种非神经性的共同影响。

被试头动可能是一个非常重要的混杂因素，其可以在 fMRI 信号中诱导出强相关性。以脑左侧的两个体素为例，两者均以灰质为中心。这些体素的左侧没有脑组织，fMRI 信号也很低。而体素右侧是白质，且具有远高于体素中心的 fMRI 信号。若被试向左移动，则这两个体素将接收白质中的 fMRI 信号。若被试向右移动，则接收脑外部较低的信号。因此，左/右被试头动会导致这两个体素之间存在强相关性，这些相关性将主导基于神经活动得到的相关性，因为与头动相关的信号变化幅度远大于通常在血氧水平依赖（BOLD）对比中看到的 1%—3% 的信号变化。

该示例说明，即使不是知名科学家，也能理解被试头动是一个需要控制的重要因素。对于其他类型的 fMRI 分析，过去处理被试头动的标准方法是在预处理过程中计算未对齐、重新对齐功能性成像，以及在进一步分析中将头动参数视作回归量。然而，事实证明该方法不足以避免与头动相关的伪影。

图 8.3 中的内容来自鲍尔（Power）及其同事（2012）的研究，其中内容说明了这个问题。图 8.3A 显示了三个感兴趣区的 fMRI 信号与平均信号之间的百分比差异。这些数据来自头动校正后的数据，分析中已考虑头动校正参数（如图 8.3B 所示）。根据当时的惯例，一些头动数据可能已被使用。图 8.3C 和 D 分别是来自图 8.3A 和 B 中的数据，显示了从一个时间点到下一个时间点（差值）绝对值的变化（负值变为正值）。BOLD信号变化（图 8.3C）和头部位置变化，或所谓的帧间位移（Frame-wise Displacement，FD）（图 8.3D）之间存在明显的对应关系。事实证明，标准分析步骤不足以避免头动所诱发的 BOLD 信号变化。三个区域的活动显示出非常高的相关性，但这种相关性是由被试头动引起，而不是神经活动。自 2012 年以来，关于功能连接的研究变得更加谨慎，包括在分析中加入额外步骤以避免头动伪影。一种相当成功的方法是只选取那些没有或几乎没有头动的时间段并对其数据进行分析，这种方法称为"**清洗**"。

鲍尔及其同事（2012）的分析也显示了被试头动对功能连接会产生的典型整体效应。被试头动通常会增加邻近区域/体素之间的相关性，而区域间的远距离相关性会降低。假设研究人员比较了两组被试，其中一组的被试头动略多于另一组，则研究结果可能显示头动较多的组中短距离功能连接更强，长距离功能连接更弱，但实际上脑连接并无任何差异。

8.1.3 方向性功能连接的建模

只要能在一定程度上避免上一节中所提到的混杂因素，就可以开始尝试区分更多

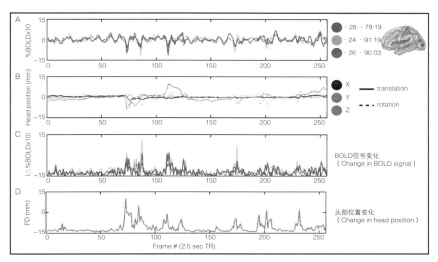

图 8.3　区域间 fMRI 信号的相关性可能由被试头动所引起。更多信息请参阅文本。
图经鲍尔等人（2012）许可转载。

有趣的原因，如直接影响、间接影响，或共同影响。此处，我们还必须面对几个挑战。

　　第一项挑战是方向性。即使我们已有支持直接影响的论据，但 A 和 B 之间的简单相关并不能揭示（在直接影响的情况下）是 A 影响 B，还是 B 影响 A。因此，需从意味相关性的功能连接转向意味因果方向的**有效连接**。

169

　　为推断有效连接，我们还需要在 A 和 B 之间现有相关性之外的信息基础上，去推断方向性。用涉及 LGN 和皮质区 V1 的基本感觉回路来说明直接（或间接）影响，并非巧合。从动物生理学上已知，LGN 驱动 V1，而不是 V1 驱动 LGN。因此在该例中，当观察到这些区域之间的相关性时，已有充分的证据来假设其方向性。除了来自动物模型的经验证据之外，其他证据可能更偏向理论性和概念性。研究人员可能有一些关于多个脑区之间如何连接的假设，这些模型可能意味着方向性。一旦模型得到了数据支持，则将视其为方向性的证据。然而，我们同样应记住，方向性的证据取决于理论假设的正确性。

　　已有一些方法被应用于研究有效连接，例如，结构方程模型（Structural Equation Modeling，SEM）、动态因果模型，以及格兰杰因果关系。第一种方法（SEM）可能为包括行为科学在内的各个领域的科学家所熟悉，因为其被广泛应用于相关性数据。无论这些数据来自何处（心理测试、气候变化模型、成像数据等），都可以被建模为复杂的图形模型。

　　图 8.4 是人类成像领域的 SEM 实例，来自桑腾斯（Santens）及其同事（2010）的研究。作者研究的是数字表征，当我们处理以各种形式呈现的数字时，都会涉及数

字表征，如阿拉伯数字或点状图案（如骰子上的点数）。通过一系列实验，作者确定了三个感兴趣区：（1）所呈现的数字符号或点状图案的视觉特征的视觉表征；（2）数字敏感性表征，其特征是反应程度随数字的增加而单调递增；（3）数字选择性表征，即神经元根据特定的数字进行调谐。作者假设视觉表征可通过两条路径为数字选择性表征提供输入：直接路径和间接路径，后者通过数字敏感性表征实现。作者比较了这两种模式，发现这两种途径的相对重要性受数字呈现形式的调制。对于符号，除了间接影响之外，视觉对数字选择性表征有直接影响。而对于非符号形式，即点状图案，只有通过数字敏感性表征的间接影响才能完全解释相关性模式。图 8.4E 显示了应用这些模型得到的实际相关性。

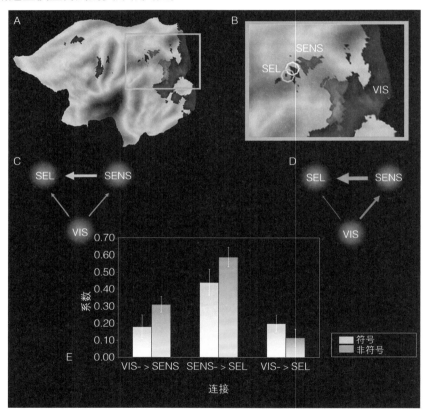

图8.4　数字认知领域的结构方程模型。（A-B）感兴趣功能区的平面图。蓝色区域由数字（符号）和点状图案（非符号）激活。红色区域所显示的激活程度随非符号数字中点数的增加而增加。这一效应被用于划定顶叶的数字敏感区（SENS）。（B）中的青色和黄色圆圈表示数字选择性区（SEL）的可能位置，这些位置基于其他研究得到。第三个感兴趣区是初级视觉皮质（VIS）。（C）和（D）分别表示符号和非符号条件下的建模结果。（E）表示在两个刺激条件下感兴趣区对(ROI)之间连接的模型化强度系数。
图转载自桑腾斯等人（2010）。

请注意，可用的数据允许测试这两条相关路径的相对重要性，但其本身并不能证明连接的方向性。若在相同模型中将所有箭头反转，也能满足数据的要求。但从信息处理的角度看，这样的模型在理论上并无意义，因为视觉上呈现的数字首先必须经过视觉处理，才能获得数字的大小信息。

如果fMRI拥有更高的时间分辨率，就可以获得一个很重要的额外信息来推断方向性：引导信号。若B信号在A信号之后增加或减少，则可以得知A是引导信号，也就是B信号变化的原因。为让这一点发挥作用，我们需要非常高的时间分辨率，这超出了血流动力学成像的范围。这种依赖于时间相关的分析方法（如格兰杰因果关系）在fMRI中的适用性有限，而在其他方法，如脑电图（EEG）和脑磁图（MEG）中能发挥更大的作用，我们将在第12章中进行介绍。

我们所面临的第二个挑战是，当涉及更多的区域时，可供选择的情况数量会急剧增加。若只有两个脑区，只需考虑直接影响；但若有三个脑区，影响则可能在几个不同的方向上发挥作用。万一有几十个或几百个区域（真实的脑中），则可供选择的模型数量是巨大的。研究人员通常通过关注少量的先验预测和假设来进行简化，包括提前确定少量的感兴趣区（ROI），桑腾斯及其同事（2010）的实例再次说明了该方法的应用潜力。

8.1.4 任务相关的连接调制

桑腾斯及其同事（2010）的实例已表明，脑区之间的功能连接可能取决于实验条件，即任务相关的连接调制。

在某些情况下，研究人员具有具体的预测，即区域之间的功能连接将取决于脑区被实验操作所调制的程度，这通常被称为**心理生理交互作用（Psychophysiological Interaction，PPI）**（Friston et al., 1997）。这种实验操作和连接之间的交互作用可以被直接检验。

若实验操作是跨时间序列或运行试次的，甚至是跨实验诱导的，则可以分别针对这两种情况进行初始分析，然后对结果进行统计比较。例如，当每个被试分别在不同任务条件下进行实验时，我们就可以在被试之间使用配对t检验来比较任务之间的连接指数（如相关性）。

然而，大多数实验中的任务都是交错进行的。在事件相关设计的极端情况下，不同任务条件的试次迅速进行，该情况下便难以研究一个任务独立于另一个任务的功能连接，这是血流动力学信号的延迟和时间平滑造成的。两个体素之间的fMRI信号相关性可能并非由当前条件引起，而是由6秒前发生的条件引起。要解决这一问题，首先需使用广义线性模型对单个事件的活动进行建模（Gitelman et al., 2003; Rissman et al., 2004），因此我们对每个事件的任务效应都有一个Beta估计值。接下来，我们可以分别针对每种任务条件，将这些Beta估计值在不同事件之间的变化相关联起来，这一过程被称为**Beta系列相关性**。

172

图8.5显示了Beta系列相关性的早期应用（Rissman et al., 2004）。研究人员比较了两项简单的运动任务，两者对左右手间协调程度的要求不同。第一个"交替"条件下，被试必须交替用左手手指和右手手指进行敲击。第二个"先右后左"条件下，被试先用几个左手手指敲击，然后再用几个右手手指敲击。使用单变量统计比较两个条件下的总体fMRI信号，未发现显著差异。研究人员预测，胼胝体在交错状态下会发生更多交流，因此左右半球之间的功能连接也会更多。为验证这一点，他们使用Beta系列相关性来研究左右初级头动皮质(M1)之间的功能连接。相比先右后左的条件，交错条件下的连接的确显著提高。

任务影响功能连接的可能性提醒我们，功能连接和解剖连接之间存在一个重要区别（Gillebert and Mantini, 2013）。在PPI的情况下，我们可以看到功能连接上的变化，但两个区域之间的解剖连接在该时间尺度上则是静态的。此外，两个区域可能

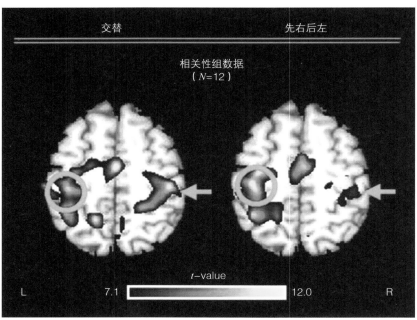

图8.5　基于任务的功能连接调制。计算"交替"和"先右后左"两个任务中的连接。左侧初级头动皮质（M1）的种子区由蓝色圆圈表示，右侧M1由蓝色箭头表示。彩图表示二级随机效应分析的t值，阈值为p=0.01（经Bonferroni校正）。
图经瑞斯曼（Rissman）等人（2004）许可转载。

看似无功能连接，但实际上存在直接的解剖连接。当然，功能连接和解剖连接之间必然存在某种联系。特别是，若推断区域 A 对区域 B 存在直接影响，这意味着区域 A 与区域 B 之间存在直接的解剖连接。达穆瓦索（Damoiseaux）和格雷丘斯（Greicius）（2009）通过回顾文献得出结论：总体功能连接与结构连接强度呈正相关。但也有一些例外，如有些区域间可能存在很强的功能连接，却几乎没有或很少存在结构连接。产生此类情况可能性最大的解释是，功能连接反映了一种（可能未知的）中介影响。

8.1.5 静息态功能性磁共振成像（RS fMRI）

RS fMRI 的进行和分析

大多数关于功能连接的研究对基于任务的效应并不感兴趣，甚至想要避免这种效应。这些功能连接研究主要基于**静息态功能性磁共振成像（RS fMRI）**。在 RS fMRI 扫描期间，被试被要求休息并尽量不去想任何特别的事情。一个扫描时段可能仅包括 1 到 2 次的扫描，每次 8 分钟。这是一种非常有效的扫描类型，尤其适用那些难以明确任务内容并确保遵守任务要求的患者群体。类似的分析也经常在任务态 fMRI 实验中进行，在该情况下，任务相关活动通过回归分析从 BOLD 信号中减去。这一方法能在何种程度上得到与 RS fMRI 相似的结果，将取决于是否存在与任务相关的连接调制。

静息态 fMRI 分析与任务态 fMRI 采用相同的初始预处理阶段以及一些额外步骤，如数据清洗（请参阅章节 8.1.2）和时间低通滤波（请参阅章节 8.1.1）。用于分析的完整数据集可被视为大小为 $V \times T$ 的二维矩阵，其中所有相关体素（如所有灰质体素）为行，时间点为列。该矩阵中的体素 V 数量令人生畏。

针对该矩阵的大小，一种解决方案是将分析限制在先前选定的数量较少的感兴趣区。一些研究可能只选择几个 ROI，虽然原则上数量也可以达到几百甚至上千个，且包括精细的局部区域或跨越整个皮质的顶点。有了合理数量的 ROI，研究人员就可以将进一步的分析限制在计算这些 ROI 之间 RS fMRI 信号的相关性上，这将形成一个大小为 $N \times N$ 的相关矩阵，其中 N 为 ROI 的数量。有很多方法可用于分析这种矩阵中的结构，包括**主成分分析（PCA）**，其与行为科学家更熟悉的因子分析方法遵循相同的原则，这些方法被用于确定能够解释数据中大部分方差的少数成分（或因素）。例如，若某区域的子集在活动中显示出很高的相关性，则其活度波动可以在很大程度上用一个成分来概括。统计分析还可以集中在相关矩阵中的单个数值上，例如，推断是否存在成对的 ROI，其连接在两组被试之间存在差异。此处再次需要对多重比较进行校正，这与 $N×N$ 矩阵中的单元数有关。

作为选择和划定感兴趣区的另一种方法，可以基于信号之间的相关性，以数据驱动的方式将体素聚类成区域。为此，我们需要能够处理这种数据集中大量体素 V 的方法。其中一个方法是**独立成分分析（Independent Component Analysis，ICA）**（Beckmann et al., 2005），其可以确定统计上彼此独立的成分。这些成分可以将邻近的体素聚类成区域，并确定这些区域所构成的网络。

总结涉及多个体素或ROI的大型数据集的连接分析结果并非易事。一个重要的见解是，来自图论框架下的小部分参数对于描述许多复杂系统和数据集的行为非常有用，包括功能连接数据以及来自其他成像模态（结构性MRI、DTI、MEG、EEG等）的数据。图论为研究成对连接节点所组成的图提供了一个框架，图论分析导向网络参数的计算，这些参数概括了网络的重要属性 [关于介绍和回顾，请参阅布尔莫尔（Bullmore）和施波恩斯（Sporns）（2009）]，例如节点度（一个节点所连接的节点数）、各体素之间的节点度分布，以及路径长度（从一个节点到另一个节点所经过的节点数，与效率成反比）。

RS fMRI获取的研究结果

静息态分析中经常出现的第一个网络被称为**默认模式网络（Default Mode Network，DMN）**，如图 8.6 所示。有趣的是，当寻找在静息态下比任务态下更活跃的区域时，该网络在任务态 fMRI 中也以几乎相同的形式出现（如第 5 章所述；将图 8.6 中激活的区域与图 5.9 中的蓝色区域相比较）。使用不同功能连接方法进行分析，如独立成分分析（图 8.6A）和基于相关性的分析（图 8.6B），均能发现 DMN 网络。鉴于该网络在相对较短且易于管理的 RS fMRI 数据集中出现的一致性，已在广泛的临床人群中对 DMN 的连接变化进行了调查，如重度抑郁症（Greicius et al., 2007）、精神分裂症（Garrity et al., 2007），以及自闭症（Di Martino et al., 2014）。

除了DMN，静息态数据中还发现了其他一些网络，如顶叶—额叶注意网络、运动网络，以及视觉网络。与DMN相反，这些网络之间的区别并不那么突出，通常在任务条件下均表现出更高的激活。通过基于相关性的分析方法，甚至可以经常观察到DMN与其他网络之间的负相关或所谓的反相关（见图 8.6B）(Fox et al., 2005)。然而，鉴于一些分析步骤（全脑相关性的标准化）可能会将低于平均水平的正相关转变为负相关，因此尚不清楚其是否真的意味着在神经水平上存在负连接（Hampson et al., 2010）。

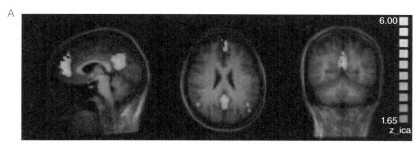

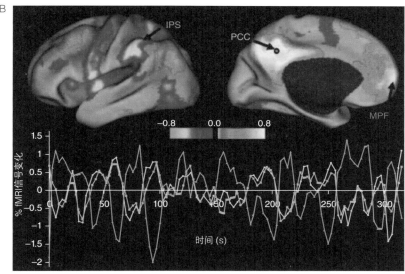

图8.6　通过分析静息态fMRI功能连接所确定的默认模式网络（DMN）。（A）通过独立成分分析确定的DMN。经迈因德尔（Meindl）等人（2010）许可转载。（B）以DMN的一个区域（后扣带回皮质PCC）为种子区，在单个被试身上进行全脑相关性分析，从而确定DMN。时间序列表示PCC（黄色）、另一个DMN区域（内侧前额叶皮质MPC，橙色），以及一个不属于DMN的区域（顶叶内沟IPS，蓝色）在某次运行中的fMRI信号波动。
经福克斯等人（2005）许可转载，版权归（2005）美国国家科学院所有。

　　人们一直在讨论，这些静息态网络和时间信号变化的潜在相关性反映的是神经信号（如突触处理、动作电位），还是一些潜在的混杂因素（运动、呼吸，以及心脏调制）［有关内容请参阅范·登·休夫（van den Heuve）和许尔斯·霍夫（Hulshoff Pol）（2010）］。根据从其他神经科学方法中获得的知识，观察到这些网络是有意义的，这是支持从神经信号角度进行解释的一个论据。一项以猴子作为实验对象的研究，对静息态BOLD波动与动作电位、局部场电位的同步测量进行了直接比较，并在其中观察到了稳定关系（Shmuel and Leopold, 2008; Shmuel et al., 2002）。

8.2 多体素模式分析

多体素模式分析（Multi-voxel Pattern Analyses，MVPA）很容易通过与标准分析（被称为体素分析）进行对比来定义。正如所解释的那样，fMRI分析通常逐体素进行，并对每个体素的数据应用GLM模型。由于这些分析结合了各体素的信息，因此它们假定邻近体素也会显示出类似信号。这在前面解释过的几个分析步骤中很明显。在预处理过程中，研究人员经常基于这样的假设应用空间平滑来提高数据的信噪比。在推断显著性时，研究人员可能会利用数据的平滑度对多重比较进行适当控制。在基于ROI的分析中，研究人员对ROI中所有体素的信号进行平均，并在后续的分析中使用该平均值。所有这些平滑和平均操作表明，即使是体素分析，也是通过来自多个体素的信号进行，但这是在假设邻近体素的响应相似的情况之下。与之相反，研究人员转而运用多体素模式分析去寻找体素之间的差异，以及这种差异是否会在独立的数据点上重现。

多体素模式分析也可被称为多变量模式分析，这一命名意味着它们是涉及多个因变量的分析方法。另一种方法，如第7章中的例子，所涉及的均为单变量分析。

8.2.1 MVPA的图解教程

图8.7介绍的是MVPA的一般方法，即一个包含九个体素的较小的感兴趣区。我们想研究在呈现两个不同电子宠物蛋[库奇帕奇（Kuchipatchi）和库奇塔玛奇（Kuchitamatchi），两款电子宠物蛋的名称]的条件下，该ROI是否会出现不同的反应。通过单变量分析，我们对九个体素的信号进行平均，并测试两个条件下的平均激活程度是否存在显著差异。我们在该示例中未发现任何区别，ROI显示出相同的整体激活程度，无论是在完整数据集中，还是在将数据集划分为两个子集1和子集2时，结果都是如此。

我们通过MVPA探究体素的激活模式在两个条件下是否存在系统性差异。最简单的方法是取九个值，并在不同条件和不同数据集之间进行相关，我们将这种方法称为**相关MVPA**。在示例中，当数据集1和数据集2中呈现库奇帕奇时，大多数体素显示出相似的激活，导致跨体素相关系数为0.6。而将数据集1中库奇帕奇的激活与数据集2中库奇塔玛奇的激活相关时，不同条件之间的相关系数要低得多，仅为-0.3。若统计检验显示条件内的相关性系统地高于条件间的相关性，则我们可以推断出这两种电子宠物蛋的跨体素反应模式存在系统差异。因此，尽管整体激活情况相同，但有证据表明该包含九个体素的区域激活情况能够区分库奇帕奇和库奇塔玛奇两个条件。

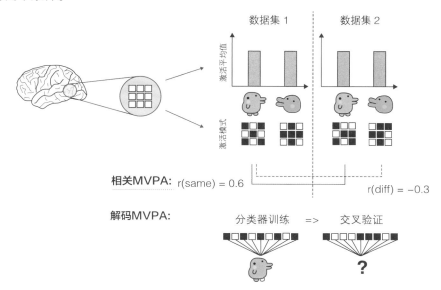

图8.7 多体素模式分析示意图。更多信息请参见正文。
图灵感源自穆尔（Mur）等人（2009）。

　　许多研究会使用更复杂的MVPA方法，这些方法可以被归类统称为**解码MVPA**。此类方法使用数据集 1 中的跨体素活动模式来训练区分两个条件之间差异的模式分类器（Cox and Savoy, 2003）。模式分类器包含多个输入维度，如来自不同体素的数据，并试图在该多维输入空间中找到能将这些条件尽可能分开的函数或决定边界。我们已在图 3.5B 中看到了一个图形示例。许多用于确定决定边界的分类器在数学方法上有所不同，包括线性判别法、支持向量机（Support Vector Machine，SVM）和神经网络。若条件之间存在一致且可复制的差异，我们可以预期分类器能在不同且独立的数据集 2 中进行相同的分类任务，这是一个交叉验证的过程。在断定分类器发现独立数据集中重复信号的差异之前，交叉验证是一个重要且必要的步骤。另一种情况是分类器在训练数据集中对噪声进行了过度拟合。若无交叉验证，我们将面临与第 7 章中循环分析类似的问题。

　　在一个简单的两类问题中，随机水平是 50%。若分类器的性能在交叉验证后一直高于 50%，则意味着该区域九个体素的活动模式在两个电子宠物蛋呈现条件下存在差异。请注意，解码和多变量模式分类的使用并不局限于MVPA，这种方法在神经成像数据的分析中很常见，并且也适用于涉及多变量数据集（结构性MRI、功能连接分析、MEG、EEG）的方法。

到目前为止，我们主要的关注是基于ROI的MVPA。若对特定表征所在区域的位置和范围已具备有效假设，这将是一种非常强大的方法；若位置事先未知，则可能需要对脑部的每个位置均进行MVPA，每次在该位置确定一个小范围的球形ROI，这一方法被称为全脑探照灯分析（Kriegeskorte, Goebel & Bandettini, 2006）。通过该方法获取的数值可以用类似二级单变量分析的方式进行统计分析（包括多重比较校正）。若包含表征的区域范围未知，则可以对探照灯球体的大小进行调整。该方法仍假设这些表征相对局部，但情况并不一定如此，因为表征可能会分布在一个广泛的皮质区，覆盖整个甚至多个脑叶。已证明该情况下基于ROI的分析和探照灯分析并非最优选择（Bulthe, Van den Hurk, Daniels, et al., 2014），此时最好的选择是使用一种多尺度方法，将大尺度上全脑ROI中的MVPA、小尺度上ROI中的MVPA，以及全脑探照灯方法结合使用。

8.2.2 MVPA具体示例

图8.8至图8.10以欧普·德·贝克及其同事（2008）一项相对简单的研究（其中一个具体的实例）对MVPA进行说明。该研究旨在检验以下假设：被试在判断物体之间的形状相似性时，依赖的是较高视觉处理区所提供的形状特征。因此，研究人员预测了两个物体的神经反应差异与被试做出形状差异判断之间的对应关系。该假设不能用单变量分析来检验，因为所有物体都倾向于激活相同的高级视觉区——外侧枕叶复合体（请参阅第5章）。该区域通过体素来定义，这些体素在功能定位器中对完整物体图像的激活程度高于杂乱物体图像或纹理图像（图8.8B）。

这项研究包括九个条件，每个条件均指代一类特定物体（图8.8A）。这九个条件在整体形状包络和形状特征上有所不同，前者与人类形状判断相关性较小，后者与人类形状判断相关性高。研究包括一个组块设计，共收集了12名被试的数据。在单变量分析中，九个条件在外侧枕叶皮质的整体激活方面并未显示出差异。

图8.8C说明了MVPA方法。数据被分为两个数据集，一个包含奇数扫描运行试次，另一个则包含偶数扫描运行试次。首先通过减去所有九个条件下体素的平均响应，将每个数据集的活动模式转换为选择性模式。彩图表示被试反应相较于平均反应的情况：绿色/蓝色表示少于平均反应的激活，红色/黄色则表示激活多于平均反应。若奇数运行中有一个条件显示出选择性模式，则偶数运行中有四个条件。需要强调的是，选择性图和彩图并未对显著性设定阈值。事实上，单个体素均未显示出条件间的响应存在显著差异。MVPA的优点和敏感性在于其跨体素组合信息的能力，即使单个体素无显著差异，跨体素的响应模式也可能是有意义且显著的。在彩图下

方，可见偶数运行中的特定选择性模式与奇数运行中的选择性模式之间存在相关性。当在相同条件下比较两个数据集时，相关性的范围从正值跨越到负值。这些彩图和相关性仅是一名被试在不同条件下的数据情况。对于每名被试，需计算每对条件下的奇数和偶数运行之间的相关性，并将这些相关性填入相关矩阵（图8.8D）。

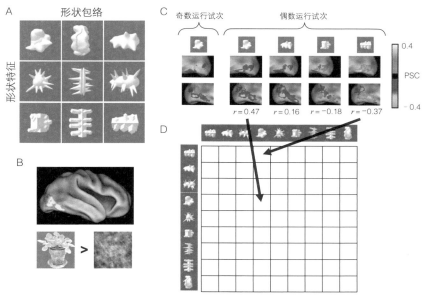

图8.8　MVPA fMRI研究中的设计和分析方法图示。（A）实验设计包括9个形状条件，由2个因素组成，每个因素包含三个水平：特征×包络。（B）以p<0.0001的阈值（未经多重比较校正），在单个被试中，依据完整图像减去杂乱图像的对比度来定义感兴趣区。（C）同一被试的选择性模式，选择性表示为对特定条件的反应减去对所有条件的平均反应（所有反应以信号变化百分比表示）。请注意，这些选择性图并未对显著性设置阈值，只在单个体素中表现出非常弱的选择性。示意图表示奇数运行中的一个条件和偶数运行中的四个条件，下方是四个偶数运行选择性图中每一个奇数运行选择性图的相关性。（D）将（C）中的相关性用于构建一个9×9的相关矩阵，以作为进一步分析的输入。
经欧普·德·贝克等人（2008）许可改编。

　　图8.9（左图）中显示了更完整的数据情况。在左图中，将相关条件分成四组：（1）比较两个数据集间相同的条件（"全部相同"）;（2）两个条件具有相同的形状包络（"包络相同"）;（3）两个条件具有相同的形状特征（"特征相同"）;（4）两个条件无共同之处（"全部不同"）。相关性（在纵轴上被称为"LOC相似性"）在组中所有的条件对以及被试（误差条表示各名被试平均值的标准误差）之间进行平均。当我们比较两个数据集中相同的条件时，相关性最高，这是每个条件都有可重复的选择性模式的主要证据。其他条件之间也表现出一致的差异，这些差异证明一些条件会比其他条

件更相似。当两个条件具有共同的形状特征时，相关性最高，这意味着这两个条件在选择性模式上最为相似。请注意，这一结果证实了研究人员的预测，当需要对具有相同特征的物体进行判断时，这些形状特征也非常重要。

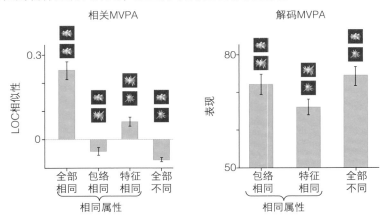

图8.9　通过相关MVPA（左）和解码MVPA（右）获得的MVPA结果。MVPA测量的相似/异性表示为刺激条件之间的差异的函数：所有形状因素相同（全部相同），相同形状包络（包络相同），相同形状特征（特征相同），以及所有形状因素不同（全部不同）。
经欧普·德·贝克等人（2008）许可改编。

图8.9中的右图显示，使用被称为支持向量机的分类器对MVPA进行解码，可获得非常相似的结果。我们预测当两个条件在fMRI选择性模式方面非常相似时，分类器将显示出较低的交叉验证性能。因此，我们预期会出现与相关MVPA相反的模式：更高的相似性意味着在相关MVPA中更高的相关性，对应于分类器的性能较低。当比较图8.9中的左图和右图时，我们的确发现了这一结果。对于许多问题，相关MVPA和解码MVPA能够提供互补的结果。

8.2.3　MVPA超越新颅相学的潜力

上一节的示例说明了MVPA的两个显著优势。第一，MVPA的敏感性使我们得以检测单变量分析无法区分的条件间差异。第二，MVPA能够提供跨体素活动模式差异大小的分级测量。

由于这两个优势，采用MVPA的研究表明fMRI不只是一种新的颅相学。例如，一位对人类如何表征物体感兴趣的认知科学家并不会对马拉赫及其同事（1995）的发现（脑中有一个区域表现出对物体图像而非纹理图案的偏好）表现出非常大的兴趣。科学家想知道该区域如何表征物体，以及这种神经层面上的物体表征是否会显示出其认知模型所预测的特征。单变量分析指出了这些表征在脑中可能的位置，而MVPA有助于进一步研究这些表征的性质。

欧普·德·贝克及其同事（2008）的例子只是众多研究中的一个，这些研究利用MVPA的能力来区分同类的刺激（在我们的例子中，是区分不同的物体）。有关物体识别的认知模型会对哪些物体（不）会存在相似的表征方式做出具体的预测。一旦我们能够区分不同的物体，就可以对这些预测进行检验。

图8.10说明了行为科学家可能感兴趣的数据类型和MVPA结果之间的关系。行为科学家可能会要求被试对物体之间的相似性进行评级，并将相似性分析技术[如多维缩放（Multidimensional Scaling，MDS）]应用于所得到的相似性矩阵，以深入了解人类判断所依据的维度。MDS的结果表示在图8.10左侧的二维空间中，其中被判断为相似的刺激被呈现在彼此附近。当我们对该图表进行观察，会注意到在这个基于行为的MDS空间中，具有相同形状特征的物体（图8.8中的行）彼此接近。根据这一结果，行为科学家会得出如下结论：这些形状特征在人类的表征中发挥着重要作用。

感知形状　　　　　　　神经形状　　　　　　　深度形状

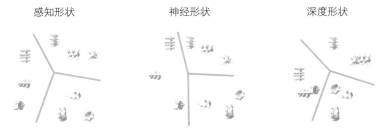

图8.10　ROI数据类型和MVPA之间的关系。人类相似性判断（感知形状）、MVPA（神经形状）和人工"深度"神经网络（深度形状）的形状表征。通过对相似/异性矩阵进行多维缩放以构建绘图。
左、右图片改编自库比留斯（Kubilius）等人（2016），中间图片基于欧普·德·贝克等人（2008）的数据制作。

（认知/行为）神经科学家可以通过MVPA的结果来检验这一预测。相关MVPA能够呈现出所有刺激对之间多体素模式的相关矩阵。正如人类判断是行为层面上的相似性测量，这些相关性是神经层面上的相似性指数。因此，该相关矩阵也可以通过MDS技术进行分析，从而得到图8.10中间的图。有趣的是，在该神经MDS空间中，具有相同形状特征的物体往往也彼此靠近。与简单的定位相比，对基于行为和神经的MDS空间进行比较能为行为科学家的模型和预测提供更重要且有效的检测。

除了能够对神经数据和行为数据进行直接比较，同样的原理也可以应用于不同来源的数据。例如，相似性矩阵和MDS空间也可以基于人工神经网络中数学单元的反应来构建，如谷歌的深度神经网络（图 8.10 中的右图；见 Kubilius et al., 2016）。正如克里格斯科特（Kriegeskorte）、穆尔和班德提尼（2008）所强调，之所以能够实现这一点，是因为比较是在相似性矩阵水平上进行的，所以无论输入数据的格式如何（行为判断、体素响应、计算机模型等），其在比较时均具有相同的格式，这种方法被称为**表征相似性分析（Representational Similarity Analysis，RSA）**。

183

　　MVPA 和 RSA 的出现影响了实验设计。鉴于这些方法的高灵敏度，以及其在多条件比较时具备的优势，MVPA/RSA 研究通常包括比第 5 章所介绍的实验设计更多的条件。图 8.11 展示的是首个（同时也是最有名的）"富条件设计"，其包括 92 个条件（Kriegeskorte, Mur, Ruff, et al., 2008）。鉴于条件越多，每个条件的重复次数就越少（若扫描时间保持恒定），不难料想每个条件下信号测量的可靠性也会大大降低。尽管如此，MVPA 和 RSA 往往能够通过这样的设计提供有意义的结果，特别是在一些条件已经可以通过单变量分析进行区分的情况下。该特定例子中便是如此，假设刺激集包括来自面部、身体部位和其他物体等条件的样本。

　　相关矩阵（图 8.11 左）和 MDS 空间（图 8.11 右）表明，对于该刺激集而言，存在一个与刺激是否为生命体（面部、身体、动物）有关的主导维度。这一发现证实了长期以来认知、神经心理学和连接主义对物体识别模型的预测。

8.2.4 我们用 MVPA 来测量什么？

　　多体素模式分析已被反复证明可用于发现单变量分析无法区分的条件间差异。在单变量分析中，传统观点认为 fMRI 的敏感性受到基础信号空间分辨率的限制。鉴于 3T 场强下的血流动力学响应通常分布在毫米级的皮质上，我们无法获得具有更高空间分辨率的信号。在多体素分析中，信号的空间特异性存在较大争议。最保守的假设是 MVPA 受限于相同的空间分辨率（Op de Beeck, 2010），毕竟其是基于与单变量分析相同的 BOLD 信号。是否提出这一假设可能会对分析数据的方式产生影响，特别是在该假设条件下考虑匹配滤波器定理，那么在预处理过程中使用空间平滑将是有意义的。

　　然而，还有另一种假设，它有时被称为超视锐度（Op de Beeck, 2010），其意味着 MVPA 可能会让研究人员接触到更精细的空间组织尺度（Haynes and Rees, 2005; Kamitani and Tong, 2005）。若该假设为真，则空间平滑将损害获取这些信号的能力。图 8.12 说明了这一假设背后的原理，图 8.12A 显示了初级视觉皮质中的一个著名组织，该组织中偏爱相似方位线条的神经元聚集在所谓的方位柱中。这种组织发生在非常细微的尺度上，以至于一个典型的 3mm×3mm×3mm fMRI 体素中能够包含

185

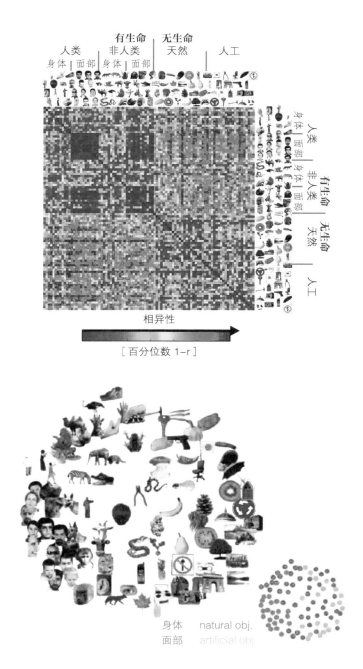

图8.11 包含92个刺激条件的富条件 fMRI 实验结果。通过将 MDS 应用于上图的相似/异性矩阵以获得下图的空间分布。

图经克里格斯科特、穆尔、拉夫等人（2008）许可转载。

许多这样的方位柱，因此个别方位柱的明显选择性将在体素水平上被平均化。如图
8.12B所示，不同方位几乎没有差异。单个体素不足以表现出哪个试次会显示哪个方
位的选择性，但通过组合，这些体素能提供更多的信息。图8.12C显示了当所有体素
中的fMRI信号被作为模式分类器（即神经网络）的输入时会发生什么，以及该分类
器在区分不同方位的任务中经过训练和交叉验证。当分类器被训练用于区分垂直和
其他方位时，其只将垂直方位分类为"垂直"，并且对其他方位的区分也几乎没有错
误。分类器的输出是非常有选择性的，基于该原理，理论上似乎有可能检测到功能
组织的信号，该功能组织的规模很小，在体素水平上的选择性也很小。

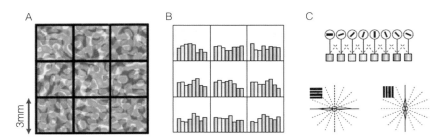

图8.12 超视锐度的原理。（A）通过侵入性光学成像得到的可视化方位柱。彩阶代表图中每
个位置上的偏爱方位。3×3网格表示fMRI的典型采样分辨率，体素大小为3×3×3mm。（B）
每个体素或网格单元对不同方位的响应，响应来自图（A）。（C）对具有弱方位选择性的多
个体素的反应模式进行训练的分类器的分类性能。极坐标图表示分类器对试次属于水平方位
（左）或垂直方位（右）的区分。图中的径向维度反映了方位与运动方向的组合，因此相同方
位在相反方向上的运动表示为相距180°。距离中心的远近反映出特定分类的频率。几乎所有
试次都被正确分类，即分别在左图和右图归类为水平试次和垂直试次。
图改编自海恩斯（Haynes）和里斯（Rees）（2006）。

　　鉴于这些理论上的考虑，我们需要理解fMRI信号和MVPA的结果在实践中反映
了什么：大尺度或小尺度选择性模式？研究该问题的一个方法是对fMRI数据进行空
间平滑，查看这种平滑是否会恶化MVPA的结果。若结果恶化，则MVPA很可能是
基于被平滑削弱的相对精细的信号。在对该预测进行的第一次检验中，研究人员观
察到了相反的结果模式（Op de Beeck, 2010）。平滑倾向于增加相同方位条件下多体
素模式之间的相关性（并降低不同条件模式之间的相关性）。这表明MVPA主要基于
相对较大的组织尺度，并可以在一定程度的平滑后保存。在首次检验之后，其他几
项研究也对该问题进行了调查。虽然从理论上可以理解，且从经验上也验证了大尺
度地图可以很强烈地决定MVPA的结果（Freeman et al., 2011），但也有一些证据表明
超视锐度可能是V1中定向解码的部分原因（Pratte et al., 2016）。其他脑区的表征可能

更粗糙，这说明最佳参数的设置（体素大小和空间平滑）可能需要取决于问题和感兴趣区（Coutanche et al., 2016）。

　　MVPA 作为一种基于 fMRI 的方法，独立于超视锐度问题，始终依赖于是否存在明确的映射/组织/聚类。若某区域包含对特定刺激属性有很强选择性的神经元，但具有相似偏好的神经元并未聚类在一起，则该缺乏空间组织的情况将导致 MVPA 不再敏感，因此缺乏 MVPA 敏感性并不意味着缺乏神经选择性。在杜波依斯（Dubois）及其同事（2015）的一项研究中，出现了单个神经元选择性和 MVPA 敏感性分离的例子，在一个面部选择性区，单个神经元具有很强的选择性，却缺乏 MVPA 敏感性。

　　即使 MVPA 有了积极的发现，仍有其他的解释性问题亟待解决。积极的发现表明实验中的多体素模式包含关于刺激/任务条件的信息，但这一发现本身并未说明这些信息是关于什么的，可能需要进一步的检验甚至实验来阐明该问题。这一问题涉及顺向推理和逆向推理的区别（第 7 章），以及需要在一个认知过程中存在差异条件（第 5 章）。假设我们有一个富条件实验的结果，如图 8.11 所示。该实验中的刺激在许多维度上均有不同，包括形状、颜色和语义关联，但存在一些维度之间的相关，例如，不同语义类别的刺激在形状上也不同。如何才能找出用以解释这些发现的维度呢？为此，研究人员进行了特定比较，以确定结果在何种程度上可以由这些维度来解释。例如，他们可以根据某种形状度量计算出相似性矩阵，查看该度量在何种程度上可以解释这些发现。此外，作者还可以设计进一步的实验，更明确地控制和/或分离多个维度[有关进一步讨论，请参阅布拉奇（Bracci）等人（2017）]。

　　此外，分类器所"发现"信息的事实本身并不能证明脑部使用了这些信息（de-Wit et al., 2016）。举一个具体的例子，威廉姆斯（Williams）及其同事（2007）向被试展示了几十毫秒的物体图像，然后呈现掩蔽图案。他们发现在 V1 和物体选择区 LOC 中的多体素模式均能区分物体。但只有在 LOC 中，正确识别的模式才强于错误识别的模式。因此并非所有的多体素模式均与任务执行水平有关，并能在执行过程中被读出。

　　总之，尽管 MVPA 在近来的 fMRI 文献中被广泛使用，但仍存在以下问题：潜在信号的空间尺度、它们与神经元选择性的关系（如在零发现的情况下）、如何从相关认知过程角度对结果进行解释、MVPA 与神经信息处理的相关性，以及诊断的潜力（请参阅专栏 8.1）。

专栏 8.1 从群体研究到使用高等方法的个体诊断

功能性成像研究通常会涉及不同被试群体间的比较。在第 3 章中，我们提及了一些在解剖学成像中的典型效应大小以及在个体水平上进行推断的后果的注意事项。我们用 Cohen's d 来衡量效应量，并将研究中的典型效应量与解剖学所提供的信息（某个特定个体属于哪个群体）相联系，结果发现典型效应量并不能确切反映个体水平上的事件信息。有时我们可以以 70% 的准确率指出被试属于哪个群体，然而准确率在通常情况下往往更低。

这种推理也适用于功能性成像，无论是血流动力学还是电生理学，均与分析的复杂程度无关。举个例子，卡斯拉安·法德（Kassraian-Fard）及其同事（2016）应用了 MVPA 中常使用的各种分类器，但在该情况中，分类器是在一个大型静息态数据集上训练的。在对被诊断为自闭症和非自闭症的个体进行区分的任务中，该分类器达到了 60%—70% 的准确率。从基础神经科学的角度来看，通过研究分类器使用哪些特征来实现，这一准确率可以帮助我们了解自闭症的神经基础。

然而，60%—70% 的准确率还不足以将分类器应用于个体诊断。功能性成像研究被广泛应用于精神障碍疾病，如抑郁症、精神分裂症、自闭症、多动症，其中许多研究都非常成功地在群体水平上确定了与这些疾病相关的各种神经变化。尽管如此，功能性成像并未被用于在个体水平上诊断这些疾病。在免费的科学文献搜索引擎 http://scholar.google.be/ 中输入 "自闭症 fMRI"，可以得到数以百计的研究文献，其中大部分记录了显著的差异，还有许多文献被引用了数百次。尽管如此，我们不能把孩子放在磁共振扫描仪里，然后用功能性或解剖学图像来帮助诊断这名孩子是否患有自闭症。精神病学家也知道不能仅仅根据成像结果就妄下结论，但自人类成像结果在大众媒体上广泛传播以来，在个体水平上所做的粗心推断就是主要常见错误之一，第 1 章中的几个例子便是如此。这一局限性是否能通过后续的发展来弥补，还有待观察。

进步可能来自更好、更灵敏的测量方法，也可能来自高等分析方法，这些方法（如 MVPA）可以捕获到多变量信号中包含的全部信息，第 3 章中与性别相关的结构性成像就提供了先进分析方法的例子。但就目前而言，我们不得不接受这样一个事实，即对脑这样的复杂系统进行非侵入性、粗糙的成像，所得到的信息并不支持在个体水平上进行灵敏而具体的预测。

8.3 功能性磁共振适应

除了MVPA，还有一种测量神经选择性的方法，克服了fMRI空间分辨率的限制。这一替代方法不依赖于反应特性的聚类，因此即使具有不同偏好的神经元在空间上相互混合，也能通过该方法获得神经选择性，这种方法被称为fMRI适应性（Grill-Spector and Malach, 2001）。

fMRI适应性依据神经反应对连续刺激的依赖程度是否相同来推断神经的选择性。通常情况下，当一个相同的刺激反复出现时，每个单独刺激事件的神经反应都会减弱；而当呈现一种不同的刺激时，这种反应"抑制"便会消失或降低。重复刺激和不同刺激之间的差异是fMRI适应性的基本测量方法。fMRI适应性对体素中神经元选择性的测量基于如下假设：只有对刺激间差异有选择性的神经元才会表现出反应上的差异。特定体素的fMRI适应性将取决于以下两个因素：（1）该体素中对刺激差异具有选择性的神经元的占比；（2）单个神经元对该差异的选择性程度。

图8.13通过一个实验说明了fMRI适应性的原理，实验包含两个刺激条件，即电子宠物蛋库奇帕奇（绿色）和库奇塔玛奇（橙色）。每幅图中的第一个刺激均为绿色，因此激活的神经元偏好绿色刺激，而偏好橙色的神经元则未被激活。在图8.13A中，第二个刺激是橙色的库奇塔玛奇，因此不同于第一个刺激。此时偏好橙色的神经元对其偏好刺激做出了很大反应，因此与第一个刺激反应一样，它也引起了强烈的BOLD响应。在体素水平上，两种刺激均会引起相同的整体响应。图8.13B中，第二个刺激与第一个刺激相同，也是绿色的库奇帕奇。这一刺激再次激活了绿色的神经元，但由于适应性的原因，其激活程度低于第一次刺激，因此fMRI整体激活程度降低。通过比较神经元在两种情况下的响应，fMRI适应性使测量刺激的选择性成为可能，即使在单独呈现两个刺激时，体素水平上激活的整体响应相同。

fMRI适应性直接测量体素对刺激随时间变化的敏感性。通常情况下，使用fMRI适应性的研究人员想要根据上述推理做出进一步推断，并利用这种对时间统计的敏感性来推断一个区域内的整体单细胞选择性。请注意，fMRI适应性充其量是对这种单细胞选择性的间接测量。与单细胞选择性不同，一些因素可能会以不同的方式影响信号对时间的敏感性。时间敏感性和单细胞选择性之间任何可能存在的分离都限制了fMRI适应性在单细胞选择性测量中的应用。

以猴子作为被试的电生理学研究已说明了这种分离。例如，萨瓦穆拉（Sawamura）及其同事（2006）已证明：一些神经元可以对两个不同的刺激A和B做出相同的反应，因此未表现出单个神经元的选择性；但当A（或B）的重复被另一种刺激打断时，则会出现 fMRI 适应性的解除。

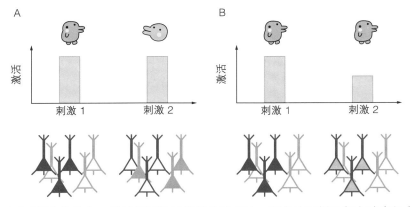

图8.13　fMRI 适应性作为一种检测神经元选择性的方法。图中的案例是每个试次包含两个刺激的设计。（A）表示包含两个不同刺激的试次；（B）表示包含重复刺激的试次。上图表示体素水平上的整体激活情况。下图则表示体素内的两个神经元亚群，一组神经元对绿色的库奇帕奇（绿色神经元）反应最强烈；另一组神经元则更偏好橙色的库奇塔玛奇（橙色神经元）。对刺激无反应的神经元用白色细胞体表示，神经元的颜色深浅反映了其反应的强度。
图经克雷克尔贝格（Krekelberg）等人许可改编（2006）。

　　萨默菲尔德（Summerfield）及其同事（2008）还提供了另一个例子。作者用两种面部刺激进行试验，当重复出现同一面部（重复试次）时，fMRI 会出现适应性；而当出现不同面部（非重复试次）时，则会表现出适应性的解除。他们发现当重复试次相对频繁时（所谓的重复组块，其中包含高比例的重复试次），fMRI 会出现预期中的适应性及适应性解除。但研究中也包括了非重复组块，其中重复试次出现得很少，因此显得出乎意料或"令人惊讶"。在非重复组块中，重复试次和非重复试次之间的 fMRI 信号差异要小得多，因此适应性效应的大小取决于重复试次的比例。鉴于潜在的单个神经元对面部差异的选择性在两种组块类型之间可能并无不同，这项研究显示了时间统计敏感性和单神经元选择性之间的另一种分离现象。

本章总结

- 本章介绍了几种高等分析方法，通过这些方法，不仅可以用 fMRI 来探究不同心理过程在脑中的定位，还可以识别区域之间如何相互发生作用，以及在一定程度上了解区域内表征的属性。
- 功能连接的研究为了解脑区如何相互发生作用和形成网络提供了机会。
- 本章介绍了两种测量神经选择性的方法，即 MVPA 和 fMRI 适应性。两种方法均依赖于特定的假设，且都有自身的劣势，但它们使fMRI在很大程度上能够应用于认知和心理功能模型的检验领域。

回顾思考

- 请概述可应用于RS fMRI扫描数据的分析方法。
- 若研究人员发现外侧枕叶皮质和顶叶内沟的fMRI信号之间存在跨时间的正相关。请问这一发现在何种程度上证明了这两个脑区之间存在直接联系？为什么？
- 请问由于每个条件下测量的时间点数量太少，导致无法在体素分析中检测到任何显著差异时，该如何通过富条件设计来获得可靠的结果？

拓展阅读

- Haxby, J. V., Connolly, A. C. & Guntupalli, J. S. (2014). Decoding neural representational spaces using multivariate pattern analysis. *Annual Review of Neuroscience*, 37, 435–456.
- Pereira, F., Mitchell, T. & Botvinick, M. (2009). Machine learning classifiers and fMRI: a tutorial overview. *Neuroimage*, 45(1), S199–S209.（该文提供了如何将模式分类器和解码应用于fMRI数据的简洁教程。）
- Van Den Heuvel, M. P. & Pol, H. E. H. (2010). Exploring the brain network: a review on resting-state fMRI functional connectivity. *European Neuropsychopharmacology*, 20(8), 519–534.（该文对静息态fMRI中的功能连接分析进行了概述。）

第三部分

电生理学神经成像

（在一个电刺激实验中）我准备并解剖了一只青蛙。我把它放在一张事先准备好电机（手摇发电机）的桌子上……机器上的导线与青蛙并未接触，且保持一定距离。顺便说一下，我的一位助手用手术刀的刀尖轻轻碰了一下蛙腿内侧的神经。突然，青蛙四肢的所有肌肉都抽搐着收缩，仿佛中了最毒的毒液……我的另一位助手说，这种现象就像导线在产生火花时发生的……我完全被这个新现象吸引了。难以置信的欲望正在燃烧，我只想重复这段经历，并揭开隐藏的东西。

——路易吉·伽伐尼（Luigi Galvani），1791

摘译自《论肌肉运动中的电力》（*De viribus electricitatis in motu musculari commentarius*）（原文拉丁语载于 https://archive.org/stream/AloysiiGalvaniD00Galv#page/ 4/mode/2up）

伏特、安培、欧姆……电力单位是以十八世纪晚期和十九世纪先驱者的名字命名的，彼时人们对电的物理学的理解正在发展。与此同时，意大利医生/物理学家/解剖学家路易吉·阿洛伊西奥·伽伐尼（Luigi Aloisio Galvani）正在研究电与青蛙腿部肌肉收缩这一生理现象的关系。通过一系列实验，他得出结论，导致肌肉收缩的原因是"动物电"，即肌肉产生和储存的一种特定类型的电。他的研究启发了许多人，包括意大利物理学家亚历山德罗·朱塞佩·安东尼奥·安纳塔西欧·伏特（Alessandro Giuseppe Antonio Anastasio Volta）。伏特对伽伐尼关于动物电的说法提出了质疑。他发明了一种通过化学反应发电的电池，并表明"非动物电"也会导致肌肉收缩。他的研究表明，无论如何产生电，都会导致肌肉收缩。通过这项工作和其他工作，伏特建立了静电容量的研究方法，为此，电压单位以他的名字命名。

与电生理学的出现类似，在浪漫主义时代，一种有点神秘的关于电（这一没有具体形状的能量存在）的观点常常与灵魂联系起来，这是一种关于什么使我们有活力和意志的哲学概念。然而，几个世纪以来，电与灵魂之间无任何科学关系得到证实。相反，我们已了解到造就我们的方式与脑活动有关，而脑活动在很大程度上又与"电"有关。这是电生理脑成像的基础，也是本书第三部分的主题。

脑的电磁场

学习目标

- 解释脑中神经活动与脑的电磁场信号之间的关系
- 解释测量电生理信号的不同非侵入性方法的优缺点
- 解释心智—脑问题的动态方法

　　电活动作为生理活动的结果，可以在细胞、组织和器官中观察到，是脑的重要特征。电活动反映了脑的状况（如健康情况），但作用不止于此；它还与各种心理过程相关，如感知、记忆和情感，以及意识状态。这就是为什么脑的电生理活动不仅为医学、生物学、行为科学家和专业人士所感兴趣，也使哲学家、艺术家、教育家、学生和普通公众为之着迷。

　　1875 年，英国生理学家理查德·卡顿（Richard Caton）报告了第一个电生理脑信号，该信号来自放置在兔子和猴子皮质表面的电极（Caton, 1875）。乌克兰生理学家弗拉基米尔·普拉维奇–涅明斯基（Vladimir Pravdich-Neminsky）在 1913 年报告了他如何通过放置在狗头骨上的电极记录脑活动（Pravdich-Neminsky, 1913）。汉斯·伯杰（Hans Berger）于 1929 年报告了在人类被试头皮上的电极记录到的第一个脑电生理信号（Berger, 1929）。伯杰是一名德国精神病学家和心理物理学家，在整个职业生涯中，他始终保持着探寻心智与脑之间关系的热情。他的传记中记录了一件发生在1892 年（当时他 19 岁）的事件，此事虽离奇但深刻地影响了伯杰（Millett, 2001）。彼时，伯杰在维尔茨堡的军队里，骑在马上，拉着重型大炮参加军事演习。突然，他的马受惊，他因此摔倒在大炮面前，大炮就立在离他几英寸的地方。与此同时，在距离维尔茨堡 100 多千米的科堡的伯杰的姐姐也被一阵莫名的恐惧击中。她确信这与弟弟的安全有关，并敦促家人询问他的安危，随后家人发了一封电报。伯杰收到

194 　信时只认为这是一场巧合，但后来他了解到整个故事，便着迷于此，于是他开始研究心理现象的物理基础，包括那些神秘现象。

　　伯杰使用了非侵入性电生理学方法来测量脑活动，该方法已成功测量了心脏活动。脑电生理信号比心脏信号要弱得多，因此需要花费很长时间从脑中获取可靠的信号。伯杰在 1929 年的第一份报告中，记录了两种类型的脑电波，其中 α 波呈现为缓慢、高振幅的振荡，β 波则表现为快速、低振幅的振荡。此外，他认为 α 波与"意识现象"有关，而 β 波则反映代谢活动。现在我们已经知道 β 波也与意识现象有关，如身体动作的计划和执行。有些讽刺的是，伯杰的研究清楚地表明脑电生理活动不能成为"心灵感应"交流的基础。因为这些信号非常微弱，只能通过紧贴头皮的传感器测量（图 9.1）——它不可能在维尔茨堡和科堡之间传播！然而，第一个对头皮进行脑活动记录的**脑电图（EEG）**是具有里程碑意义的，因为它揭开了非侵入性脑功能研究时代的帷幕。

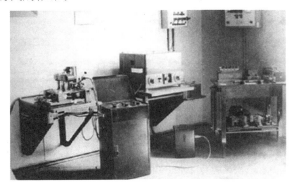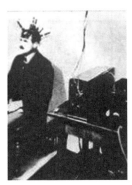

图9.1　汉斯–伯杰的脑电记录装置。一名被试戴着头皮电极进行测试。电极是充满生理盐水的碳桶，以增加头皮和电极之间的导电性。感应电流通过弦线电流计测量，弦线电流计由克雷芒·阿德尔（Clément Ader）在 1897 年发明，并经威廉·埃因托芬（Willem Einthoven）改进，后者于 1901 年用其记录心电图。
图经许可转载自古尔（Gloor）（1969）。

9.1 脑的电生理活动

9.1.1 从神经元到电场

195 　　脑由神经元、神经胶质细胞、血管和液体组成，其中电生理活动主要产生于神经元。正如第 1 章所述，动作电位（也称为"峰电位"）产生于神经元胞体附近，并通过轴突传导，由突触传递到下一个神经元。依据突触前神经元的类型，突触后神经元的树突会产生兴奋性（Excitatory Postsynaptic Potential，EPSP）或抑制性（Inhibitory Postsynaptic Potential，IPSP）**突触后电位（Postsynaptic Potential，PSP）**。为记录单个神经元的膜电位，电极需放置在神经元上、神经元内，或至少在神经元附近，这意味有必要采取侵入性措施，如将电极针插入皮质。然而，只有在接受脑外科手术等特殊情况下，侵入性方法才会被允许在人体上使用。在插入电极时，健康的脑组织会不可避免地受到损伤。因此，一种从脑外部测量脑活动的方法是有益的。出于非医学目的，电极不应侵入被试的身体，即电极/传感器与被试连接的最近位置应是头皮。

因此，头皮电极测量到的不是膜电位，而是由膜电位引起的物理变化。当膜电位改变时，在神经元和细胞外间隙会有微弱的电流。电流在脑组织中进一步传导，并产生电场。假设有一个与电流方向一致的向量，就可以直观地理解场的动力学。例如，方向相反的电流会相互抵消。每个动作电位都可能产生两个相反的场（图9.2A），因此无论产生多少峰电位，场都会被抵消。相反，每个突触后电位均会产生一个场。虽然EPSPS和IPSPS相互抵消，但它们不会同时发生在同一个突触上。此外，突触后电位的持续时间（~10 ms）相对长于动作电位（~1 ms），这也有利于在多个PSP之间进行场的整合（Nunez，1977）。

PSP在一个突触处产生的电场非常弱，此处大脑皮质的结构能够帮助整合它们。锥体神经元有长长的树突，或多或少垂直于皮质表面。因此，场可以看作是一个沿树突分布的向量，基于EPSP和IPSP之间的平衡不断改变其强度和方向。相邻锥体神经元的树突彼此平行，因此向量被整合到一个更大的场中（图9.2B）。数以万计的树突所组成的集成场足够强大，可以被放置在脑外部的传感器检测到。偶极将场模拟为向量（图9.2C）。

其他类型的神经元（如篮状和吊灯细胞）也会产生突触后电流，因此可能也参与电场的产生，但它们的树突并不像锥体细胞的尖端树突一样平行前进，因此其电流不能结合在一起形成一个强场。同理，流经突触间隙的突触电流不会形成一个强电场，所以通过非侵入方式获得的电生理信号在很大程度上反映皮质锥体神经元的突触后活动。

电生理学方法能用于测量不同尺度的脑信号。如第1章所述，侵入性方法（如膜片钳）能测量单个神经元的膜电位，而非侵入性方法则能反映大量神经元的场活动。不论使用什么样的电生理方法，重要的是要记住每个电生理信号对应的神经基础的尺度。

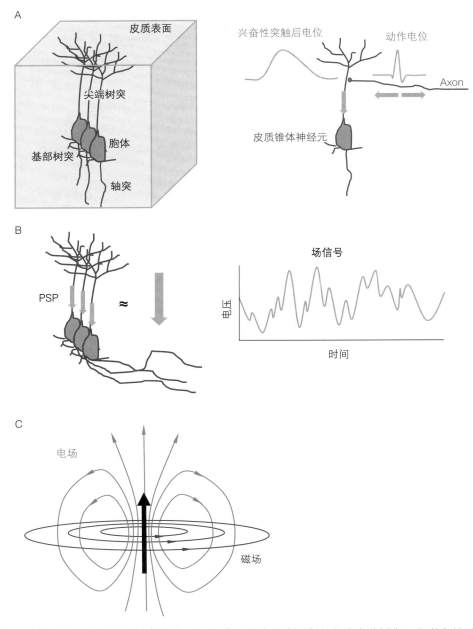

图9.2 神经元膜电位引起的电磁场。(A)皮质锥体细胞具有长长的尖端树突。化学突触活动在树突产生突触后电位。兴奋性突触活动使电位升高(EPSP),而抑制性突触活动使电位降低(IPSP)。PSP在时间和空间上整合并产生一个电磁场。突触活动由其他神经元的动作电位触发。每个动作电位产生两个相互抵消的场,因此对电磁场的贡献很小。(B)尖端树突垂直于皮质层。神经元的突触后电位(小箭头)被整合(大箭头)。整合场活动足够强,可以被脑外的传感器记录下来。整合场被模拟为偶极。(C)电磁场的图示:电场在树突和脑组织传导PSP时形成。磁场形成与电流方向垂直。场被模拟为偶极(黑色箭头)。

9.1.2 神经活动的磁场

神经元集群的电生理活动不仅产生电场，也产生磁场。磁力通常被解释为一种可以在无接触情况下就能吸引或排斥物体的力量。例如，两个磁极相对的磁铁N对S相互吸引，而磁极相同的磁铁N对N或S对S相互排斥。若把相互排斥的磁铁推向彼此，它们越靠近，阻力就越大。尽管我们在磁铁之间看不到任何东西，但我们还是能感觉到它们之间力的作用。自古以来，中国、印度、希腊等地都发现了磁现象，这些文明古国的科学家对磁现象有着自己的描述和解释。例如，普鲁塔克（Plutarch）在公元前 1005 年提出，磁铁通过表面小孔喷出的少量空气来影响他人。尽管这在今天看来可能很荒谬，但我们应注意到，普鲁塔克提出这一机械性的解释是为了反驳当时超自然力量的解释（Yamamoto, 2003）。尽管水手们知道罗盘指针会受到雷声的影响，但在很长一段时间里，科学家对磁力的研究并未表明与电有明确的联系。直到两位英国物理学家迈克尔·法拉第（Michael Faraday）和詹姆斯·克拉克·麦克斯韦（James Clerk Maxwell）在十九世纪建立了经典电磁学，人们才了解两者之间的关系。根据电磁理论，带电粒子（如电子）移动的地方就会出现磁场。电子随着电流的流动而移动，同样也随着神经电流的流动而移动，因此脑活动会形成磁场和电场。不难想象，神经电流产生的电场和磁场相互垂直（图 9.2C），两者一起被称为**电磁场**。

磁场不但是一个有趣的理论概念，而且对脑研究来说也相当重要。类似于电场，磁场的强度和方向会因突触后电流的整合而改变。但与电场不同的是，磁场受到脑组织、脑脊液、颅骨、头皮或空气的影响较小。这种高通透性使我们可以在不接触头皮的情况下测量磁场活动。正如我们将在第 10 章中看到的，不同于EEG，**脑磁图（MEG）**的传感器不用与被试头皮相连，而只需将其头部置于传感器头盔下即可。

脑磁图测量的磁场由脑电生理活动产生，这个磁场不应与MRI方法中的磁场混淆，后者是由强大的超导磁体产生的。换言之，与磁共振成像（MRI）相比，MEG并不将被试暴露在人工的高强度磁场中。结合遥感技术，MEG被认为是侵入性最小的脑成像方法。

9.1.3 从场到传感器

皮质中的电生理活动产生的电磁场可通过非侵入性手段测量。信号在信号源和传感器之间传递，因此，皮质的大体解剖结构会影响传感器处的信号。为适应颅骨结构，皮质表层被折叠，形成脑回和脑沟，所以，相对于在头皮上的传感器，信号源位于不同的深度和方向上。又因为信号源越深，信号就越弱，所以相对于来自浅皮质（如新皮质的背侧和外侧）的活动，来自深皮质（如新皮质的腹侧和内侧）的活动在信号中显得很弱。

同一深度浅皮质的信号记录方式也可能不同。传感器的灵敏度会相对于源电流的方位变化，因为传感器是沿着头皮排列的。突触后电流垂直于脑回部位的感受器，而平行于脑沟部位的感受器。例如，MEG传感器对脑沟活动比脑回活动更敏感。因此，记录的脑沟活动多于脑回活动。换言之，记录的信号是源活动的加权和。EEG电极的方位敏感性与MEG传感器的方位敏感性相反，但方位对EEG的影响少于MEG，因为来自脑回和脑沟的电信号在传导过程中相互混合，所以EEG传感器信号包含了大量混合信号（请参阅第10章的章节10.3）。

电磁场是MEG/EEG方法的物理基础，其不仅使人们得以测量神经活动，也使调制神经活动成为可能（请参阅专栏9.1和第14章）。

专栏 9.1　从场到神经元

我们已了解到脑的电生理活动是如何产生电磁场的，因而我们可以采用非侵入性方式测量电磁场。现在，让我们考虑相反的情况：若我们在脑外部产生一个电磁场，它会影响电生理活动吗？是的，的确如此。人工产生的电磁场已被用于干扰脑的电生理活动。例如，经颅直流电刺激（Transcranial Direct Current Stimulation，TDCS）和经颅交流电刺激（Transcranial Alternating Current Stimulation，TACS）从头皮电极传导电流，经颅磁刺激（Transcranial Imagnetic Stimulation，TMS）则从放置在头皮上的刺激线圈将磁脉冲传到脑部：TMS线圈的电流产生一个强电磁场，使皮质神经元的活动产生偏差。这些方法将在第14章进行详细说明。

至于自发场活动对单个神经元活动的影响，这一话题仍备受争论。神经元浸泡在不完全绝缘的离子液体（脑脊液）中。胶质细胞在绝缘中起着重要作用。一些胶质细胞会增加绝缘（例如，在轴突上形成髓鞘的施万细胞），而另一些胶质细胞则会减少绝缘（例如，星形胶质细胞形成间隙连接，在神经元之间形成电连接）。因此，从理论上讲，自发场活动可能对单个神经元的电生理活动有一定的影响。据报道，磁场活动会促进脉冲时序的同步（Fries et al., 2001）。目前，深入的研究仍在继续。

9.2 电磁场信号

MEG/EEG方法是在时间和空间上对电磁场活动进行采样，图9.3是来自EEG的信号示例。该信号与单个神经元的动作电位（一列整齐的峰电位）相比，相对平滑但不规则。平滑但不规则的振荡正是场信号的特征，此类信号携带着有关潜在神经系统的丰富信息，该系统由各种类型的神经元组成。假设一个简单系统由相互连接的兴奋性和抑制性神经元集群组成，兴奋性神经元的刺激启动了这一系统。随后兴奋性神经元刺激抑制性神经元，抑制性神经元抑制兴奋性神经元。只要刺激存在，整个系统就会呈现此起彼伏的激活状态。场信号很大程度上反映了兴奋性锥体神经元的树突活动，但正如模型所示，通过抑制兴奋性神经元的活动，信号也以更间接的方式反映了抑制性神经元的活动。从场信号中，我们可以估计神经系统的动力学。这只是一个非常简单的系统，要建立合理的生物学系统还必须添加许多其他复杂性信息，例如，需要更多神经元集群的参与，并且响应可能会有延迟。因为它反映了包含许多神经振荡的系统的活动，所以产生的场信号很复杂（Lopes da Silva and Storm van Leeuwen, 1977）。

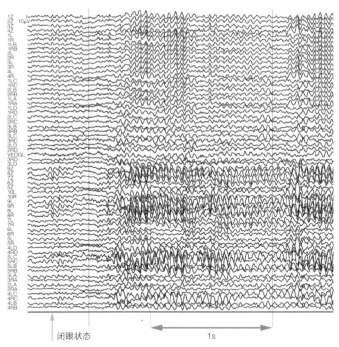

图9.3 人类EEG。EEG是通过65个覆盖整个头部的电极记录。每条线代表一个电极的脑电信号。被试是一名健康的成年人，舒适且放松地坐着。当被试闭上眼睛时，出现了大量缓慢的活动，被称为 α 波活动，其振荡周期大约为每秒8—12次，在顶叶区和枕叶区的电极上同步。

9.2.1 场信号的性质

场信号的时间图以波表示，波的一个完整周期包含一个波峰和一个波谷，一个完整周期的长度称为**波长**。MEG/EEG信号的波长单位通常是毫秒（ms），因为信号的一个周期通常在 10ms 到 2000ms。波就在许多连续的周期中一次又一次地上升和下降。**频率**表示每秒的周期数，单位为赫兹（Hz）。当信号加速时，波长减小，因此频率增加（即频率与波长成反比）。神经场信号包含多个频率，而频率按频段分组，最常用的频段包括 δ（<4 Hz）、θ（4—8 Hz）、α（8—13 Hz）、β（13—30 Hz）和 γ（>30 Hz）。在不同情况上，这些频段中的波动强度会发生变化。例如，当我们闭上眼睛时，α 频段的活动通常会增加，第 1 章给出了该调制的一个简单说明（图 1.5）。

时间图的替代方法是极坐标图。如图 9.4 所示，时间波可表示为极坐标中的一个自旋点，该表示方法展示了一个周期内活动进行到什么程度，这被称为**相位**。相位表示为 0° 和 360° 或 -π 和 π(弧度)之间的旋转角度。相位可以告诉我们很多关于信号背后神经系统状态的信息：相位有时以或大或小恒定的角速度进行，有时也会突然改变。突然的相移表明感觉输入和自发的相位重置等事件的发生。相位还可以告诉我们两个活动之间的关系。例如，一个传感器的活动可能与另一个传感器在同一相位旋转：相位同步。同步的时长、频率和（或）在什么条件下出现，告诉我们两者之间可能存在的关系。相位关系也可以是不同步的，如一个信号的相位可以比另一个信号的相位快 π/2。在该情况下，一个活动可能会引导另一个活动。成对相位分析可扩展到 $N \times N$ 传感器以绘制功能连接图，该图随时间变化，反映了脑部动力学（Varela et al., 2001）。

t 时刻的相位是 θ_t，这个角可以用复数（$a_t + b_t$ i）表示，其中 $a_t = \cos\theta_t$ 是点在实轴上的投影，$b_t = \sin\theta_t$ 是虚轴上的投影，i 是虚数单位（图 9.4A）。我们可以想象相位以"螺旋"的形式在时间中移动（图 9.4B）。极坐标图和时间波是螺旋线的两种视图形式。

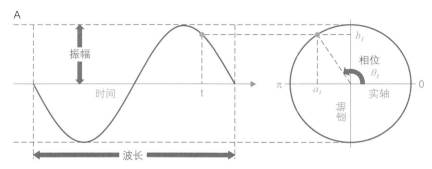

图9.4 以波或旋转表示振荡。（A）信号可以被表示为时间波或旋转。波长、频率、相位和振幅等参数是信号的特征。（B）螺旋的两种视图形式。（C）（顶部）振幅不变的振荡；（中部）振幅变化的振荡；（底部）振幅不变的相位，角速度改变。

B

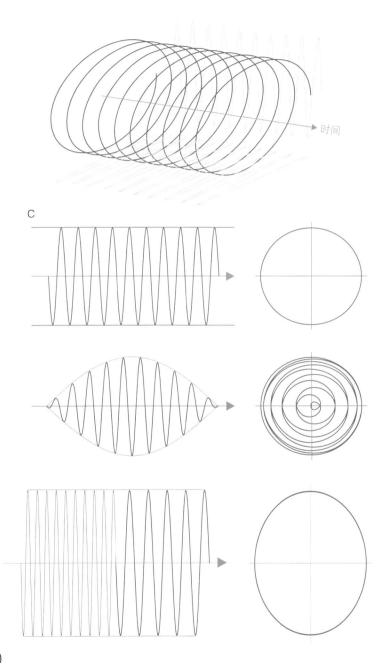

图 9.4（续）

振幅作为信号的另一个性质，也传递了丰富的信息。直观地说，振幅代表信号的能量是有道理的，因为活动越强，振幅就越大。而另一点也许不这么明显，即振幅总为零或正值。若我们将信号置于包含实轴和虚轴的极坐标图中，这就会变得很清楚。在上图中，振幅是从图的原点到数据点的向量长度。振幅的向量长度 $\sqrt{(a_t^2+b_t^2)}$ 不能为负，因此振幅始终为零或正（请参阅专栏 9.2）。在时间轴和实轴上的 2D 时间图中，信号有时被绘制在负值和正值之间，如 $-50\mu V$ 至 $+50\mu V$。该值的符号仅表示活动高于或低于基线值，如数据的平均电压。当波从波峰降至波谷时，振幅看似在减小，但在持续的活动中，这仅仅意味着活动在改变相位（如从 90° 到 270°）。在一个时间波中，当我们将一个波峰与下一个波峰、一个波谷与下一个波谷连接起来时，可以清楚地看到振幅（图 9.4C）。通过连接信号值的极值所得到的平滑函数被称为信号的包络线。我们有两条包络线存在：连接最大值的上包络线和连接最小值的下包络线。上下包络线之差的一半高度对应振幅。包络线的涨落比时间波本身的涨落小得多，当活动保持在同一水平时，包络线不会随时间变化。换言之，活动稳定振荡而不改变其振幅。当连续的波峰/波谷变大或变小时，包络线也随之变化，其表示振幅的变化。睡眠纺锤波就是一个很好的例子。睡眠纺锤波常出现于睡眠期间的 EEG 信号中。在几个到几十个周期内，振荡振幅先增大后减小，看起来就像一个纺锤。

这些性质被用来描述 MEG/EEG 信号。信号、时间曲线图和极坐标图的不同表示方式让我们对信号有了更深入的了解（见第 12 章专栏 12.1）。在后面关于数据分析的章节（第 11 章和第 12 章）中，我们将重新讨论不同的表示方法。

专栏 9.2　常见问题解答：负振幅

说到这里，有些读者可能会有这样的问题："某些诱发电位（如 N200）的振幅不是负的吗？"以下便是答案。

首先，您不是唯一一个有这样问题的人。事实上，这是经常被问到的问题之一。显然，您已阅读过一些使用 EEG（即诱发电位）作为测量方式的研究。诱发电位的详细内容将在第 11 章（章节 11.2.2）中介绍，但为了回答上述问题，我们先在此处进行概述：诱发电位是对刺激事件（如闪光）的神经反应。诱发活动通常隐藏在持续的振荡中，因此需要进行大量的信号处理才能使其可见。一旦处理得当，我们可以看到一条由许多波（有大有小、有快有慢）组合而成的复合波，从活动的基线水平上升，在刺激事件出现后的一段潜伏期内出现。基线水平通常是事件发生之前的活动水平。在复合波中，显著突出的波峰通常以极性和潜伏期命名，例如，N200，N200 是一个"负"波峰，潜伏期为200ms。在 EEG 诱发电位的情况下，一个诱发活动的正或负符号仅表示峰值高于或低于基线。

对于被诱发的成分，我们不能像对持续活动那样绘制包络线；N200 只在刺激后出现一次（即没有第二个 N200 来绘制包络线）。将 N200 视为一个单一的低谷，它从基线开始，在 200ms 左右触底，然后返回基线。因此，下包络线连接基线、最小值和基线，而上包络线则是一条绘制在基线上的平坦的线。包络线的半高在任何时间点均为零或更大值。在径向表示（极坐标图）中，波在一个周期中旋转，将半径从零（基线）增加到最大值（谷），然后返回零。半径永不为负。

我们对于"负"振幅的印象似乎来自时域中诱发成分的出现，因为该活动向基线的负方向发展。但正如章节 9.2.1 中介绍的，在时域中，振幅不应由波本身而应由包络线来确定。因此，简单来说，答案便是："不，振幅不是负数！"

9.2.2 场信号的维度和分辨率

现代信号记录系统通常包含许多传感器——有时数十个，有时数百个——覆盖整个头部。从多个传感器同时记录的信号可以绘制在头皮或 MEG 头盔表面。传感器水平的信号图是二维的，因为它是脑活动在传感器表面的投影。大部分数据分析均通过该二维地图完成。例如，α 频段活动的振幅便可以绘制在该图上。通过这种方式，我们可以很容易地观察到后部传感器的振幅大于前部传感器。

传感器水平信号是不同深度和方位上源信号的加权混合。若想知道三维脑空间中的信号来自哪里，需要对信号进行进一步处理。然而，类似于从二维图像估计三维结构，仅依靠传感器水平的数据无法获得足够的信息来确定信号源位置。为了弥补这一点，我们需要做出一些假设（如脑中的来源可能在哪里、有多少）。例如，当初级视觉皮质对视觉刺激的反应是感兴趣活动时，我们可以假设皮质中有少量的偶极。结构性 MRI 图像和在图像上映射的电极位置为我们利用传感器数据估计信号源提供了数学约束。或者，我们也可以假设大量的偶极覆盖了部分皮质。我们还可以根据该区域的激活模式来估计源活动。通过仔细选择假设和估计方法（并满足其他条件，如足够多的电极），我们可以获取三维源活动的估计值（图 9.5）。源定位的更多细节将在第 13 章的章节 13.3 中进行讨论。

传感器空间

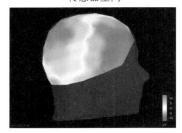

源空间

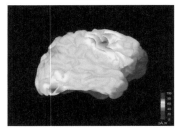

头部模型

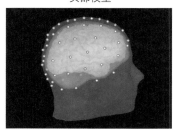

图9.5　传感器空间中的EEG及其估计来源。EEG传感器水平的数据（左上）通过头部模型（下）映射到皮质表面（右上）。头皮上的小点表示电极位置。

　　源估计是神经信号处理中发展最快的分支之一，各种源估计的方法已经被应用，并得到了有价值的结果，但一般的限制因素（如传感器与源之间的距离）仍会影响定位结果。例如，内侧和腹侧皮质的活动很难估计（Korhonen et al., 2014）。换言之，即使用最先进的信号处理技术确定信号来源，仍存在相当多的不确定性。颅内和侵入性的方法，即立体定向脑电图（sEEG）和皮质电图（ECoG），具有更少的空间不确定性。源和传感器（sEEG的深度电极和ECoG的硬膜下电极）之间的体积很小，因此，与MEG/EEG信号相比，ECoG和sEEG信号中的源信号衰减和混合更少（Kajikawa and Schroeder, 2011）。然而，这些侵入性技术只能在有限的区域记录信号。与其他方法（磁共振成像）相比，电生理脑成像方法在从大体积的脑中获取三维信号方面存在不足。通过脉冲序列，MRI信号直接反映了信号源的三维位置。

　　相比有限的空间分辨率，场信号的时间分辨率较高。每秒采集1000个数据点对于典型EEG记录系统来说轻而易举，这远快于血氧水平依赖（BOLD）fMRI，后者通常每几秒钟采集1个数据点。最重要的是，场信号的时间分辨率足够高，足以研究一系列有趣的脑部动力学。

　　事实上，仅靠对活动的空间定位还不足以回答我们所有的问题。例如，当预期有视觉刺激时，前额区是否早于枕区被激活？这一问题只有知道了位置和时序才能处理。脑被认为是一个执行许多信息处理步骤的系统。为理解脑部动力学，当然需要考虑许多脑区活动的时序、速度和时间模式。

MEG/EEG信号的高时间分辨率明显优于fMRI信号。例如，对触觉刺激的诱发反应，其潜伏期约为50毫秒，可以很容易地与诸如短期体感记忆相关的活动区分开。若使用fMRI方法中缓慢的血流动力学信号，这种信息处理阶段的时间区分即使能够实现，操作起来也非常困难。再者，对于需实时控制的应用（如驾驶车辆的脑机接口），场信号的高时间分辨率至关重要。此外，该信号可以在很长的时间段内记录。例如，通常在临床环境下，夜间EEG监测用于评估睡眠质量，时间范围从几毫秒到几小时，涵盖了有关神经活动与行为和（或）心理现象之间关系的一系列议题。

9.3 脑部动力学与心智动力学

MEG/EEG信号不仅是专家们的兴趣所在，也为普通大众所着迷，因为其与我们的主观体验和精神状态的相关性比其他生物信号更强。例如，每晚我们都会经历精神状态的巨大转变：从有意识到无意识。这与EEG信号的明显变化相关（图9.6）。当我们进入睡眠状态时，信号以较慢的频率和较大的振幅振荡，并在传感器上有更多同步。随着睡眠加深，振幅和同步性升高，峰值频率进一步降低。慢波睡眠持续一段时间，然后场信号频率突然增加，同时振幅和同步性降低。这种脑状态与我们清醒时的状态相似，但此时我们仍处于睡眠状态。这一睡眠阶段的特征表现为眼球的快速运动（闭眼时），因此被称为快速眼动期（Rapid Eye Movement，REM）睡眠（Aserinsky and Kleitman, 1953）。有趣的是，REM睡眠状态通常与做梦有关。场信号告诉我们，健康人群一整晚的睡眠周期（6—8小时）会重复几次。这些非常有规律的脑部动力学与我们的主观体验关联紧密，且很容易从无规则且空间上粗糙的MEG/EEG信号中得到。

有点讽刺的是，单个神经元的膜电位——具有最佳时空分辨率的电生理神经信号——几乎没有足够的信息来将脑和心智动力学联系起来。神经元何时以及发出多少次信号并不能直接反映我们当时的体验。毫无疑问，MEG/EEG信号是膜电位的物理结果。同时，场信号具有单个神经元信号所不具有的特性，例如，振荡和癫痫发作，这些特性来自神经元、神经胶质细胞和其他支持元素（如血管）所组成的系统，并显示出与精神状态的一定相关性。通过对膜电位和MEG/EEG信号的比较，可知探寻神经与心智活动的联系需要着眼于整个神经系统，而非单个神经元。

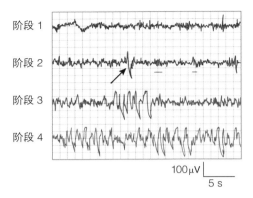 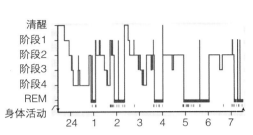

图9.6　睡眠阶段。不同睡眠阶段的EEG（左）。随着睡眠从第1阶段加深到第4阶段，EEG振幅增加、频率降低。箭头和下横线分别表示K-复合体和睡眠纺锤波，两者是第2阶段睡眠的特征。健康成人夜间的睡眠阶段（右）。
图经许可转载自卡斯卡登（Carskadon）和德门特（Dement）(2000).

　　然而，场信号的动力学和精神状态之间的相关性是有限的，例如，当我们处于无意识状态时，脑可以缓慢地（慢波睡眠）或快速地（REM睡眠）振荡，这可能是由于脑的代谢周期等非精神活动所引起的场信号变化。然而，这一结果仍然有可能表明脑和心智的运作方式不同。这样的思考唤起了一个千年哲学难题：身心（脑）问题（Chalmers, 1996）。同时，利用脑电信号可以研究当前存在的一些问题，如植物人状态患者的意识（Rosanova et al., 2012）。总之，有关场信号的科学研究及其应用与我们每个人都密切相关，且令人振奋。

本章总结
- 神经元的电生理活动会产生电磁场。皮质锥体神经元的尖端树突活动所产生的场活动可以通过非侵入性方式测量。
- 可测量的信号受限于皮质处的细胞结构、大尺度上的解剖结构，以及头皮上/附近传感器位置。
- 场活动在时间上振荡，因此，信号被表示为一个随时间变化的波，波也可以表示为旋转。振荡的性质，如频率、相位和振幅，均被用于描述和分析信号。
- 场信号具有较高的时间分辨率，因此，携带着关于脑网络动力学的丰富信息；与之相反，场信号的空间分辨率相对于其他脑成像技术（如fMRI）较低。
- 场信号反映了神经系统的动力学，而神经系统的动力学显示出与心智状态的适度相关性。

回顾思考

- 请解释为何MEG/EEG信号主要反映来自皮质锥体神经元的电生理信号。

- 请问您同意这两种说法中的哪一种？解释您的选择原因。（A）偶极是MEG/EEG信号来源的超级神经元聚类。（B）偶极是描述神经元集群电生理活动的模型。

- 请问为何MEG/EEG信号与其他神经成像技术相比，空间分辨率怎样？同时请说明如何提高其分辨率。

- 请描述电生理学方法应用的三个研究领域或实际应用，并解释这些方法为这些场合/领域提供的优势。

拓展阅读

- Buzsáki, G. (2006). *Rhythms of the Brain*. New York: Oxford University Press.

- Nunez, P. L. & Srinivasan, R. (2006). *Electric Fields of the Brain: The Neurophysics of EEG*. New York: Oxford University Press.

第**10**章
脑电图和脑磁图

学习目标
- 解释每种电生理学方法测量的对象
- 理解研究论文中的信号采集方法
- 解释电生理学方法的利弊

这是我经历过最可怕的事情……当时我不小心把两只脚放在了刚从水里钻出来的电鳗身上。在那一天剩下的时间里，我的膝盖和几乎每个关节都剧烈疼痛。如果想知道伏打电池和电鳗产生电流感觉之间的区别，那就应该在后者处于极度虚弱状态时触摸。

——亚历山大·冯·洪堡（Alexander von Humboldt），1800 年，摘自《美洲虎和电鳗》，选自威尔逊（2007）翻译的《新大陆的航行》（*Voyage aux régions équinoxiales du nouveau continent*）（原文载于 http://dx.doi.org/10.3931/e-rara-24320）

亚历山大·冯·洪堡是一位德国的（确切地说是普鲁士）博物学家。他在中南美洲的一段探险经历被出版成一系列书籍，在欧洲和其他地方被广泛传阅，他也因此成名。洪堡出航时，他 31 岁，充满了活力和好奇心。在奥里诺科河沿岸地区，当地导游告诉他电鳗是一种可以长到 2 米长的带电的鳗鱼。根据导游的说法，这些鳗鱼可以直接让来到池塘边喝水的马瘫痪。尽管导游一再警告，洪堡还是想体验一下。他的描述并没有夸大自己的经历，因为巨型鳗鱼的放电可以达到 600 伏特（Catania，2016）。

与令人印象深刻的鳗鱼的发电能力相比，我们的脑部在微伏（μV，百万分之一伏特）数量级上产生的能量显得微不足道。一方面，我们正在进行的脑活动（电活动）没有威胁到他人是一件好事；但另一方面，要测量如此微弱的信号也是一个挑战。例如，一盏日光灯可以轻易地发射出比脑活动高出 100 倍的电活动。记录脑电活动时，需要防止或减少此类非脑活动（噪声）的干扰，且记录脑电活动时必须使用高保真传感器和放大器。本章主要介绍了测量脑活动的两种主要技术，即**脑电图**（**EEG**）和**脑磁图**（**MEG**）。

10.1 脑电图（EEG）

脑电图（EEG）测量大脑活动所产生的电信号，正如在第 9 章中所介绍的，对该信号贡献最大的是皮质锥体神经元尖端树突。在贯穿多个皮质层的长树突中，形成数十万个突触，有些是兴奋性的，另外则是抑制性的。兴奋性和抑制性突触后电位产生了复杂的突触后电流。电流主要在尖端树突中流动（主要电流），也在脑组织、脑脊液（CSF）、颅骨和头皮中流动（回流电流）。生物组织的电导性并不均匀（如脑组织和脑脊液相比，颅骨能更好地传导电流）。电流沿着颅骨方向扩散，与其他来源的电流混合，最终在脑和头皮之间形成了一个复杂的电场。因此，从头皮电极获得的电信号反映了许多不同来源的电活动。

为记录信号，需建立一个从头皮到记录设备的电路。因为大多数人头上并没有电缆插孔，所以需要使用一根特殊的连接线，线的一端是电极：电极被粘贴在头皮上，另一端连接到记录设备上。我们可以将从头皮感应电流的过程类比为从水箱倒水（图 10.1）。水龙头的水量大小取决于水位的高低和水龙头开启的程度。尽管头皮上的电压非常低，但我们还可以找到一个更低的点，如地面。记录设备接地，因此电流从头皮流向地面。电路电阻越小，流过的电流就越大。最大电阻出现在电极和头皮之间的间隙处。为保持较小的电阻，需在间隙中填充导电物质（凝胶或膏体），然后打开水龙头。记录设备放置在头皮电极和地面之间，将感应电流转换为电压，就像将一只手放在水流中，感知有多少水在流动、水位有多高。

请注意，设置电极的目的不是施加电流，而是接收电流，EEG 技术并不会向脑施加电流。通过脑刺激技术对脑施加电流的技术有：经颅直流电刺激（TDCS）和经颅交流电刺激（TACS）。这些脑刺激技术也使用电极，可用于向脑施加电流，有些也能用于接收信号（请参阅第 14 章）。虽然 EEG 和经颅电刺激都是基于全脑传导的，但两种方法的电极功能并不同。

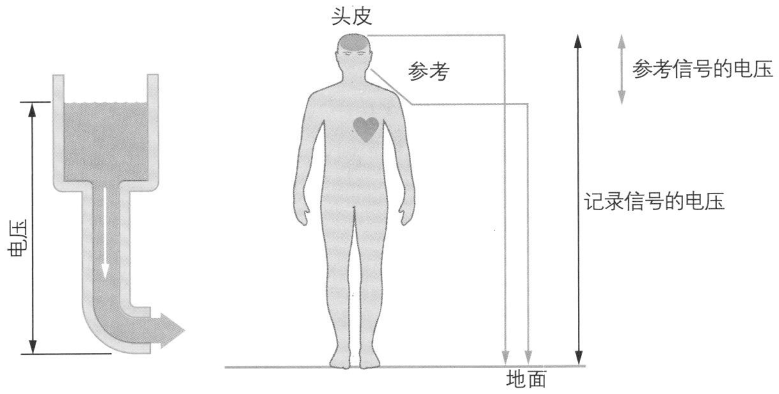

图10.1 EEG测量的图示。

10.1.1 EEG电极

脑电图的电极被放置在头皮上，用于记录脑活动而产生的电流。电极有各种形状和大小，典型的电极是圆盘或纽扣形状的（直径约5mm），但也可以使用其他形状，如针状、梳状和网格状（图10.2）。单独的电极通过绷带和/或胶水来连接。为有效连接大量电极，通常使用安装多个电极的电极帽。电极材料包括银（Ag）、锡（Sn）、烧结银，以及氯化银（AgCl），这些材料均导电，并且可以安全地与头皮连接。脑电活动的信号质量会因所用材料的不同而略有不同（Tallgren et al., 2005），因此需要根据记录的目的选择材料。例如，外部刺激所引起的脑反应常包含缓慢的活动，而因为Ag/AgCl电极能够提供稳定的慢信号，所以通常是诱发反应记录的首选。

头皮和EEG电极之间的小间隙会被填充上一种导电物质：膏体、凝胶或含有离子[如亚氯酸根离子（Cl⁻）]的盐水。填充物用于减小头皮和电极之间的电阻，即接触阻抗。随着接触阻抗降低，头皮到电极的电流增大。鉴于阻抗对高频率活动的影响大于低频活动（Kappman and Luck, 2010），所以为在宽频带中获得良好的**信噪比**（Signal-to-noise Ratio，SNR或S/N），阻抗需尽可能保持在低水平，建议小于5 kΩ（Picton et al., 2000）。商业脑电图记录系统提供了阻抗检查功能：通过向电极输入10 Hz 的微弱交流电来测量接触阻抗。检验电流非常微弱，不会被被试察觉，且保持在医疗设备电气安全的标准之内（ICNIRP, 2010）。

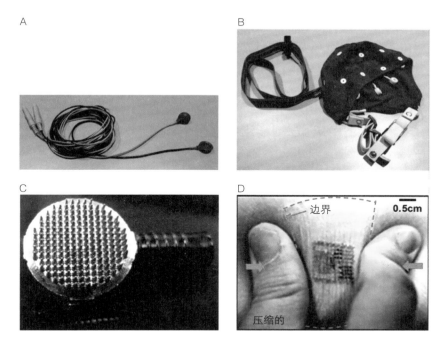

图 10.2　EEG 电极。（A）圆盘电极。（B）电极帽。（C）3D 打印的高密度干电极，其中每个引脚均为一个电极（Salvo et al., 2012）。（D）放置在额头上的"文身贴纸"电极（Kim et al., 2011）。
图片经许可转载。

　　理想情况下，电极的位置和数量应根据每项研究的目的确定。例如，当我们对视觉刺激引发的脑反应感兴趣时，我们肯定会将电极置于头部后侧，靠近脑后部的视觉皮质。然而，当我们对走神等的脑电图感兴趣时，决定电极的位置就不那么简单了。我们可以放置覆盖头部的多个电极，从而对整个头部进行 EEG 采样。该情况下我们需要多少个电极？可以不管头部大小，每个人均使用相同数量的电极吗？在研究的早期，这些参数由每项研究、研究人员和/或研究小组所决定，因此，将几项研究的结果进行比较很麻烦。1947 年，在伦敦举行的国际脑电图和临床神经生理学会议上，开始了一项关于建立 EEG 电极位置国际标准的倡议。11 年后，结合几个主要的电极放置系统，**国际 10-20 系统**建立完成（Jasper, 1958）。

　　国际 10-20 系统是根据在头皮上绘制的网格来指定电极位置，头皮的网格线段基于头部周界 10% 和 20% 的位置点（见专栏 10.1），"10-20 系统"的名称便代表了这一分类的比例。电极被放置在网格点上，位置以缩写表示：前额极（Frontal-polar，Fp）、额（Frontal，F）、中央（Central，C）、顶（Parietal，P）、枕（Occipital，O），以及颞（Temporal，T）。左半球的位置以奇数表示，右半球的位置则以偶数表示，如 F3

和F4。中矢线上的位置以z（Zentrum）表示，如Fz。该系统规定了覆盖整个头部的 19个电极位置（图10.3），这些位置的间隔大致相等，适合于监测整个脑部活动。因为位置由比例决定，所以不论头部大小，均使用相同数量的电极，使个体间的比较更为简单。该系统还指定了6个可能的参考电极位置（请参阅电极和接地电极）。

215

专栏10.1　设置国际10-20系统的五个步骤

步骤1

电极位置根据四个骨骼标志确定：**鼻根、枕骨隆突**，以及**左右耳前点**（专栏图10.1）。额鼻骨缝在鼻根处穿过中矢线，对应于头皮上鼻梁的最低点。枕外结节在枕骨隆突处穿过中矢线，对应于头后部中矢线最高点下方的点。耳前点位于耳屏间切迹上方，大致在耳孔前方。脑的大部分，尤其是新皮质，均位于这些标志点上。现在，通过头部的顶点画一条从鼻根到枕骨隆突的弧线，再通过**顶点**画另一条从左右耳前点开始的弧线，前—后和左—右的弧线在中点交叉，第一电极便放置在交叉点上，这一位置被称为中央点，记作Cz（即Central-zentrum）。

步骤2

将鼻根-Cz-枕骨隆突之间的弧线按10%、20%、20%、20%、20%和10%的弧长进行分割，这使我们得到了在鼻根和枕骨隆突之间的五个分割点。第一个点（距离鼻根10%弧长位置的点），被称为额极中线（Frontal-polar-midline，Fpz）；第二个点（距离鼻根30%弧长位置的点）是额中线（Frontal-midline，Fz）；第三个点是距离鼻根或枕骨隆突50%弧长位置的点，即Cz；第四个点（距离鼻根70%弧长位置点），是顶中线（Parietal-midline，Pz）；第五点（距离鼻根90%弧长位置点）是枕中线（Occipital-midline，Oz），在枕骨隆突上方10%弧长位置。中矢线上的所有电极都以字母"z"标志。

步骤3

同理，将左耳前点-Cz-右耳前点之间的弧长按10%、20%、20%、20%、20%、10%进行线段分割，也将得到五个电极位置点：从左到右，这五个位置分别被称为左颞（T3）、左中（C3）、Cz、右中（C4）和右颞（T4）。请注意，左半球的电极以奇数标志，而右半球的电极以偶数标志。

步骤4

画一条连接Fpz、T3、Oz、T4四个10%位置点的周界，将左弧（Fpz-T3-Oz）分成10%、20%、20%、20%、20%和10%弧长的线段。电极被放置在这些点上，依次为Fp1、F7、T3、T5、O1。同样，右弧（Fpz-T4-Oz）也被分成10%和20%弧长的线段，依次得到Fp2、F8、T4、T6和O2的电极位置点。

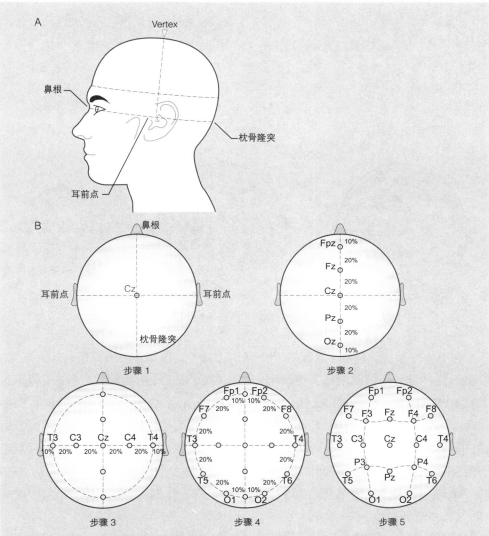

专栏图10.1　国际 10-20 系统的解剖标志点（A）和在指定头皮电极位置的五个步骤（B）。

步骤 5

最后四个位置由彼此相邻的电极位置决定。在 F7 和 Fz 之间，以及 Fp1 和 C3 之间画一条短弧，弧线相交的中点即 F3。F4 以同样的方式用 F8、Fz、Fp2 和 C4 定位，P3 同样由 T5、Pz、O1 和 C3 进行定位，位置 P4 由 T6、Pz、O2、C4 进行定位。

10-20 系统的 21 个头皮位置中有两个（Fpz 和 Oz）未被使用，这是为了避免电极密度不均匀，如 O1、Oz 和 O2 电极会比 C3、Cz 和 C4 更接近，因此电极总数为 19 个。Fpz 有时被用作接地位置，而在更高密度的系统中（如 10-10 系统），Fpz 和 Oz 则是有效的头皮电极位置。

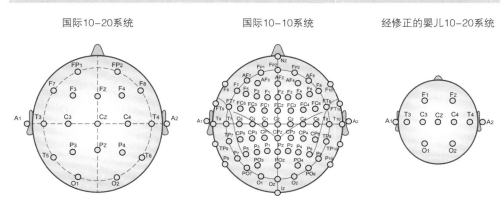

图 10.3　国际 10-20 系统、国际 10-10 系统，以及婴儿 10-20 系统

在 10-20 系统的基础上，又有几个系统被开发。国际 10-10 系统（AES, 1994）以 10% 进行划分，因此设置了更多电极位置（具体而言，指定了 73 个头皮位置）。其在 10-20 系统的电极基础上添加了四排电极：前额（Anterior-frontal，AF）、额中（Fronto-central，FC）、额颞（Fronto-temporal，FT）、中顶（Centro-parietal，CP）、颞顶（Temporo-parietal，TP）和顶枕（Parieto-occipital，PO）。鼻根、枕骨隆突，以及周界的横向位置也作为电极位置。10-10 和 10-20 系统之间的电极符号略有不同，10% 周界上的电极在 10-10 系统中为 T7、T8、P7、P8，分别对应 10-20 系统中的 T3、T4、T5、T6。

对于新生儿，研究者设计了一个带有九个电极的修正版 10-20 系统（Kellaway and Crawley, 1964）。新生儿系统将 Fp1 和 F3 替换为 F1，其位于中矢线 20% 周界和 10% 左侧处。同样，Fp2 和 F4 也被 F2 取代。除了 F1 和 F2 以外，还包括 T3、C3、Cz、C4、T4、O1 和 O2。

10-20 系统还可以作为头皮的参考系。研究中特有的电极位置常被报道，如"……电极被放置在 C3 和 Cz 位置之间"。脑电刺激或磁刺激的位置也常使用该系统（Herwig et al., 2003）。

10-20 系统的替代品已被开发出来，以应对不断增加的电极数量。在 10-20 系

216

统中，电极放置于一个矩形点阵的顶点上，如 Cz、C4、P4 和 Pz。Cz、P4（对角线）之间的距离大于 Cz 与 C4（一侧）之间的距离。当电极数量增加到 10-10、10-5 等系统时，不均匀性也随之增加。这对于一些信号处理方法来说是一个问题，因为来自脑部某些区域的 EEG 采样密度会小于其他区域；而三角形点阵能减少电极间距离的不均匀性，因此一些高密度 EEG 电极阵列采用三角形点阵。到目前为止，还未在不同的三角点阵系统间实现标准化。

参考电极和接地电极

参考电极为 EEG 信号提供了生物基线电压水平。为何我们需要这样一个基线？因为除了脑部之外，心脏和肌肉等器官也会产生电生理活动，且非脑电生理活动往往比脑活动更强。非脑活动通过身体到达头皮，并被整合到脑活动中。换言之，头皮和地面之间的电压被非脑活动放大了；参考电极则用于测量生物噪声。例如，参考电极被连接到耳垂和鼻尖上，耳垂和鼻尖靠近头皮，但下方并不是脑。因此来自参考电极的信号可以看作是噪声，在对 EEG 信号进行预处理时，需将头皮电极减去参考信号（图 10.1）。

10-20 系统指定了 6 个参考位置，左右耳垂分别为 A1 和 A2。耳垂电极的材料与头皮电极相同，但形状可能不同，如耳垂处会使用夹子形状的电极。M1 和 M2 则代表左右乳突，即位于耳后的参考电极，此处颞骨较厚，因此离脑较远。用于乳突的电极通常与用于头皮的电极类型相同。鼻咽电极以 Pg1 和 Pg2 表示，分别置于左右鼻腔。鼻咽参考用于临床情境下，如诊断脑死亡，电极呈棒状，因此可以置于鼻腔中。参考电极位置的选取根据每项研究的目的来确定，除了 10-20 系统的 6 个位置，其他位置（如鼻尖和电极组合）也可以使用。那么如何决定使用哪一参考电极呢？这一问题与伪迹去除紧密相关，我们将在第 11 章（章节 11.1.2）进行讨论。

接地电极是为了保护被试免受意外漏电的伤害，其材料和类型通常与头皮电极相同。电极被置于被试头上，如 Fpz 这一 10-20 系统中未使用的位置。不同位置可用于不同记录系统，来自接地电极的信号有时被用于计算接地电压水平。地面水平接近零，但并不固定。环境噪声，如电器的电源供应，会影响基线水平。来自电极的信号被用于计算一个适当的地面水平，因此接地电极有时也被称为"记录参考"。

眼电图电极

眼电描记术（Electrooculography，EOG）用于测量眼球运动所引起的电活动。带静电的眼球移动时，眼睛、前额和头皮周围的电场也会发生变化，因此电荷会被添入 EEG 信号中。事实上，眼电图（Electrooculogram，同样缩写为 EOG）是 EEG 记录中的主要伪影之一。为消除这一伪影，需同时监测EOG和EEG。

　　四个电极放置在眼睛周围（图10.4），其中左眼眶左侧和右眼眶右侧的电极用于测量水平眼电描记术（Horizontal Electrooculography，HEOG），非主视眼眉毛上方和眼眶下边缘下方的电极用于测量垂直眼电信号（Vertical Electrooculography，VEOG）。EOG电极所使用的材料与EEG电极相同，记录地面通常与EEG共用，大多数商业EEG记录系统均提供EOG接口。EOG伪影去除和其他预处理技术将在第11章中进行描述。

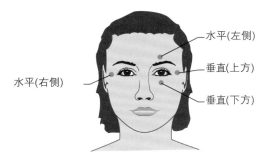

图10.4　EOG的电极位置。共设置四个电极，其中垂直EOG电极通常置于非主视眼上下。

专栏10.2　干电极

　　干电极是指无需导电填充物（如凝胶、膏体）的EEG电极，用于超高密度记录等方面。随着电极密度增加，电极间距离减小，如只有2mm（如图10.2C）。干电极记录相似的信号，但每个信号之间略有不同。在高密度记录中，即使是很少量的凝胶渗漏也会导致电极之间短路。这种所谓的凝胶桥使被桥接的电极的信号完全相同，因此破坏了信号的记录，干电极便不会出现凝胶桥现象。干电极的另一个优点是使用方便，节省了将凝胶涂在多个电极上耗费的时间和精力。此外，没有黏糊糊的凝胶，对被试也会舒适些。

　　然而，干电极的阻抗通常比湿电极高。为弥补这一点，干电极通常需要一个特殊的放大器。在这点上，干电极的信号质量较差，且专用放大器往往比传统湿电极系统更昂贵。但干电极方法的潜力是显而易见的：将干电极方法想象成一个高密度的电极阵列，能像耳机或发饰一样佩戴。

10.1.2 EEG放大器

从头皮测得的电活动很弱，电压数量级仅为微伏（μV），而百万分之一伏特的电压对于通常需要 5 伏或更高输入信号的记录设备而言太弱了，无法驱动记录设备，因此，放大 EEG 记录信号必不可少。事实上，"EEG 放大器" 经常被当作 "EEG 记录系统" 的代名词。EEG 放大器可以放大微弱的信号，且失真很小。放大频率范围一般设置在 0.1—500Hz 之间，最低频率由一个名为**时间常数**的参数决定。时间常数越大，最低频率越小。为获得 "超慢" 的活动（如 0.1—0.03Hz，相当于血流动力学响应 fMRI 信号的主导频率范围），通常需使用一种特殊的放大器，称为 **DC 放大器**，字母 DC 代表直流电流（Direct Current），直流成分的频率为 0Hz，因此是最慢的活动。直流电放大器能够放大直流电流和非常缓慢的成分而不失真。在这方面，典型的 EEG 放大器是**交流（AC）放大器**；而因为 EEG 放大器大多是 AC 放大器，所以通常在称放大器时省略 "AC"。在现代 EEG 系统中，信号不止一次被放大，即先使用模拟信号，再使用数字信号。前置放大器是指放大和整流模拟信号的装置。

　　预放大后，模拟信号被送入**模拟-数字（Analog-to-digital，AD）转换器**。AD 转换器以较短的时间间隔对模拟电压信号进行采样（如每 2ms 采样一次），每秒的采样次数称为**采样频率**或**采样率**。例如，若每 2ms 对数据进行一次采样，则数据每秒采样 500 次，采样频率即为 500Hz。若采样频率相对于信号频率过低，采样就不能很好地代表原始信号：会产生一个原始信号中不存在的缓慢成分，这一问题被称为混叠（图 10.5A）。根据**采样定理**（也被称为第 1 章中所介绍的**奈奎斯特定理**），采样频率应是信号频率的两倍以上。通过想象如何编码一个正弦波周期，可以直观地理解这一定理。编码一个周期至少需要在峰值处和波谷处各有一个点，即两个点。在 EEG 中，通常感兴趣的频率范围是 0.1—50Hz，因此采样频率需要为 100Hz 或更高。

　　在计算机上的信号处理中，采样值被二进制化。1 位编码将相对于单个阈值，如平均电压值的每个值编码为 0 或 1。2 位编码则以 $2^2 = 4$ 级对值进行编码：00、01、10 和 11（图 10.5B）。类似地，3 位编码有 $2^3 = 8$ 级：000、001、010、011、100、101、110 和 111；4 位编码将是 $2^4 = 16$ 级：0000、0001、0010 等。二进制化的水平称为 **AD 级别**，级别越高，信号的编码细节就越多；而在 EEG 记录中，AD 层级一般为 8 位（$2^8 = 256$ 层级）或更高。

　　数字化 EEG 是一个大型数据点矩阵，即 N 个电极在时间上的 M 个数据点。采样频率、通道标签、被试信息等记录信息会与 EEG 数据矩阵一起保存。当实施一个任务时，事件标记（如刺激开始和按下反应按键）也会被保存。一些 EEG 文件格式将 EEG 和记录信息保存在一个文件中，而另一些格式则将 EEG 和记录信息分别保存在单独的文件中。大多数 EEG 记录系统和分析包支持多种输出文件格式。

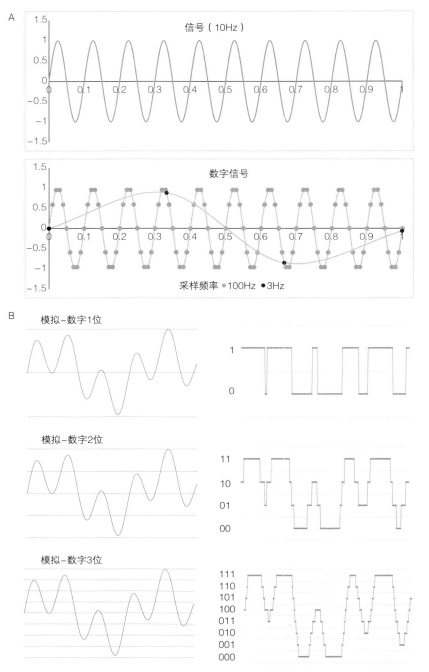

图10.5　采样频率和AD级别。（A）以100Hz（橙色点）和3Hz（黑色点）两种采样频率对10Hz的正弦波（蓝线）采样。100Hz的采样充分体现了原始信号，3Hz则不然。3Hz的采样不充分并产生了一个低频伪影，该现象被称为混叠。（B）信号（蓝线）以不同的AD级别（1、2或3比特）编码，随着级别增加（2、2^2和2^3级），更多的原始信号的信息被编码。

10.1.3 数据采集程序

EEG 记录的最后一个要素涉及受测被试，若无被试的合作，就无法获得良好的信号，所以尽可能使其愉快和放松很重要。当电极连接时，导电凝胶需要几分钟来稳定电极和头皮之间的接触阻抗。其他传感器，如 EOG 电极，也被连接以监测伪影。电极和传感器的电缆被固定，以防止缆线移动而引起漂移伪影。被试坐在**电屏蔽室**的椅子上或躺在长凳上，屏蔽室以导电材料覆盖，该材料能捕获并消除环境中的电噪声活动（参考**法拉第笼**），因此，房间内部的空间不受噪声影响。在无屏蔽室的情况下，也可以测量 EEG，目前的 EEG 记录系统往往提供有效的降噪功能，可获取合理的信号。此外，测试室通常是静音的，并且需要调整灯光以控制背景感官的输入。

在记录过程中，被试被告知尽量减少身体运动。一方面，下巴、头和/或扶手可帮助被试舒适地保持同一个姿势；另一方面也有助于减少噪声。记录开始阶段将先记下一个静息或基线，随后是具体的任务操作组块。通常情况下，静息/基线期会在任务完成后进行重复。记录结束后，会移除电极并擦拭或冲洗掉凝胶。

EEG 论文中的方法部分是相当不受欢迎的，因为其充满了专业术语和缩略词。然而，这些"行话"能精准地告诉我们研究具体做了什么。到目前为止，我们已了解了足够的知识来理解一个典型的信息记录部分。以下内容摘录自一篇 EEG 论文（Bruggemann et al., 2013），其中描述了记录信息，让我们试读一下吧！

> 本研究记录了 30 个 Ag/AgCl 烧结电极的皮质电数据，按照国际 10-10 系统排列，参考电极被设置在鼻尖。本文仅报告额中央电极（即 F_3、F_z、F_4、FC_3、FC_z、FC_4、C_3、C_z、C_4）的数据……在每只眼的外眦和左眼的上下方分别放置锡电极以记录水平和垂直眼电图，每个电极的电阻抗保持在 10 千欧姆以下。这些数据通过 NeuroScan synnamps 硬件和 Scan 4.3 软件获取……采样率为 500Hz。

10.2 脑磁图（MEG）

脑磁图（MEG）用于测量脑活动所产生的磁场。在第 9 章的章节 9.1.2 中，已知神经元电生理活动如何产生磁场：当突触后电流在皮质锥体细胞的尖端树突中流动时，会形成一个垂直于电流方向的磁场。脑磁图用于测量磁场的强度，其信号来源与 EEG 信号的来源相同。从这个意义上说，MEG 可以被认为是 EEG 的孪生。然而，MEG 信号与 EEG 信号并不完全相同。例如，磁场渗透在脑组织、脑脊液（CSF）、颅骨、头皮，以及空气中，几乎不会失真，与电场有很大的不同，电场是扭曲和混合的，因为其在脑电活动源和电极之间传导时会产生混乱。我们可以将磁场想象成一束**磁通量**，其自脑部出发，经过CSF、颅骨、头皮，进入空气，再回到脑部。在该过程中，磁通量会被头皮外的MEG传感器捕捉到。

磁通量密集的地方，磁场很强。一般而言，地球的磁场强度约为 10^{-6} 特斯拉（即 $1\mu T$），冰箱磁铁的磁场强度约为 10^{-3} 特斯拉（即 $1mT$）；而脑活动所产生的场强仅 10^{-15}—10^{-12} 特斯拉（即 $1fT$-$1pT$，毫微微–微微特斯拉）。为了测量如此微弱的信号，MEG需要拥有超高保真度的测量设备和磁屏蔽室。

10.2.1 MEG传感器

当变化的磁通量通过金属**线圈**（如铜线圈）时，导线中就会产生电流。电流强度与磁场强度变化率成正比（请参考法拉第感应定律）。MEG传感器有一个感应线圈，突触后电流引起的磁通量通过线圈时便会产生电流。因为磁场变化很弱，所以电流也很弱。在室温下，由于线圈本身的电阻，电流很快就会消失。然而，当线圈冷却到接近绝对零度时，线圈具有超导性，此时电阻近乎为零。在超导状态下，电流得以保存并通过线圈。拾取线圈被连接到**超导量子干涉器件（Superconducting QUantum Interference Device，SQUID）**的输入线圈上（图10.6）。当电流流过多匝输入线圈时，磁通量被增强和整流（因此输入线圈也被称为收缩固定回路），并传递至SQUID。基于超导中的约瑟夫森效应，SQUID几乎无噪声、高增益地放大磁通量。

为了实现超导性，需使用液氦（$-269℃$）来冷却SQUID传感器。传感器被放置在杜瓦瓶中，线圈朝下。杜瓦瓶是一个巨大的真空烧瓶，由玻璃纤维制成，底部凹陷以适应被试的头部（图10.6）。将液氦注入瓶中以冷却传感器，使其具有超导性。然后，杜瓦瓶被连接到一个支撑架上，使其底部位于被试的头部上方，高度的隔热性使其保持高水平的低温，也正是由于这种隔绝温度的特质，瓶的外表面，特别是接触被试头部的底部，能够保持在一个令被试感到相对舒适的温度。请注意：拾取线圈并不与头皮接触。因为磁通量能穿透组织、空气和材料，所以拾取线圈就算位于杜瓦瓶内，也能接收到信号。

拾取线圈有不同的配置。为理解线圈之间的功能差异，我们需注意磁感线和电流的方向。磁感线总是从N极出来，然后返回到S极。根据弗莱明右手定则，右手拇指代表方向，当变化的磁通量通过线圈时，就会在右手手指的方向感应到电流（图10.7）。随着磁场变化率的增大，电流也会增大。

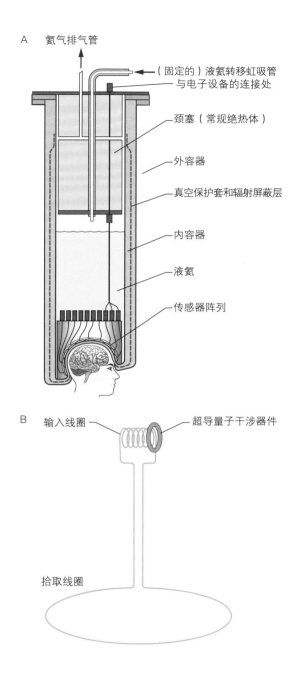

图 10.6　MEG 系统的示意图。（ A ）杜瓦瓶中的 MEG 传感器浸置在液氦中。（ B ）MEG 传感器由拾取线圈、输入线圈和 SQUID 组成。
图 (A) 经汉森（Hansen）等人（2010 ）许可转载。

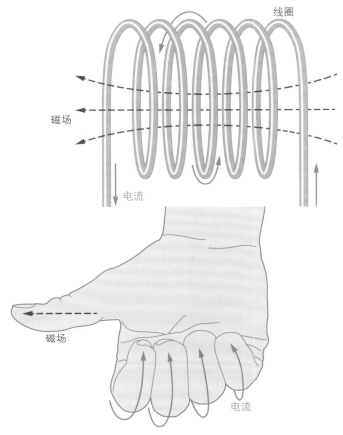

图10.7　弗莱明右手定则。

现在，让我们假设头皮上有一个单回路线圈。来自脑活动的磁通量通过线圈，并在线圈中引起感应电流。电流强度反映了磁场强度变化，而感应电流的方向则表示磁通量从脑中出来或进入脑的方向，这种单回路线圈称为**磁力计**（图10.8）。"磁力计"这一术语在字面上是指测量磁场的装置，而在MEG中，磁力计指的是单回路拾取线圈，线圈直径一般为10—20 mm。磁力计可以捕捉到磁场强度的波动，反映了皮质活动的动态变化。然而，线圈也会捕捉到磁通量噪声。

为提高信噪比，多个回路被配置成特定的模式，该多回路线圈被称为**梯度仪**。在**平面梯度仪**中，回路被塑造成"8字形"，线圈彼此相对。现在，让我们假设8字形线圈中心下方的脑沟中有一个源电流。此处形成一个磁场，磁感线围绕电流形成回路。当磁感线从脑部进入空气时，会通过一个回路；而磁感线从空气返回脑部时，则会通过另一个回路。因为线圈彼此相对，所以两种电流相加。来自非中心源的信

225

号在空间上彼此相减，因为这些非中心源的信号活动不可能完全相同，所以仍存在不同的信号。因此，平面梯度仪对8字线圈中心下方的源具有最高的灵敏度，同时也能接收来自非中心源的信号。

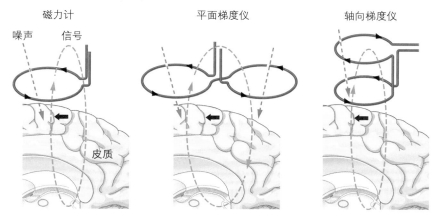

图10.8　MEG线圈的配置。磁力计、平面梯度仪，以及轴向梯度仪的图示。 黑色箭头表示脑活动所引起的电流方向。

　　另一种类型的梯度仪是**轴向梯度仪**，其轴上有两个相反的回路，下回路比上回路更接近脑部，因此下回路能接收到更强的磁场，从而产生比上回路更强的电流。将这两种电流相减，结果是非零的。相对于信号源，噪声源离两个线圈都较远。例如，下线圈和环境噪声源之间的距离与上线圈和噪声源之间的距离大致相同。换言之，上、下线圈中的噪声电流强度大致相同。这些电流向相反的方向流动，相互抵消，或至少比脑信号减少得更多。通常情况下，上、下回路之间相隔50mm，这一距离被认为能够为测量整个脑部提供较好的灵敏度（ Dössel et al., 1991 ）。轴向梯度仪对线圈下方的切向源具有最好的灵敏度，比平面梯度仪能捕捉到更多的信号活动。

　　有些系统包含参考线圈以测量环境磁场强度。与EEG不同的是，MEG的参考传感器测量的是环境基线，而非生物基线，因此无需放置在被试头部附近。

　　一些新的测量系统有多达300个传感器，这些传感器被固定成头盔的形状，覆盖整个头部。不同系统的传感器布局也不相同。目前不同于EEG，MEG的各主要系统之间尚未实现标准化。此外，一些系统还允许选择使用线圈组合，如平面梯度仪和磁力计的组合。

226

10.2.2　磁屏蔽室

电源、无线电波、地磁场，甚至远程交通引起的振动都会产生比MEG信号更强的磁场；而磁屏蔽室可以屏蔽这些噪声，所以拥有一个磁屏蔽室对于获得良好的MEG信号至关重要。屏蔽室是由高磁导率材料（镍合金，被称为高导磁率合金或坡莫合金）和导电性材料（如铝）所覆盖的房间。环境中的磁通量和电场可以通过可渗透和导电的墙壁和框架，但不会出现在磁屏蔽室内。在被动屏蔽的基础上还可以增加主动降噪。主动降噪系统由磁力计和磁场发生器组成，前者用于监测环境噪声，后者则通过产生反磁场来抵消噪声。磁屏蔽室不仅仅是一个房间，更是MEG记录的关键设备，因此是MEG系统的固有组成部分。

美国物理学家大卫·科恩（David Cohen）于1968年报告了第一个人类MEG，他清楚地知道屏蔽室对于获得良好信号的重要性。例如，在无屏蔽室的情况下，由心脏活动所引起的心磁图（Magnetocardiogram，MCG）仍可被识别，而MEG信号则被完全掩盖在噪声中。因此，为使MEG信号可以被识别，必须进行大量的信号处理（Cohen, 1968）。第一个MEG是在无SQUID的情况下记录的，因为当时超导仪器刚刚开始发展。但很快，科恩便开始与SQUID的发明者吉姆·齐默尔曼（Jim Zimmerman）合作，将SQUID与麻省理工学院（MIT）的一间高质量、磁屏蔽室相结合，并最终得到一个非常清晰的信号（图10.9）。

传感器所发出的MEG信号还需经过几个子系统进行整流、放大和数字化处理，然后，利用数字化信号计算瞬时场强。终于，可以将传感器水平的MEG信号，即场强的时间序列，保存在数据文件中。MEG信号也可以用频率（Hz）、相位（°或 π），以及振幅来描述。振幅的单位在不同研究中会有所不同，如安培/米（A/m）、特斯拉（T）、高斯（G），以及奥斯特（Oe）。磁场强度的测量单位为A/m和G。磁通量的密度则以T和Oe为单位（具体用法就像有些人惯用米，有些人惯用英尺）。在所有单位中，数值越大，表示磁场强度越大。因为磁活性非常小，所以其单位符号通常带有数量级，n表示纳（10^{-9}）、p表示微微（10^{-12}）、f表示毫微微（10^{-15}）。

A

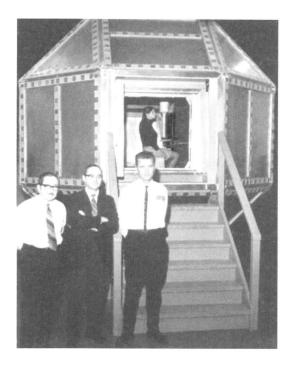

B

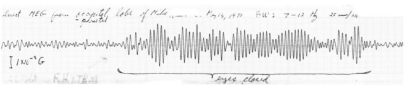

图 10.9　1971 年在 MIT 的屏蔽室中用 SQUID 记录的第一个 MEG。（A）MIT 的磁屏蔽室。杜瓦瓶（屏蔽室内的圆柱体）置于被试身旁进行展示。前排从左到右依次是：埃德·埃德尔萨克（Ed Edelsack，一位医用磁传感器的研发先驱）、大卫·科恩和吉姆·齐默尔曼。（B)）218 设备中记录的 MEG 信号。"闭眼"期间的活动是 α 频段活动。

数据由大卫·科恩提供。

10.2.3　脑磁数据采集程序

　　测量之前，先校准传感器并测量环境噪声等级。在无测试被试的情况下开启所有设备（如呈现显示），并测量几分钟的基线噪声水平（Gross et al., 2013）。

　　被试尽可能不要携带任何金属物件，如耳环、头饰、眼镜、手表等都要取下。有医用植入设备（如心脏起搏器）者通常不能参与实验，因为该设备可能会产生磁噪声。对其他存在的金属需退磁，如牙科填充物。

　　与EEG类似，监测EOG、EMG和/或ECG伪影的电极也需要连接到被试身上，电极由无铁磁成分的材料制成（如高纯度银），因此具有MRI兼容性的材料适用于该条件。此外，**磁头位置指示器（Head Position Indicator，HPI）**线圈会连接到被试的头部。头部运动是MEG噪声的主要来源，测量过程中被试被要求尽量减少身体运动，但微小的头部运动不可避免。因为MEG传感器并未固定在头部，所以头部和传感器的相对位置会发生变化。因此，磁场信号看起来似乎在变化，但这种波动并非由场强变化引起，而是由于运动。为识别运动噪声成分，至少需要把三个HPI线圈（如检测偏转、俯仰和转动）连接到被试的头部。HPI线圈不具超导性，在MEG数据记录前后，线圈中会产生微弱电流，这在头皮线圈的位置产生磁场。产生磁场的头皮线圈位置相对于头盔的位置由MEG传感器记录。

　　此外，基准点（如鼻根、左右耳前点）由磁笔数字化仪采样以记录其三维位置，用于配准传感器头盔和被试的解剖学MRI数据或标准化头/脑模型。为提高配准的质量，可以从整个头部采样更多的点(~100)。

　　最后，被试被要求坐在杜瓦瓶下，杜瓦瓶底面与被试头部接触。记录过程中要求被试放松，保持静止。

　　以下内容摘自一篇MGE论文的方法部分（Meeren et al., 2008）。让我们试着看看能否理解研究人员做了什么？

　　MEG数据由306通道Neuromag VectorView系统（Elekta-Neuromag Oy, Helsinki, Finland）采集，该系统结合了204个一阶平面梯度仪的聚焦灵敏度和102个磁力计的广泛灵敏度，以垂直和水平眼电图监测眼球运动和眨眼。通过连接在头皮上的四个磁头位置指示器线圈确定头部相对于传感器的位置。使用Fastrak 3D数字化仪（Polhemus, Colchester, VT）定位基准点（鼻根和耳前点），建立基于头部的MEG坐标系。数据以600个样本/秒的速度进行数字化，抗混叠低通滤波器设置为200Hz。

10.3 EEG与MEG的比较

　　EEG和MEG测量了由皮质锥体神经元突触后电流产生的电磁场的不同方面，因此，这些信号彼此相似也不足为奇。特别是，在信号的时间特征（如频率和对感官刺激的反应潜伏期）方面，两者非常相似。

　　然而，EEG信号与MEG信号也并非完全相同，两者以不同方式反映了脑回和脑沟活动。脑电图电极对垂直于它们（即径向偶极）的电场最敏感，如脑回活动。但由于**体积传导**，来自脑沟的电流会与其发生混合，并被电极拾取。脑磁图线圈也对垂直于它们的磁场最敏感。因为形成的磁场垂直于电流，所以线圈对切向偶极很敏感，如脑沟活动。磁信号在源和传感器之间渗透而很少被混合，这是估计源位置的一个很大优势（请参阅第13章的章节13.3）。但因为线圈主要收集脑沟的活动，所以磁信号的高渗透率也有缺点。换言之，MEG中偶极方向和位置的影响比EEG中更严重（Hillebrand and Barnes, 2002; Malmivuo, 2012）。

　　两者不同频率成分的强度大小也不同：EEG信号中的高频活动，即伽马频段（> 30Hz），在传导过程中会发生衰减，尤其是颅骨会严重削弱电流。例如，汉斯·伯杰（EEG方法的先驱之一；请参阅第9章）的一名被试的颅骨上有一个缺口。该被试接受了两次开颅手术以切除脑瘤，留下了巨大的颅骨缺损（Millet, 2001）。伯杰观察到，从缺口上方头皮上的电极发出的EEG信号比其他位置强得多。相反，磁通量可以渗透颅骨，以及其他组织和肿块，因此MEG信号包含更多高频信号，如伽马高频段活动（80—200Hz）。

　　虽然EEG信号与MEG信号存在着这些差异，但两者仍非常相似。我们将在第11章和第12章中看到，两种信号甚至可以应用相同的分析方法。

　　最显著的差异存在于实践层面：MEG比EEG昂贵得多。SQUID和磁屏蔽室的成本比EEG放大器要高；液氦价格昂贵，且需要每周补充一次；MEG的整套设施会占用很大的空间，可能还需要一名实验室技术员来管理和维护系统。总体而言，MEG实验室的运行成本（远）高于EEG实验室，与MRI一样昂贵。因此MEG设施的数量（远）少于EEG实验室。

　　毋庸置疑，MEG比EEG更先进。通过将20世纪末先进的设备技术结合，MEG被用以检测脑部的微小电磁场活动。一方面，结合源定位，MEG提供了具有高时空分辨率的脑信号；但另一方面，当前MEG记录系统的大小和复杂性使该技术的应用受到限制，在很多情况下无法使用MEG作为记录设备，如移动条件、真实生活环境和/或长时间记录。在这些实际应用中，EEG比MEG更具优势。市场上已开始出售小型/可穿戴式的EEG设备。随着干电极技术的进一步发展，EEG的应用可能会融入我们的日常生活。在21世纪，EEG和MEG技术可能会发展到不同领域。

230

本章总结

● 脑电图测量突触后电流所产生的电场活动，其中的主要贡献来自皮质锥体神经元。

- EEG系统由电极、放大器，以及AD转换器组成。该系统将神经电流转换为电压信号，对信号进行放大、数字化，并保存为数据文件。

- 脑磁图测量由突触后电流所引起的磁场活动。

- MEG系统由SQUID传感器、放大器、AD转换器，以及磁屏蔽室组成。该系统测量磁场强度，对其进行放大、数字化，并保存为数据文件。

- EEG和MEG用于测量脑中电磁场的不同方面。虽然两者信号并不相同，但非常相似，两种信号都传递了丰富的信息，尤其是时间信息。信号的频率、相位和振幅，让我们可以详细地研究脑部动力学；但不足的是，信号的空间分辨率很低。此外，传感器级信号也不是三维，而是二维的。

- 两种方法都是低风险/低干预的方法（请参考MRI，受测被试被暴露在高磁场中)。

回顾思考

- 请说出EEG记录的三个关键组件，并解释如何使用这些组件来记录信号。

- 什么是接触阻抗?为何需要将其保持在很低的水平?

- 请说出MEG记录的三个关键组件，并解释如何使用这些组件来记录信号。

- 请列出EEG和MEG的三个相似之处，以及三个不同之处。

拓展阅读

- Hansen, P. C., Kringelbach, M. L. & Salmelin, R. (2010). *MEG: An Introduction to Methods*. New York: Oxford University Press.（EEG方法导论）

- Schomer, D. L. & Da Silva, F. L. (2012). *Niedermeyer's Electroencephalography: Basic Principles, Clinical Applications, and Related Fields*. Philadelphia: Lippincott Williams & Wilkins.（EEG技术参考书）

第**11**章

基础电生理信号分析

学习目标

- 命名脑磁/电图（MEG/EEG）信号中的主要伪影
- 理解MEG/EEG文献中报告的信号处理程序
- 熟悉MEG/EEG信号的变换思想，特别是时域和频域表征

　　我对于在象形文字中，分清豺狼和狗如此困难已经不再感到惊讶……在这些文化中，似乎只要有一条像喇叭一样蜷曲的尾巴，就会被定义为狗。这种区分方式是自然而然形成的：毕竟所有埃及狗的尾巴都是这样向上翘的。

——让·弗朗索瓦·商博良（Jean-François Champollion），1828 年

摘自瑞嘉（Rynja）的译文，2009 年

　　我们真正想知道的东西并不总是用我们的母语写就。电生理信号数据分析的过程便有点类似于文字解密。数据就像刻在石头上的古老文字一样，静静地坐着，邀请我们去理解它们的含义。让·弗朗索瓦·商博良是 19 世纪法国的埃及古物学家，他成功破译了古埃及象形文字，其主要破译文本之一是罗塞塔石碑上的铭文。在商博良手中，一份份被蚀刻的古埃及象形文字文本被翻译为通俗文字。此外，他还进行了古希腊文的翻译。罗塞塔石碑的成功破译被认为是解密象形文字的关键节点。由于欧洲复杂的政治原因，这块石头在埃及、英国和法国四处流转。因为这块石头很少在公众面前展示，所以人们制作了大量的碑文复制品。然而，有这样一件未被证实的轶事，11 岁的商博良曾获得机会在让·巴蒂斯特·约瑟夫·傅立叶（Jean-Baptiste Joseph Fourier）的沙龙里看到了真正的石碑。当时，傅立叶是法国伊泽尔省的省长，也是罗塞塔石碑的保管人；如今，傅立叶为人所知的身份并非政治家，而是

数学家，因其为信号处理奠定了基础。他证明了一个复杂的振荡信号可以被描述为简单振荡函数（正弦和余弦）的和。傅立叶分析是对振荡信号进行分析，可以应用于脑磁/电图（MEG/EEG）的分析中。

MEG/EEG信号的复杂性和维度往往令人生畏。成千上万的数据点呈现出一种复杂的活动模式，在频率和幅度上不断变化，振荡的同步和不同步形成了复杂的时空模式。与任何真实数据一样，MEG/EEG数据也会包含噪声，信号处理首先会用于去除或至少是减少数据中的噪声。之后我们还需面对脑是一个多任务/多功能的器官的事实，该信号不仅反映了感兴趣的脑活动，也反映了"无关"的脑活动。更糟糕的是，相关信号通常比无关信号弱（得多）。因此，信号处理可被用于增强感兴趣的脑信号（相对于不相关的脑信号）。例如，当我们对脑对视觉刺激的反应感兴趣时，需采用一种方法来增强视觉诱发的反应，并抑制正在自发进行的脑活动。然而，当我们对睡眠中的自发活动感兴趣时，该方法就不适用了。因此，不同的方法用于不同的目的。MEG/EEG数据分析应用了多种信号处理技术，而无论是否心照不宣，我们在应用该方法时经常会做出假设，如假设脑在反复视觉刺激呈现中的反应均相同。探索法也经常被纳入使用。换言之，我们一直在利用所知的一切来解码复杂的脑信号，这有点像商博良，他不仅基于其所通晓的多种语言去解码象形文字，也会采用狗尾巴的形状来辅助破译。在本章中，我们介绍了基本的MEG/EEG信号分析方法，这些方法可能看起来有点像"大杂烩"。

11.1 预处理

MEG/EEG信号分析由预处理和主要信号处理两部分组成，两者的分界线并不总是泾渭分明。两种方法均旨在提高信噪比。大致来说，在预处理过程中，脑信号强度相对于非脑信号（如眼动伪影、环境噪声等）会有所增加；而在主要信号处理过程中，感兴趣脑信号相对于无关脑信号进行选择或增强。

11.1.1 噪声

噪声来自生物、人为或环境。例如，肌肉活动会产生较大的电位，肌细胞产生动作电位，当动作电位传遍肌纤维时，肌肉便开始收缩。收缩通过肌肉纤维束，产生复杂的电生理活动时空模式，即肌电图（Electromyogram，EMG），其显示为一个宽频带，峰值功率为60—80Hz。头部、面部和颈部的肌肉数量并不多，但这些肌肉接近MEG/EEG传感器，因此其EMG足以污染MEG/EEG信号。额肌覆盖颅骨的额上部分，当前额皱起或眉毛扬起时，额肌就会运动，这些运动尤其影响位于额部的传感器。颞肌覆盖颅骨的左右两侧，在下巴收紧和松开时运动，颞部电极经常受其运动的影响。枕骨肌覆盖颅骨的下背部，与额肌一起运动，会影响枕骨电极。颈部肌肉的活动也会影响枕骨电极，但可以通过指导测试被试放松前额、下巴和颈部来减少肌肉伪影。在记录信号的过程中调整被试的坐姿，使其保持舒适的姿势也很有帮助。

233

　　眼球运动会产生复杂的伪影，因为角膜相对于视网膜带正电。眼球运动时，其周围的电位梯度也会发生变化。**眼电图（EOG）**由眼球周围的电极进行记录，但其活动会扩散到更大的区域，进而污染MEG/EEG信号。眼部伪影常表现出特定形状，即眼球跳动时出现阶梯状的波形，如在阅读和寻找东西时。眼球漂移时会出现慢波，眨眼时则会出现一个楔形成分，即眼睑滑过带电的眼球时所产生的眨眼伪影，这有时会被误解为眼球在眨眼时发生了向上的旋转，但正常群体并非如此（Picton et al.,2000）。眼电图伪影在额极和额电极上表现尤为突出，但也会广泛传播到其他区域。因为眼球运动有赖于六条眼外肌，所以也会存在肌肉伪影，如眼跳峰电位。为减少眼动伪影，被试经常被要求将注视点保持在一个特定的点上并尽量抑制眨眼。

　　心脏和血管肌肉的活动会产生脉冲式电生理活动，并表现在**心电图（ECG）**中。血管覆盖整个头皮，因此噪声可能会出现在MEG/EEG的任何一个电极或传感器上。若将电极放置在大血管上，噪声可能非常显著；若参考电极受到影响，可能会造成更大的破坏，该情况下所有EEG通道都会显示出明显的心血管伪影，此时调整电极的位置可有效避免污染整个记录结果。

　　我们的呼吸频率在静息状态下通常会低于0.1Hz，**呼吸**会产生缓慢的伪影，为测量呼吸所产生的伪影，需要在被试胸部系上弹性带呼吸传感器，或在鼻子下方安装一个小型流量计。当超慢MEG/EEG活动是感兴趣的频带时，监测这种慢速活动很重要。

　　汗腺活动也会影响EEG，因为汗腺的状态会改变皮肤的导电率。以进行青蛙实验的路易吉·伽伐尼命名的**皮肤电反应（Galvanic skin response，GSR）**（见本书边码191）是一种缓慢的活动（<0.1Hz），在EEG信号中表现为一个缓慢漂移的噪声。因此，需要调整室温，防止被试出汗。

　　头部运动对MEG的影响比对EEG的影响更大，因为MEG线圈没有连接到头皮上，所以哪怕只是轻微的头部运动，也会产生伪影信号。至少有三个磁头位置指示器会用于监测头部的运动，运动信号用于识别与头部运动相关的伪影。

234

　　除了生物噪声，还存在记录所产生的噪声和环境噪声。典型的记录噪声由**高电极阻抗**所引起，坏/旧的传感器会表现出类似的噪声模式。在电/磁屏蔽室内记录

235

MEG/EEG可以降低**环境噪声**，屏蔽室对MEG尤为重要，但屏蔽室不能防止室内产生的噪声，如荧光灯或计算机显示器的电源（50Hz或60Hz的交流电，也被称为交流噪声）所引起的脑活动频率也会出现在MEG/EEG中。可以通过增加电气设备和测试被试之间的距离、适当将设备接地，以及对被试进行电气隔离来降低噪声。

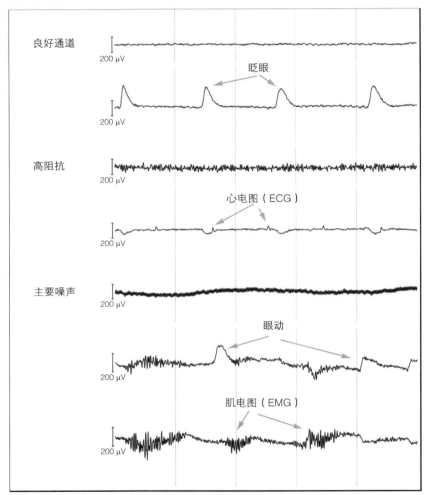

图11.1　MEG/EEG中的主要噪声。图中显示了被典型伪影所污染的EEG片段，其中横轴表示时间（s）。请注意，纵轴标度为200μV，比原始EEG的典型标度（约50μV）大了好几倍，这使良好通道的EEG波形看起来较为平坦。MEG记录中的伪影与此类似。

很明显，无论我们做什么，我们都不能完全防止全部的噪声。我们还需要利用信号处理技术进行噪声离线去除。为了识别和去除伪影，EMG、EOG、ECG、呼吸、头部运动，以及MEG/EEG需要同时记录。大多数记录系统都支持这种多道记录功能。

11.1.2 蒙太奇

蒙太奇将EEG信号的电压水平与生物基线进行了重新比对。正如我们在第10章所看到的，EEG是相对于低电压水平（通常是地面水平）进行测量的，而记录信号是脑和非脑电活动（如肌肉活动和环境电荷）的混合，因此记录信号的基线水平实际被夸大了。在夸大的信号中，可以看到大电压值上的微小波动，如 $1000212\mu V$、$1000227\mu V$、$1000219\mu V$、$1000200\mu V$……$1000103\mu V$。仅记录信号本身并不能告诉我们其中包含多少来自脑部的信号，因此我们需要一个参考信号。假设来自左耳垂的参考信号与头皮信号同时被记录，其数值为：$1000150\mu V$、$1000152\mu V$、$1000148\mu V$、$1000150\mu V$……$1000100\mu V$。信号显示耳垂（主要）由于非脑活动而带电。根据这一位置，我们可以假设头皮记录中包含了类似水平的非脑活动。基于该假设，从头皮信号中减去参考信号，产生了一个新的时间序列62、75、71、50、…，以及 $3\mu V$，于是非脑来源的信号就有很大一部分可被移除（据推测），因此信号波动变得更容易观察。蒙太奇技术是将信号置于正确的水平上，但并未删除所有伪影成分。正如我们将看到的，还有必要进一步移除伪影。此外，蒙太奇并不适用于MEG信号，因为MEG测量的不是磁场强度的相对水平，而是绝对水平。

国际 10-20 系统指定了六个参考位置：左右耳垂、左右乳突和左右鼻咽。除此之外，靠近头皮并且下方无脑组织和肌肉的位置，如鼻尖，也经常被用作参考位置。当单个参考点被应用于所有头皮电极信号时，该蒙太奇被称为**单极诱导**。在单极诱导中，参考点与每个头皮电极之间的距离会影响诱导的信号。例如，若选择左耳垂作为参考，则左半球的信号振幅小于右半球。

为减少这种不平衡，通常使用电极（如所有头皮电极）的平均值作为参考。若电极均匀分布在于头皮上，且电极数量不是太少，则头皮电极的平均值可能是一个很好的基线。在EEG文献中，平均参考通常是指所有头皮电极的平均值。因为平均参考不依赖于某个电极，所以导出的EEG信号不存在单极诱导中的位置偏差。然而，平均参考方法不适用于测量分布在许多电极上的大规模电活动，应用平均参考会导致活动信号的消除。

在**双极诱导**中，基线活动不是来自参考电极，而是来自另一个头皮电极。当一个头皮信号从另一个头皮信号中去除时，两个位点共有的脑信号也会被去除。因此双极诱导可以看作是比单极诱导更为激进的方法，能给出特定头皮电极所特有的信号。

因此，如何选取参考电极取决于研究目的。大多数最新的EEG记录系统会提供实时蒙太奇功能，允许灵活更换参考电极。此外，蒙太奇也可以离线进行。

236

11.1.3 分割与目视检查

MEG/EEG信号通常在多个试次或运行中连续记录，连续记录会被分解成多个片段并进行目视检查。有些片段明显"不好"，如信号值达到$500\mu V$。若这样的伪影出现在大多数通道，我们可以简单地从数据分析中去除这一片段。类似地，若有一个信号通道在整个记录过程中都有噪声，则可以忽略该通道。目视检查是一种简单而有效的去除伪影的方法。

11.1.4 预处理之独立成分分析

一些噪声（如ECG）会分布在传感器和片段上，无法通过片段剔除的方式去除。为去除或至少减少这些噪声，我们需要对数据进行信号处理，**独立成分分析（ICA）**便经常被用于这一（以及其他）目的。在独立成分分析中，EEG的N个通道变换为N个独立成分，这种变换可以直观地理解为旋转。图11.2说明了ICA的工作原理，其中N设为2，信号的两个通道被绘制成二维散点图。现在，我们稍微旋转坐标轴，并将每个数据点投影到新的水平和垂直坐标轴上，这样我们就获得了两组值或成分，它们是原始信号的加权和。如图所示，若我们不断调整旋转角度，可能会找到一个"正确"的角度来将混合信号分离为源信号。独立成分分析算法，如信息最大化（Makeig et al., 1996）和快速ICA（Hyvarinen, 1999），通过搜索角度获取独立成分。虽然这些算法彼此之间略有不同，但在预处理中提供了相似结果。

这些算法假设：（1）源信号相互独立；（2）源数量等于或小于EEG通道数量；（3）源信号值为非高斯分布；（4）信号混合的时间延迟可忽略。以上假设均为去除伪影：根据定义，伪影的来源并非脑。伪影源的数量通常少于电极的数量，如一个心脏、两只眼睛或几块肌肉与国际10-20系统中的19个通道相比。伪影信号的分布通常是非高斯分布。例如，眨眼期间的数据点分布比高斯分布有更多极值（即尖峰分布）。另外，延迟可以忽略不计。

一旦获得独立成分，便将每个成分与和MEG/EEG信号同时记录的伪影信号（如EOG、ECG）进行比较。与噪声信号高度相关的成分被认为是噪声成分，噪声成分的权重设为零，然后将所有成分旋转回原轴。被变换回来的信号表示从原始的N个通道获取但不包含伪影成分的EEG。

独立成分分析在20世纪末发展起来（Jutten and Herault, 1991）并被迅速应用于各种信号处理，包括MEG/EEG。从更大的角度上看，ICA是一种盲源分离技术，适用于分离未知的线性混合信号。盲源分离还包括其他方法，如**主成分分析（PCA）**和**奇异值分解（Singular Value Decomposition，SVD）**，这些技术也被用于信号预处理（Jung et al., 2000）。

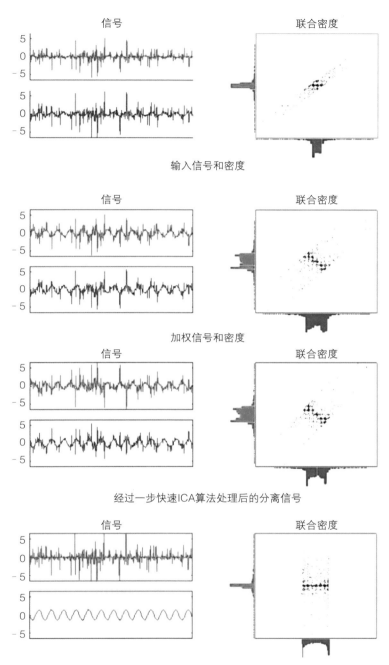

图 11.2　ICA 步骤。两个模拟时间信号（左）以散点图（右）表示。使用快速 ICA 算法搜索一组将数据变换为独立成分的权重，此处变换可以理解为数据的旋转。
图由帕特里克·霍耶（Patrik Hoyer）提供。

11.1.5 预处理之滤波

另一种广泛使用的方法是滤波。为理解滤波的工作原理，我们需要花几分钟来研究MEG/EEG信号的另一种表示形式，即频域表示。图11.3说明了频域表示和时域表示之间的关系。类似于MEG/EEG的周期信号是具有不同频率、振幅和相位滞后的正弦波的总和。在频率轴上，可以看到每个正弦波的振幅。如图11.3所示，时域和频域表示同一信号的两个视图，我们可以从一种表示方式转换到另一种表示方式而不损失任何东西。约瑟夫·傅立叶在19世纪提出了这一想法。从那时起，数学家发展了一系列傅立叶变换。**离散傅立叶变换（Discrete Fourier Transform，DFT）**将离散信号，如数字MEG/EEG信号，变换为离散频域信号，即频率成分之和。DFT的逆变换则将频域信号变换回原始的时域信号。DFT和逆DFT是各种MEG/EEG信号分析方法的理论基础。

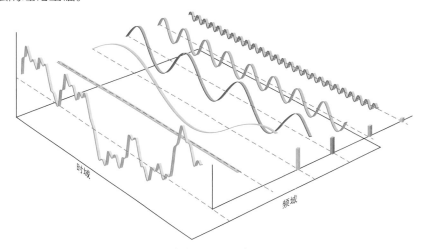

图11.3　波的时间和频率表示方式。

一个相关的（有点令人混淆的）术语是**快速傅立叶变换（Fast Fourier Transform，FFT）**，它是一种有效进行DFT的计算机算法，由美国数学家詹姆斯·库利（James Cooley）和约翰·怀尔德·图基（John Wilder Tukey）在1965年提出的（Cooley and Tukey, 1965）。他们证明当数据点数量为2的指数（2^n）时，可以有效地进行DFT的计算。快速傅立叶变换实现了高效、快速的DFT算法。早在19世纪初，这一算法就被卡尔·弗里德里希·高斯（Carl Friedrich Gauss）发现了，他是德国最伟大的数学家之一；而库利和图基在恰当的时机重新发现了这一算法。在数字计算资源急剧增加的帮助下，FFT已成为DFT事实上的标准算法。若MEG/EEG论文中提到类似于"FFT

被应用于数据处理"这样的句子，意味着是在使用FFT算法对数字MEG/EEG数据进行DFT。该算法的更多细节将在章节11.2.1中进行讨论。

　　正如现在所知，一些伪影被局限在特定的频率上，如AC噪声出现在50或60Hz。为去除这些噪声，我们可以将DFT应用于被污染的MEG/EEG数据。在频域中，噪声频率的信号（如50Hz）被设为零。然后，通过逆DFT将信号变换回时域。截断一个窄频带，如对50Hz的AC噪声进行45—55Hz的去除处理，称为**陷波（带切）滤波**。**高切滤波**可去除高于阈值频率的成分，因此也被称为低通滤波，通常用于去除频率高于50Hz的肌肉伪影。相反，低切（高通）滤波用于去除低于阈值频率的成分。例如，应用低切滤波去除由呼吸（静息时频率低于0.3Hz）引起的缓慢漂移。需要仔细调整阈值。例如，一些事件相关电位很慢，此时低切滤波阈值通常被设置为0.1 Hz甚至更低（Tanner et al., 2015）。将这些值与其他方法如功能性磁共振成像（fMRI）中使用的过滤器设置进行比较会很有趣。例如，在静息态fMRI中，滤波后保留的信号是0.1Hz以下的部分（请参阅第8章），而这并不是大多数EEG研究感兴趣的频率范围。

11.1.6 重采样

　　MEG/EEG数据包含大量的时间采样样本，如采样率为1000Hz的10s数据时段，每个通道包含了10000个数据点。根据采样（奈奎斯特）定理（请参阅第1章和第10章），我们可以分析频率高达500Hz的信号。该定理还告诉我们，若只对较低的频段感兴趣，则设置一个较低的采样率便足够了。例如，当感兴趣带宽为1—50Hz时，理论上100Hz的采样率（比感兴趣的最高频率快两倍）就足够了。换言之，我们可以使用每10个数据点中的一个来获取与完整数据点分析相同的结果。为降低计算成本，通常采用**降采样**。在实践中，一个比理论率稍高的采样率会被作为安全边界，如在前面的例子中使用200Hz的采样率（最高频率为50Hz）。根据该保守准则，我们可以使用每5个数据点中的一个，这意味着数据分析可以比使用原始数据快5倍（至少在理论上是这样）。对原始数据点进行下采样[①]，如每5个数据点选取一个，是对数据进行降采样的一种方法。或者，我们可以对原始数据进行插值，然后以较慢的采样率重新采样。当原采样率和新采样率的比值不是整数时（如从1000Hz降采样至256Hz），重采样变得很方便。降采样和低通滤波之间的关系表现为，降采样降低了

---

① "下采样"是数字信号处理和数据处理中的一个术语，它指的是减少采样率或采样频率的过程。在下采样中，系统以较低的速率重新取样输入信号，通常是为了减少数据量、降低计算复杂性或改善信号的可处理性。——译者注

信号的最高频率，因此是不需要使用DFT的低通滤波。

与之相反，**上采样**则会增加数据点的数量，以较短的采样间隔对原始数据点进行插值和重采样。上采样可用于将数据点变为2的指数，从而可以使用FFT。例如，若数据点数量为250，则可以使用上采样将其更改为 $2^8 = 256$，而不改变数据的时间长度。上采样是一个比"零填充"更好的方案，因为零填充在原始数据中附加6个零，导致伪影的引入。

经过适当的预处理，伪影已被去除或减少，再对MEG/EEG数据进行适当格式化便可以进行主要信号处理步骤了。预处理不当虽然不会增加信噪比，但会产生噪声。虽然预处理在MEG/EEG论文中经常被一笔带过，但它是数据分析中一个非常重要的阶段。

11.2 主要信号处理

脑在同一时间会做很多事情，但并不是所有这些事情都与我们关注的特定研究问题有关。不论研究问题是什么，MEG/EEG数据中都存在不相关的脑活动，因此，主要信号分析是为了将相关信号从无关信号中分离出来。这一过程显然比预处理困难得多，因为与噪声不同，我们对目标脑活动的先验了解甚少，如它是什么样子的、何时以何种频率出现等。为减少不确定性，需结合以往的研究结果和启发式方法。此外，还需提出各种假设，以弥补MEG/EEG信号的实际性质与各种信号分析技术背后的数学要求之间的差距。在本节中，将介绍几种基本的分析方法，高等方法将在第12章中进行介绍。

11.2.1 频谱分析

在MEG/EEG数据中，我们经常会发现振幅的变化。例如，在第9章的图9.3中，当被试闭眼时信号的振幅增大。然而，从时间波中很难看到被调制成分的确切频率，因此振幅与频谱的关系图是更好的表示方法。本章前半部分介绍了通过DFT将数据从时域转换到频域，因此我们也将使用DFT来获取数据的频率—振幅表示方式。

DFT将 N 个时间样本转换为 N 个频率数据点。为计算每个时间样本中每个频率成分的贡献，需要重复计算 N^2 次。因为MEG/EEG数据具有较多的时间样本，所以计算总数很大，如采样频率为512Hz(f_s)的8s数据，$N=4096$，$N^2=16777216$。在本例中，FFT将每个通道的计算次数减少至 $N \log_2 N$：49152次。您可以想象到FFT和

DFT在计算成本方面有很大的不同。FFT被广泛使用，甚至被用于电子表格软件包，如Excel和Open Office也具有该功能。为使FFT可以运行，N需要是2的指数，如$N=2^{12}=4096$。该数字通过在原始数据两端填充零，可以达到2^n。在各种FFT函数中，零填充通常被用作默认设置，也可以在预处理过程中对数据重新采样以达到2^n。

在应用FFT之前，片段的边缘需经平滑处理。DFT假设信号是周期性的，且周期无限重复，显然这并不适用于片段，片段两端的信号强度降至零：边缘。边缘在很宽的频率范围内产生假频率成分。为减少溢出，需对边缘进行平滑处理。将片段乘以一个平滑函数（称为窗口函数），如汉宁函数、汉明函数和高斯函数。

FFT函数的典型输出有N个复数。如第9章所述，时间波可以用实轴和虚轴的极坐标表示（请参考图9.4）。输出的每个复数代表一个频率成分。为进行频谱分析，对于输出我们只关心N个复数的前半部分（后半部分包含负频率成分，在物理上并不存在）。第一个复数对应于（$1 * f_s / N$）Hz，第二个复数对应（$2 * f_s / N$）Hz，依此类推。例如，对于$f_s = 512$Hz的8s数据，$N = 4096$，因此，频率成分为0.125Hz、0.250Hz、0.375Hz，…256Hz。最低频率是有意义的，因为我们无法估计一个慢于8s的活动，即最低频率是1/8Hz = 0.125Hz。而根据奈奎斯特定理，最高频率也有意义，最高频率值为512/2Hz = 256Hz。

242

每个频率成分的振幅由复数计算。在极坐标图中，振幅是向量的长度，长度为$\sqrt{(a^2+b^2)}$，其中a和b分别对应于成分的实部和虚部。想象一下极坐标图中的向量及其在实轴和虚轴上的投影，这种关系就显而易见了。

振幅是决定频率成分对原始信号贡献大小的系数，也被称为傅立叶系数。系数越大，贡献越大。因为信号在FFT中以0Hz成分平均值为基线，所以0Hz成分的振幅为零（直流成分的贡献量可以通过简单地取时间数据点的平均值来计算）。

现在，我们可以开始绘制结果了。数据在预处理过程中经常会进行带通滤波处理，如设置1—50Hz的带通范围。超出范围的成分无意义，因此通常会在图中忽略它们。**振幅谱**绘制了系数与频率的关系，我们可以在振幅谱中看出哪个频率相对于其他频率占优势。功率谱表示振幅的功率，即a^2+b^2，因此功率谱是另一种显示每个频率成分对原始信号贡献的方式。**振幅谱密度（Amplitude Spectral Density，ASD）和功率谱密度（Power Spectral Density，PSD）**是标准化的频谱，其中每个系数除以所有频率成分的系数之和，因此，标准频谱的单位是任意的。标准频谱还可以用于群体数据分析等方面。

图11.4显示了被试闭眼放松时EEG的PSD，其峰值在10Hz左右，该活动被称为**阿尔法（α）频段**活动，范围约为8—13Hz。在1929年获得的第一个人类脑电图

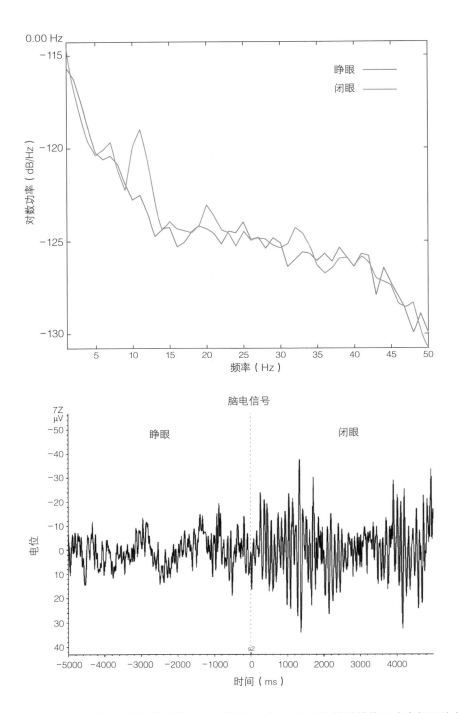

图11.4　被试在睁眼和闭眼条件下的PSD（电极~O$_2$），以及对应的时域信号（底部图片）。

中，汉斯·伯杰以"阿尔法-韦伦"命名了这一脑电活动。当被试处于警觉状态并进行任务时，α频段活动的功率会降低。在头皮地图上，该活动在顶叶和枕叶电极/传感器上表现得非常强烈。然而，我们知道不仅是顶叶和枕叶，其他皮质和皮质下区域（如丘脑）也可以产生α频段活动。在MEG/EEG信号中，α频段活动是最显著的振荡成分，并具有不同的功能，如反映默认/空转状态和对其他频段活动的抑制（Başar，2012）。例如，在运动皮质中，α频段活动会在运动系统空转时发生。运动相关节律有时被称为μ节律，以区别于其他α频段的活动。在EEG中，可以在靠近运动相关皮质区的中央电极上观察到μ节律。

比α频段快的活动分为 **β（13—30 Hz）**和 **γ（>30 Hz）频段**。当被试结束静息状态并准备进行实验任务时，α频段减少，β频段活动出现。例如，在运动皮质中，当计划、执行或想象一个运动时，β频段活动就会出现（Pfurtscheller et al.，1996）。

γ频段活动频率范围可扩展到200 Hz，并常被进一步分为子频段，如**低γ（30—60 Hz）**和**高γ（60—200 Hz）频段**。通过脑磁图/脑电图数据分析γ活动是具有挑战性的，原因有以下几点。正如我们在PSD上看到的，γ频段是最弱的信号成分。另外，微眼跳相关伪影（>40 Hz）、AC噪声（50或60 Hz）和EMG（>60—80 Hz）噪声会与γ频段重叠。然而，γ活动涉及各种功能，如特征整合和工作记忆保持（Tallon-Baudry and Bertrand，1999）。在颅内记录中，这些伪影变得不太重要，因为其中γ频段活动与局部神经群的兴奋性有关，特别是高γ频段与动作电位同步有关（Fries，2009; Ray et al.，2008）。

比α频段活动慢的活动也分为两个频段，**θ（4—8hz）**和 **δ（<4 Hz）频段**。θ频段活动常见于清醒的儿童，而在清醒的成人中并不明显。一些成年人在执行需集中精神的任务时也会表现出θ活动。与任务相关的θ在Fpz和Fz电极上表现出高功率，因此被称为**额中线θ（Frontal Midline Theta，Fmθ）**（Inanaga，1998）。内侧额叶皮质被认为是Fmθ节律的产生者，Fmθ节律与认知功能有关，如错误监测。另一个在海马体中的θ频段活动则与记忆功能有关（Raghavachari et al.，2001）。

在被试深度睡眠时，通常会出现δ频段活动，因此与该活动相关的睡眠阶段被称为**慢波睡眠**。这种缓慢的活动是大部分皮质区同步的结果，动物研究表明，丘脑可能与这种同步有关。δ频段活动能调制其他活动，如γ活动及其自发放电与δ活动是锁时的（Steriade，1997）。δ频段活动的一个潜在功能是在睡眠期间进行记忆巩固。

现在，让我们一起尝试阅读一篇使用频谱分析技术的研究论文的一部分，该研究探讨慢波睡眠是否巩固了我们在白天所学的内容（Yordanova et al.，2012）。志愿者们学习了一项复杂的问题解决任务，然后在实验室中过夜以记录其EEG。睡眠被分为

244

245

第二阶段（S2）睡眠（即浅睡眠）、慢波睡眠（Slow-wave sleep，SWS）和快速眼动睡眠（REM），使用频谱分析对每个睡眠阶段的EEG进行分析。图11.5及其说明摘自这一研究。思考一下，我们能从中发现慢波睡眠和学习巩固之间存在什么样的关系？

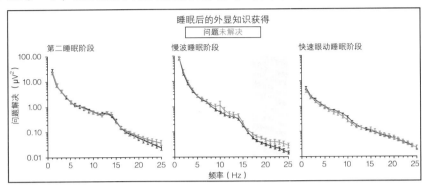

图11.5　频谱分析示例。"……图中描绘的是三个睡眠阶段（S2、SWS 和 REM）在电极 C3 和 C4 上的总平均功率谱。SWS 中的阴影区域表示问题未解决组和问题解决组之间存在着显著差异的频率范围。图中显示了对应频率的标准误差。"
摘自约尔丹诺娃（Yordanova）等人（2012）。图经许可转载。

专栏 11.1　相位谱

利用 **FFT** 的输出，我们不仅可以计算振幅谱，还可以计算相位谱。相位 θ、实部 a 和虚部 b 三者之间的关系表现为 $\tan\theta = b/a$（请参阅第 9 章图 9.4）。比值的正切倒数（即反正切）为我们提供了相位，相位表示正弦波成分的位移。例如，10Hz 成分的 90° 相移使信号在时间上偏移 25 ms。为从振幅谱中恢复原始波形，在对频率成分进行求和之前，需要先根据相移对每个频率成分进行移位。相移与瞬时相位不同。在已经 FFT（DFT）处理过的信号中，由于无时间维度，不能观察到瞬时的相位变化。我们将在章节 12.2 中介绍如何计算和使用瞬时相位。

在 MEG/EEG 数据分析中，相位谱比振幅谱的使用频率低。但在 MRI 信号处理中，总是需要计算相位谱：为获得 k 空间，需对 MR 信号进行 DFT 处理，并计算其振幅和相位谱（请参阅第 2 章专栏 2.1）。

11.2.2 事件相关电位分析

在日常生活中，我们经常能很快识别物体和外部事件。例如，我们可以用不到一秒的时间就能判断出看到的是一张脸还是一所房子。若我们想知道脑对面部和房屋的信息处理何时存在不同，则需要以次秒级的时间分辨率分析从刺激开始时就记录的脑信号，如 MEG/EEG 信号。

事件相关电位（ERP）分析能以毫秒为单位分析脑活动的变化，该方法可能是 MEG/EEG 数据分析中最常用的方法，主要计算方法是对试次中的 MEG/EEG 数据段进行平均。试次平均虽然简单，却能有效提高**事件相关范式**的信噪比。在该范式中，感兴趣事件不仅被定义在生理或心理维度上，也反映在时间上，如一个发生在 t 时刻的闪光视觉刺激。脑对于事件的反应被视为信号，而正在进行的和刺激无关的神经活动则被视为噪声。信号与噪声相互混合，因此单个试次的 MEG/EEG 很难观察到事件信号。现在考虑重复该事件多次，如每 2—3s 重复 200 个试次，同时记录 MEG/EEG。从数据中，我们会得到 200 个试次片段，这些片段是围绕刺激进行分段的，如从刺激开始的−200ms 到＋1500ms。因为事件相同，所以我们可以假设每个试次的神经反应在波形和潜伏期上也相同，或至少相似。相反，正在进行的活动并不与事件锁时，也无先验理由假设其在所有试次中相似。当所有试次都与事件对齐并平均所有试次，非诱发成分将被抵消，只留下诱发反应，此时的平均波形被称为**诱发电位**（**Evoked Potential，EP**）（图 11.6）。

感官刺激的诱发电位以感觉模态作为前缀：VEP（Visual Evoked Potential，视觉诱发电位）、AEP（Auditory Evoked Potential，听觉诱发电位）、SEP（Somatosensory Evoked Potential，躯体感觉诱发电位）、OEP（Olfactory Evoked Potential，嗅觉诱发电位），以及 GEP（Gastric Evoked Potential，胃部诱发电位）。不仅外部刺激，内部状态也会调制电位。例如，当"哔哔声"以 1Hz 重复出现时，被试会形成对哔哔声的期待。若跳过预期的哔哔声，则会缺少事件诱发成分。该情况下的活动发生不是由于刺激/外源性事件，而是由于内源性事件。**事件相关电位（ERP）**是指由外源性和内源性事件引起的脑活动的统称。心理因素（如注意和记忆负荷）会对 ERP 起调制作用。

事件相关电位是相对于基线活动来进行评估的，基线活动是无刺激或中性刺激期间的脑活动，通常以−200ms 至 0ms 的预刺激期作为基线。主要成分的**振幅**和**极性**（负或正）相对于基线而确定（请参阅第 9 章专栏 9.1），并通过刺激的开始或偏移确定**顺序**或**潜伏期**。例如，P3 是第三个正成分。同样的成分有时也被称为"P300"，即事件发生 300ms 后出现的正成分。**头皮分布**在指定成分时也很重要，如 P3 的最大峰值经常出现在顶叶电极中（图 11.6）。P3 是最早发现的对内源性因素（如刺激不确定性、注意和语义处理）敏感的成分之一。例如，相较于一个经常出现的音调，一个很少出现的音调所引起的P3振幅会更高，该效应并不依赖于感官模态（Sutton et al., 1965）。

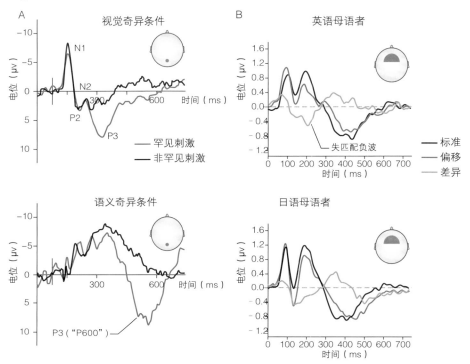

图11.6 ERP成分。（A）由刺激反应所引起的一系列ERP成分。请注意，纵轴是反向的，这种"上负下正"的风格在ERP文献中很常见。与非罕见刺激（黑色）相比，罕见刺激（红色）能引起更大的晚期成分（P3）。P3的潜伏期取决于任务条件（Kotchoubey et al., 2002）。（B）差异波（橙色）：日语母语者无法区分 /r/ 和 /l/ 的发音差异。图中计算了日语母语者和英语母语者对/r/和/l/声音的ERP差异。英语母语者在 200 ms 左右显示出更大的失匹配负波（Zevin et al., 2010）。

图经许可转载。

条件之间的差异波形也可用于识别成分。例如，对比罕见和常见音调的ERP波差异，我们可以在前额中部电极处发现一个约200ms的负成分，该成分被称为失匹配负波（Mismatch Negativity，MMN）（Näätänen et al., 1978）。失匹配负波告诉我们，刺激概率信息是在刺激呈现后的200ms内处理的。

事件相关电位也表明，**选择性注意**在早期阶段就开始影响信息处理。例如，刺激受到注意时，ERP成分中P1和N1（潜伏期 80—150ms）的振幅会大于未受到注意时（Hillyardet al., 1973）（请参阅图 11.7）。一项MEG的ERP研究表明该效应的时间可能更早（Poghosyan和Ioannides, 2008）。

　　某些早于P1的ERP能反映早期的感官过程。例如，对"咔嗒声"作出反应时，有一个在15ms内出现的复杂成分。听性脑干反应（Auditory Brainstem Response，ABR）反映了脑干中听觉核的活动。该反应具有模态特异性，对内源性因素（如注意力）不敏感。听性脑干反应能体现ERP方法的性能，这种源自脑部深处结构的早期活动在记录中隐约可见，可以用该方法观察到。

　　ERP分析假设：（1）同一事件在不同试次中所诱发的信号一致；（2）同一信号在不同试次中的出现时序也一致；（3）信号和噪声不相关；（4）噪声是随机的，且均值为零。违反这些假设会导致信号质量不佳。例如，若在潜伏期的试次间出现抖动，则对所有试次进行平均会导致活动间的彼此抵消，EP的振幅因此变得很小。请注意，该情况下的平均振幅小并不意味单个试次振幅也小（请参阅章节12.2.5），此时采用中位数而不是平均值，可以缓解离群值的影响。

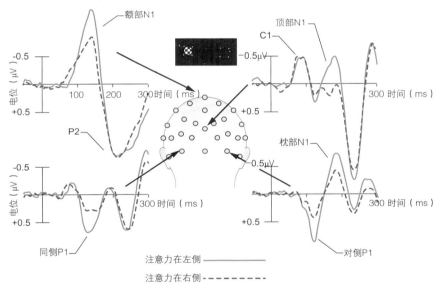

图11.7　ERP 分析示例（VEP 的总平均值）。"在需要对小圆棋盘格刺激作出反应的空间注意任务中，对 17 名被试从四个头皮部位记录的视觉 ERP进行总体平均。刺激以快速、随机的顺序在左右视野闪烁，而被试一次只关注一个视野。图中显示的ERP是在左侧闪光条件下记录的叠加波形，其中实线表示左侧受注意条件，虚线表示右侧受注意条件。请注意，对刺激位置的注意会引发对侧和同侧枕部头皮的 P1 成分（80—130 ms），以及额部（front）、顶部（par）和枕部（occ）的多个 N1 成分（120—200 ms）振幅增加。相比之下，产生于初级视觉皮质的早期C1成分（50—90 ms）并未随着注意变化而发生改变。横轴的时间以毫秒（ms）为单位。"摘自希尔雅得（Hillyard）和安罗·文托（Anllo-Vento）（1998）。图最初由克拉克（Clark）希尔雅得（1996）发表，经许可转载。

ERP方法的一种变体是**稳态诱发电位（Steady-state Evoked Potential，ssEP）**，即脑对重复刺激的反应。例如，当一个视觉刺激以12Hz的频率出现时，一个诱发反应的尾部会与下一个反应的头部重叠，对这些片段进行平均就可得到峰值顺序。当数据经DFT处理后，PSD在12Hz处出现一个峰值，反映了一个12Hz的刺激。峰值不仅会随外源性因素变化，也会随内源性因素变化，这与ERP振幅相似。例如，当观察者注意一个闪光刺激时，PSD峰值会比未注意到时更高（Morgan et al., 1996）。由于DFT折叠了时间维度，所以一方面，我们失去了时间信息；但另一方面，其对潜伏期抖动的抵抗力会比平均试次更强。因此，ssEP的信噪比通常优于ERP。

现在，让我们来看一篇ERP论文的部分内容（Clark and Hillyard, 1996）。该论文报告了视觉空间注意效应何时出现在EEG信号中。被试将注意力集中在视野的左侧或右侧。在ERP测量中记录脑对有注意力参与和无注意力参与一侧的视觉目标的反应。在所有波形中，前100ms记录的ERP并未显示出有无注意力参与的情况下存在任何差异。

11.3 统计检验

249

对MEG/EEG进行数据分析可以得到多变量结果，例如，在500Hz采样率下，2s的ERP包含了1000个数据点，可以计算128个通道的数据结果，在2个任务条件下，每个条件分配20名被试，这就产生了一个1000×128×2×20个数据点的矩阵。为发现不同条件在时间和通道上的差异，可以使用多变量分析，如多变量协方差分析（Multivariate Analysis of Covariance，MANCOVA）（Friston, Stephan, Heather, et al., 1996）。该分析采用线性模型对多维数据进行拟合，这类似于单变量数据的协方差分析（Analysis of Covariance，ANCOVA），其中每名被试在每个条件下有一个数据点，如平均误差率。单变量方法，如协方差分析（ANCOVA）、方差分析（ANOVA），以及曼·惠特尼U检验，也可用于**第一类误差校正**，如整体误差（FEW）校正。因为结果在时间和传感空间上存在相关，所以误差校正是必要的（请参阅第7章）。在进行单变量检验之前，也可以对数据维度进行降维。例如，主成分分析（PCA）可以将128个通道减少到几个主成分，与128个通道的数据相比，对几个成分的第一类误差校正要简单一些。

250

以往的研究结果和启发式方法对数据分析来说非常重要，能够预先告诉我们结果的哪一方面会相关，如通过以往研究来预测两个条件下顶区P300的振幅是否会有所不同。一方面，这种启发式方法可以显著地降低结果的维度。例如，若我们选择

Pz电极的P3峰值振幅，多变量ERP结果就会被简化为单变量结果，即2×20矩阵。另一方面，子集结果需要仔细考虑，如为何使用峰值而不是曲线下的面积、为何不包括其他顶部电极，以及其他需健全和清晰的子集论据。这对于避免循环分析很重要（Kriegeskorte et al., 2009），如第7章所述。

专栏 11.2　ANOVA 和功率谱

知道频谱分析与方差分析密切相关或许会对我们有帮助。为获取功率谱，时域信号经DFT处理为频率成分，然后对振幅进行平方。在某种程度上，每个功率值代表被分析信号的方差，这由该频率上的振荡活动来解释，因此功率其实是一种方差。现在来回顾一下，若给定N个数据点，该如何进行方差的计算：首先计算均值与每个数据点之差的平方，然后对平方求和并除以N，因此方差是一种幂。在数学上，原始信号的方差等于总频谱功率的一半，因此某一频段（如 α 频段活动）的方差可以通过对频段内（如8—13Hz）的功率值求和再减半得到。若想知道两个条件下的 α 频段的功率是否不同，可以计算功率谱、推导方差，并取两个条件之间的方差之比，该比率是我们在ANOVA中参考的F统计量。

本章总结

- 脑磁/电图（MEG/EEG）信号采用数字信号处理技术进行处理。粗略地说，我们需要考虑两个阶段：预处理降低或去除MEG/EEG信号中的伪影，主要信号处理将感兴趣的信号成分从不感兴趣的信号成分中区分出来。
- 通过傅立叶变换，可以将MEG/EEG信号在时域或频域上进行表示。
- 伪影可通过其在时域和/或频域信号中的特征来识别。
- 适用于MEG/EEG信号的数据处理方法有很多，通常会采用一种及以上方法进行信号处理。
- 统计数据通常是多变量的，变量之间的依赖性处理方法与其他脑成像数据相似。

回顾思考

- 请说出EEG记录中的五大伪影及其识别方法。
- 假设您的EEG记录被眨眼活动污染了，请描述两种去除伪影的方法。

- 请解释频谱分析是什么，并描述如何从MEG/EEG数据中获得功率谱密度（PSD）。请列举两个经常使用PSD分析方法的研究领域或应用领域。
- 请解释诱发电位（EP）是什么，并描述如何识别EP中的成分。请列举两个用于心理学研究的EP例子。

拓展阅读

- Delorme, A. & Makeig, S. (2004). EEGLAB：an open source toolbox for analysis of single- trial EEG dynamics including independent component analysis. *Journal of Neuroscience Methods*, 134, 9–21.（这是对MEG/EEG分析中ICA方法的简要介绍。）

- Hyvärinen, A., Karhunen, J. & Oja, E. (2004). *Independent Component Analysis*. New York: John Wiley & Sons.

- Luck, S. J. (2014). *An Introduction to the Event-Related Potential Technique*. Cambridge, MA: MIT Press.

- Van Drongelen, W. (2006). *Signal Processing for Neuroscientists: An Introduction to the Analysis of Physiological Signals*, Cambridge, MA: Academic Press.（该教材包括详细解释FFT的章节。）

第 **12** 章
高等数据分析

学习目标
- 理解MEG/EEG数据的不同表示形式，即时间图、频率图、时频图和相关图
- 理解离散傅立叶变换和短时傅立叶变换之间的关系
- 理解小波变换背后的关键思想
- 理解相位分析的基础知识
- 理解自回归分析和格兰杰因果关系

　　动词"advance"的意思是以一种有目的的方式前进。因此，对MEG/EEG信号进行高等分析意味着我们将更接近我们想从数据中获得的东西。到目前为止，我们已了解到MEG/EEG时间序列可以利用离散傅立叶变换（DFT）进行频域转换。在频域中，可以清楚地观察到各频率成分的贡献，但无法判断其是否会随时间而变化。例如，若我们想知道 α 频段活动增加是发生在刺激呈现之前还是之后，该怎么做呢？此外，我们还了解到MEG/EEG信号具有良好的时间分辨率。利用高时间分辨率的优势，我们可以观察到脑区之间每时每刻的相互作用，如额部和顶部信号之间的同步和失同步。在本章中，我们将介绍一些高等数据分析方法，以揭示迷人的信号变化。

12.1 短时傅立叶变换与小波变换

12.1.1 短时傅立叶变换
　　虽然MEG/EEG数据可以通过DFT在时域或频域上进行呈现，但两者均不足以提供哪个频率成分在何时改变其活动的信息。在该情况下，我们需要以时间和频率表示信号。一个可能的策略是不将DFT应用于整个数据，而是应用于一个接一个的片

253 段。最终，我们能得到DFT的时间序列。图12.1显示了功率谱密度（PSD）的时间序列，它是将DFT应用于分割数据段（每4s分割一次，共420段）所得出的结果。PSD的时间序列提供了信号的**时频**表示，从图中我们可以观察到哪个频率成分何时在振幅上发生了变化。

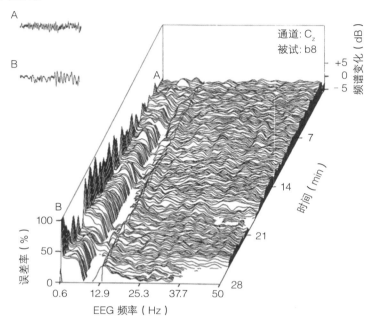

图12.1　PSD的片段时频表示。该图取自马凯格（Makeig）和伊楼（Inlow）（1993）。将被试执行的28min任务划分为4s的片段以计算EEG频谱功率。纵轴上绘制的是每段的执行误差。当误差率较低时，10Hz附近的活动很强，而4Hz左右的活动则较弱。（A）和（B）分别表示低误差和高误差试次的代表性时域信号。

图经许可转载。

　　频谱图的时间和频率分辨率由数据段的长度决定。例如，若数据段长度为100ms，则每100ms获取一个频谱。为提高时间分辨率，可以缩短数据段长度，如缩短至25ms。然而，这又产生了另一个问题，即一个100ms的时间段可以包含大约一个α活动周期，而一个25ms的时间段则不能。换言之，使用25ms的片段将导致我们无法对α频带活动进行可靠的估计。若我们增加片段长度，例如，增加至200ms，此时α频段活动（8—13Hz）估计的可靠性将增加，但对于频率更快的活动则意味着时间分辨率的降低。例如，β频段活动（13—30Hz）在200ms时长的片段内大约有10
254 个周期。由于DFT带来的时间折叠，我们无法分辨出哪一周期发生了变化。摆在我们面前的难题显而易见：时间分辨率的提高意味着频率分辨率的降低，反之亦然。这一权衡是进行时频分析的基础，因此被称为傅立叶变换的不确定性原理。

短时傅立叶变换（Short Time Fourier Transform，STFT）通过结合"移动窗口"技术简化了这一问题。窗口随时间变化在数据上进行滑动，同时将DFT应用于窗口内数据段的分析。窗口具有固定的长度和平滑的形状，如200ms的钟形（高斯分布）窗口。窗口函数被用于控制片段的边缘，即片段乘以窗口，再经DFT处理。然后，对窗口进行短时间步长移位，如2ms，即500Hz采样率中的一个数据点，并再次应用DFT。利用移动窗口技术，我们能得到一系列短时间步长的经DFT处理的数据，相邻的DFT结果相似但并不相同。短时傅立叶变换的结果以**频谱图**表示，即在时间和频率上绘制振幅/功率。

使用高斯移动窗口的STFT由匈牙利数学家丹尼斯·加博尔（Dennis Gabor）（1946）提出，窗口函数用于控制片段的边缘。DFT假设信号是平稳和周期性的，且周期无限重复（请参阅第11章的章节11.2.1），但真实的MEG/EEG数据并不是无限持续的。在DFT中，信号不再被看作单一片段，而是片段的无限串联。数据段的串联常常增加信号边缘的锐利程度，这些伪边缘给DFT结果增加了噪声。为减少伪边缘，需在片段末端对信号进行衰减，也就是在进行DFT之前，对每个数据时段应用锥形窗口函数。不难理解边缘问题会随着片段的缩短而恶化，所以窗口函数在STFT中尤为重要。除了高斯函数，也可以采用其他窗口函数（如贝塞尔函数、汉明和汉宁函数）。在具体实践中，应根据STFT分析的具体目的而选择使用对应的窗口函数（Gao and Yan, 2010）。

在MEG/EEG分析中，由于移动窗口的存在，分析过程比较复杂，因此很少进行从频谱图到时域信号的反向变换；而在短时傅立叶变换中，片段是加权和重叠的（严格地说，频谱图并不等于原始时域数据），这使STFT的逆变换比整个片段DFT的逆变换更复杂。

在频谱图中，我们希望看到具有时间分辨的频率活动。为获得最好的结果，需将感兴趣活动的先验知识纳入分析。例如，当我们期望在 α 频段（8—13Hz）看到瞬时振幅变化时，片段长度被设为125ms，即一个8Hz或更长的正弦周期。但在探索性分析中，这些参数并不可用。若使用固定长度的窗口，则可能因为片段太短而错过有趣的信号活动；或因为片段太长导致活动模糊，因而难以及时定位。换言之，使用STFT的问题在于：固定的片段迫使信号具有单一的时频分辨率，而这种分辨率需在时间和频率之间进行权衡。

STFT如何从DFT发展而来，是一个前人推进分析技术发展的好例子，虽然并非所有问题都解决了，但至少他们看到了想看到的东西。

12.1.2 小波变换

小波变换是获得信号时频表示的另一种方法，其衍生自傅立叶变换所涉及的不同思路。傅立叶变换将不断重复的正弦波作为信号分解的基础，而我们也可以考虑使用其他基函数。请考虑这样一个模式：一个短的正脉冲之后跟随着一个负脉冲，该模式在时间上的重复会形成连续的振荡，而对模式进行缩放和移动可以创造更复杂的模式。让我们拉伸和收缩这一模式，在时间上移动缩放的模式并求和，结果形成了一个复杂的时间波，看起来可能与 MEG/EEG 信号相类似。此处的示例表明上述模式（即小波）可以作为信号分解的基函数，也就是用作**正弦波**的替代变换方式。正弦基函数具有平稳且无限重复的特征；小波函数则与之相反，是局部的，而 MEG/EEG信号通常不具有稳定性。此外，瞬时活动（如对面部刺激的诱发反应）往往是我们感兴趣的活动。换言之，小波变换在 MEG/EEG 信号分析中是一种有吸引力的 DFT 替代方法。

原则上，若模式被自由缩放和移动，任何短时模式均可作为小波变换的基函数。事实上，一些受欢迎的小波其实看起来很奇怪。MEG/EEG 信号处理中常用的小波有莫雷特、高斯、墨西哥帽等，其中被应用最广泛的可能是**莫雷特小波**，它是以法国地球物理学家、小波分析创始人之一让·莫雷特（Jean Morlet）的名字命名的。莫雷特小波函数是正弦和高斯两个时间函数的乘积（图 12.2），看起来就像一段余弦波。莫雷特小波的周期数被称为波数，波数 c 通常被设置为 5 或更大，这对于 MEG/EEG的大部分频率范围均很有效。"母"小波按比例缩放：对较快的频率进行压缩，对较慢的频率进行扩展。所有"子"小波的周期数相同，但长度不同。例如，给定 $c = 5$，则 10Hz 的小波在 500ms 内有 5 个周期，而 5Hz 的小波的长度则需扩展至 1000ms。

为计算 10Hz 在 t 时刻的振幅，10Hz 莫雷特小波的中心需要放在 t 处，然后将小波和 MEG/EEG 数据相乘，该乘积在小波的长度上（本例中为 500ms）求和，其和称为小波系。若我们回想一下 DFT 中傅立叶系数的含义，小波系数的含义就更清楚了：傅立叶系数表示每个正弦成分对 MEG/EEG 信号的贡献（在所有时间点上折叠），该系数就是正弦波的振幅。同理，小波系数表示小波对 t 时刻 MEG/EEG 信号的贡献，因此该系数即 t 时刻 10Hz 振荡的振幅。小波在时间上每移动一个数据点，就进行一次重复计算。计算的扫频相当于计算小波与数据之间的卷积，从而得到小波系数的时间序列。在本例中，其给出了一系列 10Hz 振荡的**瞬时振幅**。卷积在其他尺度的小波上重复，如 2Hz、4Hz、6Hz、8Hz、12Hz、14Hz 等。将瞬时振幅画在时间和频率轴上，信号的时频表示被称为**尺度图**（图 12.3）。尺度图与 STFT 的频谱图相似但并不相同，因为小波的长度按每个频率进行缩放，所以尺度图的时频分辨率不固定。

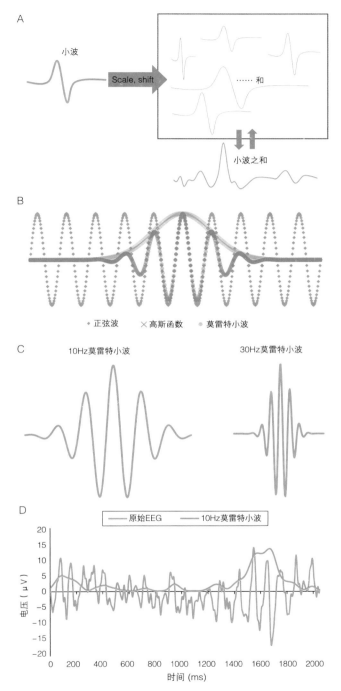

图12.2　小波分析图示。（A）从小波到波，反之亦然。（B）莫雷特小波是正弦波和高斯函数的乘积，该示例包含了5个周期。（C）小波的缩放。（D）10 Hz 莫雷特小波和 EEG 信号之间的卷积结果。

以下是一项EEG研究的尺度图示例（Pfurtscheller and Da Silva, 1999），该研究探究了与运动控制相关的EEG信号的时间和频率。研究结果表明位于中央沟前部和中央前回的皮区在运动控制中起着关键作用，其中运动皮质控制着对侧的四肢，这就是为何左运动皮质的创伤通常会导致右肢瘫痪。图12.3是右手食指敲击时，在C3电极上探测到的EEG数据尺度图（Pfurtscheller and Da Silva, 1999）。我们可以在时频图中看到与运动相关的脑活动所发生的时序和频率。

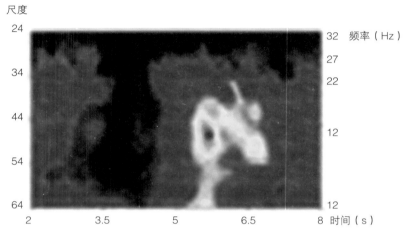

图12.3　小波分析示例（手指敲击时的尺度图）。"尺度图中显示了时间间隔为2—8s（横轴）的小波系数的平方和所有试次的平均值。从24到64的尺度（左轴）对应于12—32Hz的频率范围（右轴）。彩阶从'黑色'（最小值）到'红色'（最大值），其中最大值以十字标记。"摘自普富特舍勒（Pfurtscheller）和达·席尔瓦（Da Silva）（1999）图5的说明部分。图经许可转载。

12.1.3　STFT还是小波变换？

20世纪60年代，让·莫雷特在法国埃尔夫阿奎坦公司担任石油勘探工程师。在石油勘探过程中，通常会通过诱发人工地震活动的方式来寻找地下石油储量，而数以百计的地下岩层会反射这一活动，并由地面上的探测器记录下反射的混合情况。莫雷特将STFT应用于数据处理，但发现结果并不乐观。数据包含了许多瞬时活动，换言之，数据不够稳定，DFT无法发挥作用。最后，他将正弦基函数缩短为"小波"，得出的结果使他能够跟踪数据的瞬时变化，这些变化可以指示地层的质量差异，表明潜在石油储量的边界。他的大多数同事最初既不相信该方法，也不相信该结果（Hubbard, 1996）。有趣的是，在世界不同地区的不同科学领域，同样的想法或多或少同时得到了发展。如今我们仍可以看到这种平行发展的痕迹，如莫雷特小波和盖伯小波实际上是相同的函数，不同的名字来自不同的分析学派，如法国学派和英国学派。

与小波变换不同，STFT 假设信号是平稳且无限的，但这些假设可能并不符合 MEG/EEG 信号的实际情况，因为 MEG/EEG 信号往往包含非平稳片段，且长度有限。小波变换根据频率调整窗口长度，因此提供了多分辨率的时频表示。只要慢成分始终变化缓慢，而快成分始终变化迅速，该时频分辨率的调整就能很有效。然而，实际数据中的慢成分可能会突然增加振幅，此时 STFT 可能表现得更好，如 100ms 片段的 STFT 可以比 $c = 5$ 的 10Hz 莫雷特小波变换更好地定位 10Hz 振幅的突然变化。关于目标现象的先验知识，如频率和时序，是对两种方法进行选择的关键。

这两种方法之间还有更多区别，再举一个关于反函数的例子。小波方法还有逆小波变换这一形式，小波变换及其逆变换常被用于 MEG/EEG 信号的带通处理。而对 STFT 进行逆运算虽然不无可能，但比逆小波变换复杂得多。因此，MEG/EEG 分析中很少使用逆变换方法。

最后，还有一些命名惯例常常会引起轻微的混淆。因为 MEG/EEG 数据是离散的（数字化的），所以 STFT 使用 DFT 进行命名。因此，MEG/EEG 信号的小波变换也可以称为"离散"小波变换。然而，术语**离散小波变换（Discrete Wavelet Transform，DWT）**通常是指一些非常不同的东西，其表示小波的缩放和平移不是连续进行的，如小波在步长为 $2n$ 个样本的数据上移动（请参考多分辨率分析）。连续缩放和平移的小波变换，包括莫雷特小波，被称为**连续小波变换（Continuous Wavelet Transform，CWT）**。若想在信号处理包中寻找莫雷特小波函数，请尝试 CWT，而不是 DWT。

12.2 相位分析

12.2.1 相位计算

正如我们在第 9 章中所学到的，相位是一个介于 0° 和 360° 之间的角度。然而，时域信号的单位是微伏（μV）。显然，我们需要做一些事情来从数据中获取相位。我们可以通过 DFT 计算相位谱，但这种变换方式会折叠时间（请参阅第 11 章专栏 11.1）。因此，为获得逐时刻变化的相位角，即**瞬时相位**，我们需要对信号进行不同的处理。计算瞬时相位的一种方法是**希尔伯特变换**，该函数将时间"波"转换为"螺旋"（请参阅第 9 章图 9.4B）。为获得每个时间点的唯一相位，进行这种转换是必要的。例如，请考虑一个在 −1 和 1 之间振荡的余弦时间波。当 t 时刻余弦值为 0.50 时，可以通过三角函数计算得到有两个角度（60° 和 300°）对应于该余弦值，那么我们应采用哪一个？为消除歧义，需检查 t 时刻的余弦和正弦。若余弦值和正弦值分别为 0.50 和 0.87，则相位为 60°；若值为 0.50 和 −0.87，则相位为 300°。余弦波通过希尔伯特变换得到一个间隔为 90° 的波，即正弦波。而当以 3D 形式绘制余弦波和正弦波时，我们会看到一个螺旋，螺旋中不存在相位的不确定性。MEG/EEG 信号不是正弦波，但原始信号通过希尔伯特变换会得到一个相移为 90° 的信号，这对信号被称为**解析信号**。在解析信号中，相位具有确定值。

解析信号中的每个时间点均以复数表示，$a_t + b_t i$，其中 i 是虚数单位（请参阅第 9 章中的图 9.4A 和专栏 12.1）。实部是 $a_t = \cos\theta_t$，虚部是 $b_t = \sin\theta_t$，其中 t 是时间。三角函数告诉我们 θ_t、a_t 和 b_t 之间的关系是 $\tan\theta_t = b_t/a_t$。因此，瞬时相位为正切的反函数，即反正切。

因为带宽越窄，带通信号越接近正弦波，所以相位估计的精度随信号带宽的减小而增加。因此，信号通常在应用希尔伯特变换之前需经带通处理。

另一种计算相位的方法是使用复莫雷特小波变换，此处的小波是一对相对位移 90° 的莫雷特小波，即高斯包络中的余弦波和正弦波。应用小波变换可得到一对时间序列，其中一个为实，另一个为虚。在复杂时间序列中，相位的计算方法与希尔伯特变换的解析信号计算方法相同。在 MEG/EEG 相位分析的实践中，两种相位计算方法的结果并无太大差异（Le Van Quyen et al., 2001）。希尔伯特变换和复莫雷特小波变换都可以在各种信号分析库中获得，如 scipy（Python 信号函数库）。

12.2.2 相位同步

此处以一个具体的例子解释相位分析如何起作用：假设我们想知道在双手运动任务中，左右运动皮质是否同步活动。为找出答案，我们需测量任务期间和静息状态的 EEG。C3 和 C4 电极大约分别位于左右运动皮质，为检查这些电极的 EEG 是否同步，我们可以简单地将信号进行关联。因为慢成分对信号有很大贡献，所以相关结果主要反映了 α 频段和较慢的活动（请参阅第 11 章图 11.4 中的不平衡 PSD）。然而，众所周知，与运动相关的活动出现在 β 频段的 20Hz 左右（Conway et al., 1995）。因此，β 频段的相关性会被慢活动的相关性所掩盖：换言之，对完整信号的相关性分析可能会导致我们错过感兴趣的同步现象。

我们可以在计算相关性之前，将信号带通设定在 β 频段，虽然这优于完整信号相干的结果，但也并不完美。因为振幅不同，所以即使信号在完全相同的时序上下波动，相关系数也不为 1。例如，若参考点在左耳，则 C3 电极的振幅会小于 C4 电极。为消除振幅的影响，最好采用相位，而不是带通信号。

为估计运动皮质之间的β频段同步性，我们需比较C3和C4之间20Hz活动的相位。为获得可靠的同步性估计，至少要对信号的几个周期进行比较（Lachaux et al., 1999）。例如，对于一个20Hz的振荡，一个200ms的片段包含10个周期。对于每个时间点，我们需计算两个相位之间的差值，该差值被称为相对相位，是一个新的角度。我们可以将相对相位视为半径为1的圆上的一个向量（图12.4），然后将这一片段的所有相对相位绘制成单位圆上的向量。当两个信号不同步时，向量在单位圆上指向不同的方向。因此当对向量进行平均时，均值向量的长度会接近于0（图12.4A）。相反，当两个信号同步时，其相对相位在一段时间内保持在相同的角度。因此，均值向量的长度接近于1（图12.4B）。换言之，均值向量的长度取值在0和1之间。0表示该对信号的相位关系是不同步的，1则表示完全相位同步。均值向量的

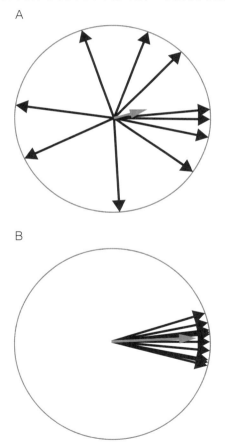

图12.4 相位平均。相位表示为单位向量（长度＝1）。指向不同方向的向量会相互抵消（A），因此均值向量（红色）的长度接近于0，平均相位（角度）不可靠。相反，向量指向相似的方向时（B），均值向量的长度更接近于1，平均相位可靠。

长度有几种不同的标记方式：**相位相干性、同步指数（Synchrony Index，SI）、锁相指数（Phase-locking Index，PLI）和单试次锁相值（Single-trial Phase-locking Value，S-PLV）**。

相位相干性可以用移动窗口来计算，计算结果反映了两个信号之间的同步动态变化情况，同步估计的时间分辨率由窗口长度决定。

当两者之间的差值保持接近 0° 时，我们可以认为信号是同步的。有时，差值会始终保持非零的角度，如 72°。对于 20Hz 的活动，相位差相当于 10ms。换言之，信号有 10ms 的恒定滞后时间，这种带有时间滞后的锁相又被称为滞后同步，也是两种活动之间有趣的关系。

图 12.5 显示了相位同步分析的一个例子（Nikoulineet al., 2001）。在这项 MEG 研究中，研究人员探究了双侧运动皮质 β 频段活动的同步性。在放松和清醒状态下获取被试的 MEG 信号。正如预期，来自双侧运动皮质上方传感器信号的 PSD 除了在 α 频段有一个峰值外，还有一个位于 20Hz 左右的峰值。通过复杂的莫雷特变换，提取 β 信号，并从中计算相位。在每个时间点，计算两者之间的相位差。相位滞后的直方图在 0° 附近有一个峰值。结果表明，在静息状态下，左右运动皮质的 β 频段活动是同步的。

该示例还说明了相位分析中的信号功率问题。图 12.5E 中的三个直方图分别对应于三对反映了强、中、弱 β 活动传感器所计算出的相位滞后。虽然弱 β 活动的相浓度较不明显，但结果并不一定意味着较弱的 β 活动就不那么同步。因为结果很可能和信号强度混杂，如弱信号是有噪声的信号。此外，任何通过弱信号得到的估计都不如使用强信号来得清晰。该示例表明，为进行可靠的相位估计，信号应有足够的功率。

12.2.3 网络分析

一旦我们计算了相位同步，离网络分析便只有一步之遥。网络由**节点**和**边**定义，其中边指的是一对节点之间的连接。例如，我们可以将传感器视为节点。基于相位相干性，可以绘制出两个节点之间的边。随着节点和边的数量增加，在头部图上绘制的图也会变得难以理解，因此，网络通常以相邻矩阵进行表示。矩阵为 $N \times N$，其中 N 是节点数。矩阵的每一项表示两个节点之间的连接，如 1 表示有一条边，0 表示没有边。

功能网络的网络属性，如分布度、平均路径长度、聚类系数、中心度和网络基元等，是基于**邻接矩阵**计算的。目前已提出许多网络指标，其中有些指标会影响网络中的信息流（Fornito et al., 2016）。认知神经科学领域正在研究这些网络属性和脑功

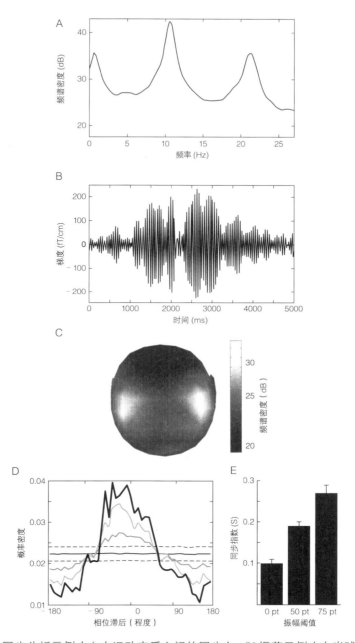

图12.5　相位同步分析示例（左右运动皮质之间的同步）。"β振荡示例（右半球，被试N5）。（A）MEG信号的频谱。请注意，在21Hz左右处有一个明显的峰值。（B）带通滤波（17—23Hz）后的β振荡（5s）。（C）左右两个半球上的β活动空间分布（顶视图）。"左右两个半球的β振荡之间的相位同步。（D）基于不同振幅阈值计算的相位滞后分布：无振幅阈值（粉线）、第50个百分位振幅阈值（蓝线）和第75个百分位振幅阈值（黑线）。水平实线和虚线分别代表1000次模拟所得到的均值和3个标准差。数据来自被试N7。（E）（D）中所涉及条件的S指数（所有被试的总平均值）。"

摘自尼库林（Nikoulin）等人（2001）。图经许可转载。

能之间的关系，所以此处我们不去探究这些属性的功能含义，只是给出一个示例（图
12.6）。该研究比较了八岁和九岁的阅读障碍儿童与对照组儿童的基于同步的功能网
络结构（Fraga González et al., 2016）。EEG记录了他们闭上眼睛和放松时的脑活动情
况，静息态EEG数据可以反映所有心理活动的基础网络活动。数据通过带通处理得
到δ、θ和α频段，然后在每个频段计算所有电极对的相位相干性，在相位相关性的
基础上构造并简化函数网络，将其表示为有限图。该图比较了两组被试在不同网络
属性下的情况，并在这两种属性上发现了群体差异：与树形图中信息整合有关的叶分
数，以及与节点之间通信效率有关的直径倒数。此外，在θ频段网络上，阅读障碍儿
童的这两种网络属性低于同龄对照组儿童。

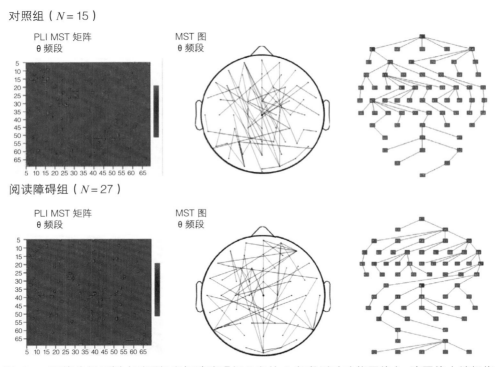

图12.6　网络分析示例（对照组和阅读障碍组儿童的 θ 频段活动功能网络）。该网络由锁相指
数定义。最小生成树（Minimum Spanning Tree，MST）是提取自网络的一种特定类型图。"对
照组（上图）和阅读障碍组（下图）在 θ 频段上的［邻接］矩阵（左侧），以及MST的头皮
视图（中间）和树形图（右侧）。为便于阐释，MST算法在平均PLI矩阵上执行。"
摘自弗拉加·冈萨雷斯（Fraga González 等人）（2016）。图经许可转载。

专栏 12.1　振荡的数学表达式

在第 9 至 12 章中，我们以复数记法表示振荡信号的各个方面。例如，在第 9 章中，我们采用下述公式来表示振荡上的时间点：

$$a_t + b_t i$$

其中 i 是虚数单位，t 是时间。

在统一振幅（1）的正弦波中，实部是 $a_t = \cos\theta_t$，虚部是 $b_t = \sin\theta_t$。代入第一个公式的各项，得到第二个公式：

$$\cos\theta_t + \sin\theta_t i$$

这是指螺旋上的时间点(请参阅第 9 章图 9.4)。为表示螺旋上的所有时间点，无需说明特定时间。因此振荡成分表示为：

$$\cos\theta + \sin\theta i$$

第三个公式是欧拉公式的一半：

$$\cos\theta + \sin\theta i = e^{i\theta}$$

方程的两边均表示螺旋。此处 θ 不再指某一特定时间点对应的角度，而是表示振荡的频率和相移：$\theta = \omega t + \alpha$，其中 ω 为频率、t 为时间、α 为相移。振幅也不总是 1。振幅可以用系数 A 来表示，若将频率、相移和振幅代入欧拉公式，即可得到：

$$A\cos(\omega t + \alpha) + A\sin(\omega t + \alpha)\, i = A e^{i(\omega t + \alpha)}$$

两侧均可用于表示振荡活动，我们可以选择使用其中一侧。由于某种原因，指数形式似乎在课堂上不太受欢迎，但在课堂之外却是首选，因为指数形式可以使一些计算变得更简单，所以指数表达式经常出现在研究论文中。要记住公式各部分与信号属性的对应关系并不难：系数 A 代表振幅，而指数代表频率和相移。

12.2.4　试次间相位相干性

事件相关电位（ERP）分析的假设之一是信号时序的相干性，即试次间的诱发反应或多或少发生在与感兴趣事件相同的时序上（请参阅章节 11.2.2）。违反该假设会导致试次平均后的信号变得微弱甚至无信号。通过相位分析，我们可以直接计算试次间时序的相干性。若想知道在视觉刺激开始后，α 频段的活动是否在相位相干性上发生了变化。首先我们需计算 α 频段的相位，将其切割成试次片段，再对齐刺激中的片段，并进行平均。除了平均是在单位相位向量（长度为 1）上执行，其他过程与ERP分析相同。此外，α 频段活动的振幅可能在片段上发生变化，这意味着 α 频段活动的向量长度发生了改变，而振幅变化给时序的估计增加了噪声，因此，将向量长度设为 1 以消除振幅的影响。我们在每个时间点上，取试次的向量均值，因为这些向量是统一的，所以均值向量的长度取值在 0 到 1 之间（长度表示相位的方差）。若给定时间点的相位在试次中是随机的，则向量指向的方向也是随机的，因此长度接近于 0；相反，若相位一致，则长度接近于 1。均值向量长度有不同名称，如**试次间相位相干性（Inter-trial Phase Coherence，ITPC 或 ITC）和锁相因子（Phase-locking Factor，PLF）**（Makeig et al., 2002, Tallon-Baudry et al., 1996）。

图 12.7 显示了一个 ITPC 结果的示例，该研究记录了健康和精神分裂症青年的视觉诱发 MEG 反应（Grützner et al., 2013）。在多个频段上计算 ITPC，并表示于时频图

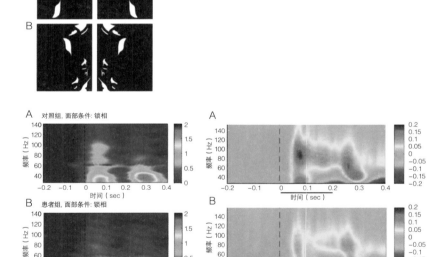

图12.7 试次间相位相干性（ITPC）图示例（对照组和精神分裂症组的 MEG 反应锁时在视觉图像上）。对照组（左上）和精神分裂症组（左下）中所有传感器的 ITPC。彩阶（0—2）表示 ITPC 相对于基线的变化。图中还列出了相应的尺度图（对照组：右上，精神分裂症组：右下）。"分析显示，ITPC 值在早期时间窗口（5—120 ms）和后期时间窗口（220—320 ms）的低 γ 频段范围内显著增加，这可能反映了与刺激开始和结束反应相关的瞬时活动。相应地，我们定义了三个时间窗口：（1）早期诱发时间窗口（开始反应：5—105 ms）；（2）诱导期（105—220 ms）；（3）第二诱发窗口（结束反应：220—320 ms）。"
摘自格吕茨纳（Grützner）等人（2013）。图经许可转载。

中。相位相干活动定位于两个刺激后时期，频率低于 40Hz。为便于比较两者，提供了相同数据的尺度图。

两幅图从时序和活动水平两个角度展示了视觉诱发活动。图中的红色并不总意味高振幅。

相位是一个**循环值**，而向量运算应用于计算循环均值、方差和高阶统计量。循环统计（也被称为方向或球面统计）是一个已成形的统计分支，提供了各种表示和检验循环值数据的方法，如 ITPC 相位不均匀性的雷利氏检验。这些测试在统计软件中实现，如 R 包 "Circular"。

12.2.5　重新审视试次平均

我们通过试次相位平均得到 ITPC，而通过原始时间信号平均得到 ERP。图 12.8 显示了单个试次的相位与 ERP 波形之间的关系。当各试次的相位相干性较高时，ERP 振幅较大；当各试次的相位相干性较低时，ERP 振幅较小。请注意，ERP 振幅的差异并非因为单个试次信号的振幅改变，而是因为活动的相位—时间在不同的试次中不同。若只对振幅信号求平均，则可以观察到纯振幅差，如尺度图。在振幅的平均值中，随时间移动的活动在时间上被模糊，但不会被抵消（因为振幅总是正值）。

事件相关同步是一个有点令人困惑的命名，虽然它的名字是事件相关同步，但与相位同步几乎没有关系（Pfurtscheller ERPs Da Silva, 1999）。事件相关同步指的是事件锁时的振幅变化。为使振幅增加以响应事件，假设许多神经元在某一时刻同时放电，所以相对于基线水平的平均振幅增加有时被称为事件相关同步。同样，事件相关去同步意味着平均振幅相对于基线下降。

事件也可能改变的不是振幅而是相位。相位重置使各试次间出现瞬时相位同步，即部分锁相[①]（Partial Phase Locking, PPL）（图 12.8B）。对 PPL 试次进行平均会产生伪 ERP 成分，而通过检查 ITPC 和平均振幅可以区分出伪 ERP，因为其 ITPC 较高而平均振幅变化不大。

对各试次原始信号、振幅信号和相位信号进行平均可反映事件相关脑活动的不同方面，由此促进我们对脑如何对事件作出反应的理解（Makeig et al., 2004）。

[①]　"锁相"通常用于描述振荡系统中的现象，其中不同振荡元件或波形的相位保持一致或同步。在锁相中，一个振荡元件的振荡周期受到另一个振荡元件的相位影响，从而使它们的振荡行为同步。——译者注

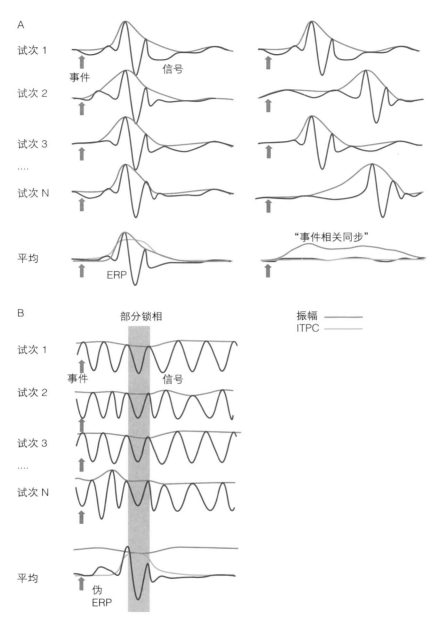

图12.8　相位和 ERP。（A）活动时序一致或不一致的单个试次和平均波形。（B）部分锁相的单个试次及其平均值。试次间的相位相干性（ITPC）以浅蓝色表示（请注意，ITPC 的单位是任意的）。

12.3　自回归和格兰杰因果关系

到目前为止，我们已通过将波的性质（如振幅和相位）纳入分析，扩展了我们的数据分析。在本节中，侧重于介绍MEG/EEG数据是一系列时间采样数据点。

12.3.1　自回归

时间是有方向的。至少在一定程度上，过去可以解释现在和未来，但这一过程不能反转。为知道在时间序列数据中，过去在何种程度上预测了现在的状态，我们通常会计算自相关：首先将数据在时间上进行移位，如 $t-1$，然后计算原始和移位的时间序列之间的相关性。例如，若数据的采样间隔是 5ms（即 200Hz 的采样频率），则自相关系数表示当前状态与 5ms 前的自身状态的相似程度。当我们改变时间滞后量并重复计算自相关时，便可以得到相关系数的序列。**自相关函数（Autocorrelation Function，ACF）**是系数随时间滞后而变化的函数（图 12.9）。简单地说，滞后 0 时的自相关是 1。自相关最初随滞后增加而逐渐降低，但随着滞后进一步增加，相关性可能再次增加，在 ACF 中出现峰值。每个峰值意味着时间滞后的过去状态与当前状态相似。假设采样间隔为 5ms 的MEG/EEG数据计算出的ACF在滞后 20 处有一个峰值，该峰值表示时间序列与 100ms 前的自身相似。换言之，信号每 100ms 进入一个类似的状态：10Hz的振荡。通过该方法，可在不使用DFT的情况下，获得ACF信号形式的频率信息。

271

自相关系数结合了所有过去状态的效应，如在滞后为 3 的情况下，$t-1$、$t-2$ 和 $t-3$ 状态的效应会被结合。但若想知道过去某一特定状态（如 $t-3$）对当前状态的影响，此时便需要应用多元回归技术来消除由于 $t-1$ 和 $t-2$ 而产生的方差。调整后的函数被称为**偏自相关函数（Partial Autocorrelation Function，PACF）**，表示过去某一状态的影响。

ACF 和 PACF 是MEG/EEG数据的另一种表示形式，可以被认为是利用过去状态预测现在和未来状态的模型。要使该模型起作用，过去状态和现在状态不应存在很大的不同，即信号需或多或少保持平稳。当滞后较大时，模型中包含遥远的过去状态。该模型考虑了随着滞后的增加，活动变慢的情况。平稳的假设以及滞后与频率之间的关系让我们想起了 STFT。的确，这两种分析在数学上是相关的（Brillinger，2001）。在实际应用中，自相关的计算比频谱的计算更简单、速度也更快，因此自回归方法是实时信号处理（如在脑机接口方面）的有力工具。然而，平稳性假设表明**自回归（Autoregressive，AR）模型**并不适用于非平稳信号。此外，来自遥远过去的事件的效应（如长时记忆）也无法使用这种从短时期信号衍生出的模型来研究。

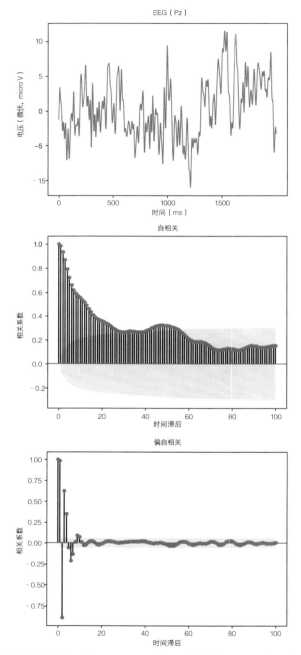

图 12.9　自相关函数和偏自相关函数。EEG ：在睁眼/放松状态下，电极放置在 Pz 处。采样频率为 512 Hz。ACF ：阴影区域表示置信区间(95%)。时间滞后约 50 的峰值对应于 α 频段活动。

与 AR 模型相关的模型有**移动平均（Moving Average，MA）**、**自回归移动平均**（**Autoregressive Moving Average，ARMA**）和**自回归综合移动平均**（**Autoregressive Integrated Moving Average，ARIMA**）**模型**。与 AR 模型一样，这些模型基于过去状态的统计数据（如总和与平均值）对当前和未来状态进行建模，为解释数据的不同随机过程提供了解释（Box et al.,2015）。

12.3.2　格兰杰因果关系

基于自回归的思想，我们可以考虑两个活动之间的因果关系。我们知道信号 1 的过去状态可以很好地预测信号 1 的当前状态，这同样适用于信号 2。那么，信号 1 的过去状态能否预测信号 2 的现在状态呢？若两者是独立的，则答案是否定的；而若这些信号是相关的，则答案是肯定的。因此，信号 1 和 2 过去状态的组合能否比单一信号 2 的过去状态更好地解释它现在的状态呢？这意味着信号 2 由于受到其自身和信号 1 过去状态的影响而处于当前状态，因此，信号 1 对信号 2 有因果关系，这一因果关系被称为**格兰杰因果关系**（**Granger, 1969**）。我们可以通过计算格兰杰因果关系来检验信号 1 的活动是否调制信号 2 的活动，即所谓的有效连接。

格兰杰因果关系及其相关测量方法，如**格兰杰·格威克**（**Granger-Geweke，GG**）因果关系，不仅被应用于 MEG/EEG，还被应用于功能性磁共振成像（fMRI），以及其他神经科学领域内的其他时间序列数据。这些方法都有相同的假设：系统近似线性且时间不变，即所谓的**线性时不变**（**Linear and Time-invariant，LTI**）**系统**。斯托克斯（Stokes）和珀登（Purdon）（2017）还详细讨论了通过该方法估计的功能结构的有效性及其解释。

在探索 MEG/EEG 数据分析方法的道路上，我们已经走了很长一段路。我们很难从原始的 MEG/EEG 数据中知道信号的哪些方面代表实际的脑信号。预处理的应用可以去除或减少伪影。为此，我们还需要知道噪声信号的特征，然后将脑信号以时间、频率或时频的方式进行表示。这些表示方式使我们能够检验关于脑活动与行为和心理现象之间关系的假设。

可用的数据分析方法远不止于此，本书只能涉及其中的一小部分。需要记住的是，高等方法往往由基本方法发展而来，而新方法的使用通常需要结合已知的方法。因此，在某种程度上，我们总是可以依据在这里所学到的知识来理解高等数据分析方法。

272

本章总结

- 每种信号处理方法都会以特定格式给出结果，如功率谱密度（PSD）、事件相关电位（ERP）、尺度图、相位同步矩阵、试次间相位相干性（ITPC）图，以及自相关函数（ACF）。
- 短时傅立叶变换和小波变换给出了数据的时频表示，但变换结果受到傅立叶变换的不确定性原理的约束。
- 在格兰杰因果关系中，时间顺序决定因果关系。

回顾思考

- 请解释什么是脑磁/电图（MEG/EEG）信号的时频表示，并用文字描述如何获得该表示；请列举两个时频表示比用时域或频域表示更适合的例子。
- 请描述相位同步和试次间相位相干性之间的区别。
- 假设您对EEG数据的单个试次片段进行平均以计算ERP，如何保证ERP波形的真实性？

拓展阅读

- Cohen, M. X. (2014). *Analyzing Neural Time Series Data: Theory and Practice.* Cambridge, MA: MIT Press.（该书提供了有关小波分析更为全面彻底的解释，以及更多其他知识。）

- Fornito, A., Zalesky, A. & Bullmore, E. T. (2016). *Fundamentals of Brain Network Analysis.* Amsterdam: Elsevier/Academic Press.

- Palva, S. (2016). *Multimodal Oscillation-Based Connectivity Theory.* Berlin: Springer.

- Stam, C. J. (2005). Nonlinear dynamical analysis of EEG and MEG: review of an emerging field. *Clinical Neurophysiology*, 116, 2266–2301.

- Van Drongelen, W. (2006). *Signal Processing for Neuroscientists: An Introduction to the Analysis of Physiological Signals.* Cambridge, MA: Academic Press.（该教材包含LTI分析。）

第四部分

方法补充

　　至此，本书的读者已了解了极其多样化的人脑成像技术。没有一种方法是完美的，每一种方法都有其缺点，且依赖于可能无效的重要假设。如图 1.8 所示，很明显没有一种非侵入性方法可以同时具有高空间和高时间分辨率。

　　人类神经科学家应该如何处理这一问题？一种尤为无益的对策是，研究个别方法的专家会花时间试图证明其所偏好的方法优于其他方法。此外，研究人员还宣称以该方法可以回答最重要的问题，而忽略其他问题。脑电图（EEG）研究人员真的不明白，为何有人会对这种时间分辨率如此差的功能性磁共振成像（fMRI）方法感兴趣。fMRI 研究人员认为 EEG 是一种老派又过时的方法，其空间分辨率还停留在 20 世纪 80 年代。当然，可能夸大其词了，幸运的是大多数同事对这些问题的看法更为细致。然而，科学家也是人，因此会受到所有存在的认知偏见的影响，不可避免地因自身训练方式和了解的内容而偏好特定的方法。许多 EEG 研究人员可能认为时间分辨率比空间分辨率更重要，而 fMRI 研究人员则认为相反。毕竟，怎么能用 fMRI 来研究脑皮质动力学，又怎么能用 EEG 来理解脑组织呢？

　　一种更有成效的方法是将多种方法结合起来，用一种技术来弥补另一种技术的缺陷，并在多种技术之间寻找趋同的证据。尽管人类神经科学家存在个人偏见，但可以达成共识，即没有一种方法可以回答所有问题。团结就是力量！在第 13 章中，我们将描述几个案例研究，上述这些问题已通过多种方法的组合来解决。

　　还有一些局限性是所有成像方法所共有的，一个主要的限制是对脑活动和行为之间相关性的依赖。我们操纵一个特定的认知过程 X，并观察到皮质区 A 的脑活动增加以及事件相关电位（ERP）成分 P 的出现，由此可以得出结论，区域 A 和时间 P 的脑反应与过程 X 的执行相关。然而，还未证明的是，在 P 时刻 A 中脑活动的变化对 X 过程的执行有因果效应，因此我们需要用一些方法使我们能改变和干扰脑活动。在大多数情况下，这些方法与成像技术结合使用。这些因果方法是第 14 章所关注的主题。

第**13**章

多模态成像

学习目标

- 掌握不同成像和分析方法结合使用的优点以及面临的挑战
- 理解如何结合功能性磁共振成像（fMRI）和脑磁图/脑电图（MEG/EEG）以克服其在时间和空间分辨率上的局限性
- 了解结构性MRI如何帮助MEG/EEG进行源定位
- 理解多种方法（如多体素模式分析和连接分析）结合的潜力

本书介绍了许多成像技术，概括起来可以分为三类，分别是结构性成像、血流动力学成像，以及电生理成像，每一类均介绍了两到三个重点的示例方法，甚至在每个示例中进行了进一步细分（如T2-与T2*-加权fMRI，以及静息态与任务态fMRI）。第 1 章简要介绍不同类型方法的优缺点。例如，与电生理学方法相比，血流动力学方法通常具有更好的空间分辨率和更差的时间分辨率。后面的章节将对这些方法进行详细的描述，帮助读者深入了解每种方法优缺点的原因。

本章将讨论如何在多模态成像中结合使用这些方法，多模态成像结合不同方法的优点并克服每种方法单独使用时的缺点。事实上，有许多可能的组合，且数量激增，要全面概述所有可用的多模态选择是不可能完成的。因此，我们将展示少数以研究问题为中心的案例研究，这些研究问题已通过结合不同方法的组合得到解决。我们希望这些示例能够为多模态和跨学科思维方式做好铺垫。

本章共介绍了五个案例研究。第一个案例，在视觉类别表征的背景下说明了最近一个结合了 fMRI、MEG 和多体素模式分析（MVPA）的示例，其展示了在富条件实验设计中，结合 fMRI 的高空间分辨率与 MEG 的高时间分辨率的实用性。第二个案例讨论了 fMRI 和 EEG 相结合使用这一测量方式的发展，此处该结合方式具体应用于视觉面部表征的研究，强调了这些方法同时组合使用带来的好处和挑战。第三个案例讨论了结构性和功能性 MRI 与 MEG/EEG 相结合的源定位方法，展示了一种方法的输入如何影响从另一种方法获取的信息。第四个案例则是在神经发育失调的情境中结合使用 fMRI 弥散张量成像（DTI）、功能连接和 MVPA。第五个例子阐释了各种方法在全面理解神经发育失调方面结合使用的必要性。最后，我们简要介绍了如何将多种方法与先进的统计工具相结合以整合来自不同方法的信息，这在辅助个人诊断方面可能是一种很有前景的方法。

13.1 视觉类别表征的时空呈现

将具有较高空间分辨率的 fMRI 与具有较高时间分辨率的 EEG/MEG 相结合是多模态成像中常见的应用方式，我们可以通过该组合获得关于特定认知过程在何时何处发生的信息。此处以一个示例来说明这一方法的强大功能，该示例还运用表征相似性分析（第 8 章）整合不同方法的数据。这些先进的统计工具涉及人工智能领域，在人类成像研究工具包中添加使用人工智能技术也是一种有前景的发展趋势（请参阅专栏 13.1）。

一系列人类成像研究使用了相同的实验设计，该实验设计包含 92 种刺激条件，这些刺激条件源自基亚尼（Kiani）及其同事（2007）早期研究中通过在猴子身上使用单细胞记录所获取的图像子集。这 92 幅图像涵盖许多不同的物体类别，平均分为有生命和无生命的物体，其中有生命的物体包括人类和非人类的身体、面部刺激，而无生命的物体包括自然和人造物体。

第 8 章简要介绍了一项富条件 fMRI 实验（Kriegeskorte, Mur and Bandettini, 2008; Kriegeskorte, Mur, Ruff, et al., 2008）。实验中，克里格斯科特等人采用 MVPA 对数据进行分析，并提取了几个感兴趣区的多体素活动模式。多体素模式在 92 个条件之间相关，生成了 92×92 的相关矩阵，值被倒置以创建相异度矩阵。图 13.1A 展示了四个感兴趣区（ROI）的矩阵：早期视觉皮质（Early Visual Cortex，EVC），包括初级视觉皮质和附近区域；右侧海马旁位置区（Right Parahippocampal Place Area，rPPA），其特征是对场景图像的激活程度高于其他图像；右侧梭状面部区（Right Fusiform Face Area，rFFA）（请参阅第 5 章）；以及人类颞下（Inferotemporal，IT）皮质，这是一个大面积的 ROI，包括颞叶的腹侧部分。

图 13.1A 中的四个矩阵体现了 fMRI 空间分辨率的价值，即能够识别具有不同物体图像表征能力的区域。EVC 处的相异度并未反映出对条件的明显聚类。在 rPPA 和

rFFA中，我们看到一些模式正在浮现。rPPA出现了对无生命物体的聚类反应（矩阵右下角的蓝值＝低相异度），而rFFA则主要表现出对有生命物体的聚类反应。最清晰的结构出现在IT中，表示对有生命和无生命物体之间的区分明确。

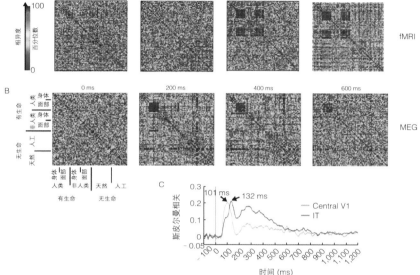

图13.1 将多体素／传感器模式分析应用于fMRI和MEG数据，数据来自一个富条件（共包含92个物体条件）的实验设计。（A）四个感兴趣区的fMRI相异度矩阵：早期视觉皮质（EVC）、右侧海马旁位置区（rPPA）、右侧梭状面部区（rFFA）和颞下（IT）区。为计算相异度，需要将多体素间的相关性转化为相异性，即用1减去相关值，再转化为百分位数（最低相关性＝最高相异性＝第100百分位数）。矩阵图经克里格斯科特、穆尔和班德提尼（2008）许可转载（Kriegeskorte, Mur, Ruff, et al., 2008）。（B）在刺激呈现后的四个不同时间点获得的MEG相异度矩阵。颜色表示基于解码性能的百分位数。（C）刺激呈现后，两个感兴趣区（EVC和IT的中心部分）的fMRI相异度和MEG相异度之间相关性的时间函数。
B和C中的图经齐希（Cichy）等人（2014）许可转载。

专栏 13.1 从生物脑到人工脑

　　近年来，关注人类和其他动物脑的研究人员与人工智能领域科学家之间的互动越来越多。与人脑成像研究一样，计算模型和人工神经网络已有很长的一段研究历史，因此这两个领域的交叉研究也出现有一段时间了。然而，神经网络模型在过去被戏称为玩具模型，因为其无法模拟人类信息处理的所有复杂性，也无法在复杂任务中完成像人类一样的表现。近年来，随着计算机计算能力和内存容量的增加，以及神经网络的架构和学习规则被巧妙修改，该领域迎来了一场革命（LeCun et al., 2015）。例如，被称为深度神经网络的模型已被证明能够以类似人类的表现对复杂图片中的物体进行分类（Krizhevsky et al., 2012）。

一系列论文阐释了这些发展与一般行为科学，尤其人类脑成像研究之间的相关性，展示了神经网络模型与人脑表征方式存在相似性，这些相似性表现在神经网络层、脑区，以及行为上（Khaligh-Razavi and Kriegeskorte, 2014; Kubilius et al., 2016）。根据这些研究，尖端人工神经网络似乎有望帮助完善和量化推动人类成像研究发展的假设。

生物脑和人工脑之间的比较得益于能够对两者应用类似的分析方法。在生物脑中，神经元是最小功能单位，体素或传感器是最小成像单位；而神经网络则由数学定义的输入和输出单元组成。正如神经生理学家可以测量单个神经元的动作电位活动一样，神经成像仪可以测量单个体素中的血氧水平依赖（BOLD）信号，计算神经科学家也可以计算人工网络中单个单元的输出。研究人员通常会采用更复杂的方法，即考虑多个神经元、体素或单元的输出模式。到目前为止，您一定会觉得这种方法听起来很熟悉，因为这正是在MVPA表征相似度分析中所做的工作。我们通过用网络单元替换体素，可以将同样的方法应用到人工神经网络中（请参阅图8.10）。

基于对灵长类动物视觉系统结构的了解，我们可以假设信息处理先在EVC进行，之后进入IT。首先，EVC中的神经元做出反应，然后向其他区域提供输入，直到该输入最终到达枕颞皮质（rPPA和rFFA）和颞叶皮质。在灵长类动物中，已知EVC反应出现在刺激开始后40—50ms，颞叶皮质的反应潜伏期则为80—100ms，比EVC延迟约40ms，但fMRI缺乏足够的时间分辨率来显示这一信息流。fMRI的结果并不能精确反映IT皮质中有生命/无生命刺激间的区别何时出现，也不能确定这种区别会持续多长时间。该区别可能在刺激开始后70ms左右开始出现，也可能更晚；它可以持续很长一段时间，几百毫秒甚至几秒，也可能出现后就迅速消失。

281 为解决这些不确定性，齐希和同事（2014）设计了一个具有92个相同条件的MEG实验。与fMRI测量的数万个体素相比，MEG数据集仅由306个MEG通道组成。尽管如此，该数据集适用于类似的MVPA的分析，可以通过对多通道MEG数据进行模式分析的方法来分析该MEG数据，而不是研究特定感兴趣区的多体素模式。这些数据包含来自整个脑部的所有信号，与在整个刺激事件中汇集了一个信号的fMRI相比，MEG为我们提供了每毫秒一次的高采样率。

鉴于MEG具有高时间分辨率和低空间分辨率的特点，研究焦点将不再是不同的脑区，而是不同的时间点。对于每个时间点，可以构造一个 92×92 的相异度矩阵，该研究通过解码方法来测量每对比较之间的相异度。图 13.1B 显示了刺激开始后 0ms、200ms、400ms 和 600ms 四个不同时间点的矩阵。彩阶根据百分位数定义，产生了所有四个矩阵中颜色（包括相同的平均颜色）的相似分布。因为整体解码性能只有在约 50ms 后才变得显著，所以 0ms 的矩阵只表示噪声，不表示信号。在之后的时间点，矩阵中有一个清晰的蓝色方块，这表明面部的相异度非常低（即高相似性）。

这些 MEG 数据的重要潜在价值在于我们同时还可以用 fMRI 数据。一种可能的分析是，从图 13.1A 中提取一个 fMRI 矩阵，并将其与所有不同时间点的 MEG 矩阵进行相关。EVC/V1 和 IT 的相关结果如图 13.1C 所示。V1-MEG 相关性在刺激开始后 100ms 左右达到峰值，而 IT-MEG 相关性在刺激开始后 30ms 左右达到峰值。此外，IT-MEG 相关性更持久，并在后续反应中保持在较高水平。采用这一方式，fMRI 和 MEG 提供了有关物体识别神经基础的高时空分辨率信息。

13.2 EEG与fMRI的同时应用

本节进一步讨论方法的组合。在前一节中，不同成像模态的数据是在不同阶段获得的，现在我们转向可同时获得不同成像模态的组合。这是一个很难实现的目标，研究人员应始终仔细考虑，同时成像所能获得的潜在见解和分析是否远大于这样做带来的缺点。

通常情况下，多模态同时成像非常麻烦，因为很难同时获得两种成像模态的良好数据。有些组合甚至不可能实现，尤其是 fMRI 和 MEG，两者无法结合使用。脑磁图在典型的磁场强度下已具有挑战性，在强大且随时间变化的 MRI 场中就更加无法工作。

其他一些组合虽然困难，但并非不可能。大约在 2000 年，研究猴子的科研人员就结合了 fMRI 和侵入性电进行测量[如罗格塞斯等人（2001）]。在 2005—2010 年，研究人员开始在人类研究中试验 fMRI 和 EEG 的组合。图 13.2 是约维尔及其同事（Sadeh et al., 2008）所进行的一项研究。组合测量需要为 EEG 配备特定的硬件和软件。在静磁场存在的情况下，获取 EEG 数据相当简单。然而，一旦 fMRI 数据采集以其典型的磁场梯度快速变化时，EEG 信号就充满了伪影（左上图）。EEG 研究人员习惯于去除伪影（请参阅第 11 章），但此时与 fMRI 相关的伪影不是一个相同的数量级，需要用特殊的程序来解决。尽管如此，仍有可能对信号进行基本的处理，从而得到具有典型时空特征的 EEG 轨迹（图 13.2A）。对这些 EEG 轨迹进行的事件相关定量分析显示，在存在和不存在MRI采集的情况下，事件相关电位非常相似，但不同情况存在具体差异，如与物体图像相比，面部图像所诱发的N170更大（图13.2B）。

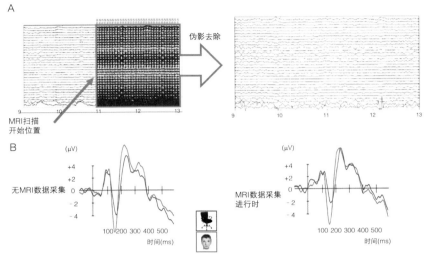

图13.2 同时进行的fMRI-EEG所显示的面部选择性ERP反应。（A）fMRI数据采集对同时测量的EEG信号的影响，伪影去除前（左）和后（右）。（B）在没有（左）和同时（右）进行fMRI采集条件下记录的面部选择性N170。
图经沙德（Sadeh）等人（2008）许可转载。

然而，我们应对同时成像在实践性方面的缺陷持有实事求是的态度。同时成像时，各图像模态中的信号常在一定程度上受到损害。即使设施完备，多模态成像的平均数据质量也低于每项技术单独获得的数据质量。尽管伪影看似被去除，MRI采集还是经常会增加EEG轨迹中的噪声。哪怕使用了与扫描仪兼容的EEG硬件，EEG设备还是会对MRI数据的质量产生影响。此外，组合也会导致技术出错的概率变得更高。由于这些原因，分别获取这两个数据集可能会得到更好的数据，而且麻烦也更少。

由于上述挑战，同时fMRI-EEG采集通常用于需要同时成像且使用单独数据集很难回答的实验问题。沙德及其同事（2010）在一项后续研究中就提出了这样一个问题。研究人员调查了三个独立定义的感兴趣区的fMRI信号：枕叶面部区（Occipital Face Area，OFA）、梭状面部区（FFA）和颞上沟（Superior Temporal Sulcus，STS）的面部选择性区。当向被试呈现面部和物体图像时，进行fMRI和EEG信号的同时采集。对于每名被试，研究人员计算了三个感兴趣区的fMRI面部选择性（面部-物体），以及多个时间点的EEG面部选择性，包括N170的峰值（图13.3B）。在不同被试中，

FFA 和 STS 的 fMRI 面部选择性与 N170 面部选择性之间存在相关性（图 13.3C），这一现象被作为 N170 可能与 FFA 和 STS 中活动有关的证据。

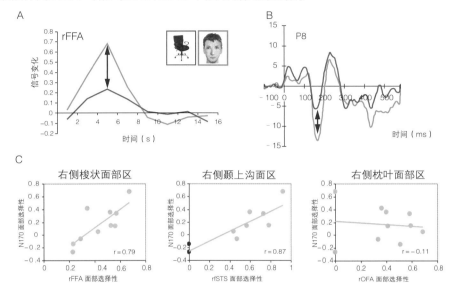

图 13.3　同时进行 fMRI-EEG 检测，fMRI 和 EEG 面部选择性之间的相关性。（A）在 rFFA 中呈现面部和物体后 fMRI 的信号变化。（B）呈现面部和物体后，电极 P8 处记录的事件相关电位，其中有一个明显的面部选择性成分 N170。（C）面部选择性 N170 与右侧梭状面部区（rFFA）、右侧面部选择性颞上沟（Right Face-selective Superior Temporal Sulcus，rfSTS）和右侧枕叶面部区（Right Occipital Face Area，rOFA）中面部选择性 fMRI 信号之间的相关性。
图经沙德等人 (2010) 许可转载。

作者认为，在拾取此类被试间相关性时，同时进行 fMRI-EEG 测量的灵敏度要高得多。除此例之外，我们还可以预测同时成像更适用于研究不同方法中活动的逐试次相关性，以及理解不同成像方法之间的神经基础和相似性。

284

13.3 MEG/EEG 源定位

MEG/EEG 传感器可以收集到丰富的混合场信号。尽管研究人员知晓 MEG/EEG 意味着空间分辨率被严重限制，但他们仍试图尽可能精确地确定所测信号成分的来源。为此，不仅需要分解传感器信号，还需将其与脑区进行相关。不同于 MRI 数据，MEG/EEG 传感器数据不具有深度维度，那么我们应如何从数据中"恢复"这一第三维度呢？图 13.4 阐释了该问题。这些信号源的任意组合均给出相同的传感器信号。事实上，产生这一信号的源有无限种组合。我们需用一些限制来进一步减少可

能的组合数量，其中一些限制条件相对简单，第一个便是脑部之外的位置不被认为
是潜在的源位置。第二，还可以从MEG/EEG传感器信号的一般限制因素（请参阅第
9章）入手，如MEG/EEG信号主要来自皮质，因此，更深的活动对信号的贡献较小。
传感器和皮质之间的相对方位也会影响信号，当我们在脑部空间中配准传感器位置
时（如使用T1加权MRI），就可以获得这些信息。我们可以尝试在无单独结构性MRI
的情况下进行源估计，如将球体作为体积传导模型。但毋庸置疑，受解剖学信息限
制的源位置估计胜于不受解剖学信息限制的源位置估计。因此，此处我们将讨论用
MRI数据进行MEG/EEG源估计的多模态方法。

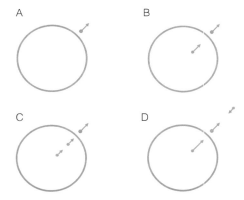

图13.4　源定位是一个不适定问题。传感器水平所记录的活动（A中绿色向量）可以由源活动
（B和C）的组合得到。脑部之外的来源（D）与传感器记录活动无关。我们需对估计算法给予
这样的限制条件。

　　源估计分为两个阶段。第一阶段是建立头部模型，它能够告诉我们给定源活动
的理论传感器信号水平。为建立真实的头部模型，需将MEG/EEG传感器和脑部置于
真实的3D坐标中，因此MEG/EEG传感器的位置与使用标记位置和解剖基准点的解
剖MRI配准。可在MRI采集过程中记录标记位置，或使用单独的3D位置记录系统
进行采样。偶极子被用作局部源活动的模型。源电流通过组织时会衰减。此外，不
同组织的电导率也不同，如脑组织和脑脊液（CSF）中的电导率高于颅骨和头皮。不
同组织类型的解剖学分布也通过MRI计算。体积传导的头部模型则采用边界元法
（Boundary Element Method，BEM）和有限元法（Finite Element Method，FEM）等方
法进行计算。通过以上方法可得出一个引导场矩阵，其中M个源活动被映射到N个
传感器上，构成一个正向模型。
　　第二阶段则是"反向"，即N个传感器上的数据被映射到M个源上。假设已知视
觉诱发电位（VEP）的数据，在特定的时间点，哪个区域对活动有贡献。在此之前，

我们预计视觉皮质和腹侧颞区的活动与诱发反应有关。将这一启发式方法应用于源定位：将少量偶极子暂时放置在可能的源位置，如双侧V1/V2、V4和枕外侧沟。使用正向模型，在假设所有偶极子具有相同强度的条件下，计算每个传感器上的理论活动情况。当然，理论值与实际数据并不相同。然后，通过调整偶极子的方向、大小和位置以减小误差。重复比较和调整，直到误差不再进一步减小。该方法被称为等效电流偶极子（Equivalent Current Dipole，ECD）法，其能够生成偶极子活动的位置、方向和时间序列（Salmelin, 2010）。估计的活动是源电流，因此电流密度的单位 [如（A/m）] 也适用于EEG数据的结果。

　　然而，有时我们有理由相信，目标活动在体素上并不集中，而是分散的。在该情况下，分布式偶极子模型可能是比分散式模型（如ECD模型）更好的选择。在分布式偶极子模型中，偶极子的数量往往多于传感器。因此，我们需用额外的限制条件来决定传感器信号如何在源上分布。我们首先选定源空间，如从MRI图像中计算出的灰质。使用估计方法，如最小范数估计（Minimum-norm Estimate，MNE）、最小电流估计（Minimum-current Estimate，MCE）和低分辨率脑电磁断层扫描（Low-resolution Brain Electromagnetic Tomography，LORETA），将传感器活动分布到大量偶极子上。例如，MNE选择总功率最小的电流分布（Hamalainen and Ilmoniemi, 1994）。分布式源建模的结果给出了投射在3D脑部空间上的MEG/EEG活动的表征，这是一个偶极子图像。该偶极子图像结合了两个领域的优势：构成高时间和空间分辨率的MEG/EEG信号表征。然而，重要的是要记住，任何局部活动都会在空间中被模糊。

286

　　总之，在少量局部活动的情况下，ECD对于脑活动的表征很有用，如从128个电极数据到几个偶极子，M << N。相反，分布式偶极子模型可提供大量的源（如10000个偶极子），它们以大约5mm的间隔覆盖了整个新皮质，因此M >> N。换言之，该方法可以在不知道相关源活动位置的情况下应用。分布式偶极子模型的结果如同一部电影，我们可以在其中观察脑活动的空间模式演变。

　　这两种方法存在一些共同的问题。第一，内侧和腹侧皮质的活动很难估计（Korhonen et al., 2014）。第二，相互接近的场活动很难单独估计（有些技术，如波束成型器，据说在估计此类源方面表现更好）。第三，面对面的场活动难以被发现，因为它们会相互抵消，所以脑沟两侧的活动（邻近且相对）明显比脑回处的活动更难以定位。

　　目前已有越来越多的科学团队获得了源估计库的访问权，并且诸如Brainstorm和MNE-Python等软件包也提供了源定位选项。然而，总的来说，源层次分析的实践仍昂贵且繁琐。优质的源定位通常需要使用100多个传感器，这意味着我们将需要高密度的MEG/EEG数据。此外，还需从每个个体上获取MRI图像，并从体素转换至表面网格，以指定偶极子位置和边界元素。仅图像处理就需花费相当多的时间和精力；正向和反向建模的计算成本也很高，且结果可能包含相当大的误差，如位于脑外部的偶极子和重影活动。

然而，结合MRI的源估计技术潜力是巨大的。例如，它可以显著改变前几章所讨论步骤中的MEG/EEG信号处理：在不久的将来，我们可能会在眼睛、肌肉，以及头部的其他组织中放置偶极子，从而将伪影成分从脑信号中分离出来。

13.4 区分脑失调的表征和获取理论

脑失调可能涉及许多不同层次的原因。在人类脑成像的早期，研究人员最常假设特定信息处理步骤的失调是脑失调的原因，并由此推断了相关的神经认知理论，并对其展开验证。失调会导致相关处理步骤所在脑区的整体活动表现为过高或过低。以阅读障碍为例，一种神经认知理论认为，有阅读障碍的儿童在处理声音和音节的视觉—声音映射方面存在障碍，可以通过研究阅读障碍儿童在听讲话时听觉皮质的活动水平是否不同来进行测试。

此类预测可以用传统的fMRI数据单变量分析来检验，但其常见的一个问题是很难预测异常活动的方向：功能失调会导致整体活动升高还是降低？此外，还可能有很多会导致神经处理功能失调的情况，但它们并不会导致整体活动的净增加或净减少。

其他假说更详细地阐释了某一特定处理步骤发生功能失调的原因和方式。第一种可能是，该阶段的表征具有不同的特征。以阅读障碍为例，听觉皮质中的声音表征可能包含较少的信息识别，无法判断所听到的语音单位或"音素"。我们需要诸如MVPA这样的方法来探究这种表征性假设。

第二种可能的假设是，特定阶段的表征是正常的，但其他处理阶段很难获得这些表征。同样以阅读障碍为例，听觉皮质的声音表征可能并不存在问题，但脑部的其他区域可能无法获取这些声音表征。解剖学和功能连接的数据可能有助于研究这种获取假说。

验证这些与脑失调相关的神经认知理论需结合使用多种方法。波茨（Boets）及其同事（2013）在阅读障碍领域就进行了这样一项MRI研究。他们通过应用MVPA和功能/解剖连接分析，对表征理论和获取理论进行了区分。实验设计包括四个音素条件：/ba/、/da/、/bu/和/du/。在每种情况下，均由不同说话者发出这些音素。实验所包括的两组被试除一组为阅读障碍患者，另一组为正常被试外，其他特征均匹配。

　　研究人员通过解码MVPA探究了这些音素的神经表征，具体而言是探究了一系列ROI的多体素模式在不同音素表征上的区分程度。图13.5A显示了这些ROI中一个子集的结果。研究人员计算了每对音素的解码情况。有些音素只有辅音（黑色条）不同，有些只有元音（深灰色条）不同，或辅音和元音均不同（浅灰色条）。若多体素模式不包含有关所呈现声音的信息，则我们所预期的解码比例为0.50。这一结果在包括额下回（Inferior Frontal Gyrus，IFG；左和右）和初级视觉皮质（V1）在内的多个ROI的所有成对比较中均能观察到。虽然我们预计V1在听觉处理中并不发挥作用，但左侧IFG是一个众所周知的语言区，通常被称为布洛卡区，但该区域并未发现与声音表征相关的神经证据。

288

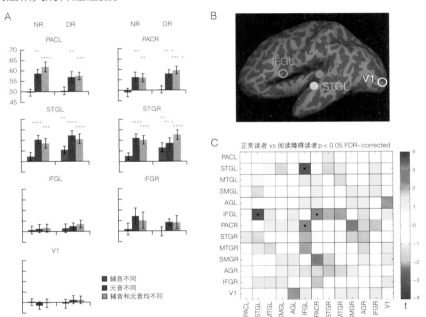

图13.5　MVPA和功能连接分析相结合以探究正常读者（Normal Reader，NR）和阅读障碍读者（Dyslexic Reader，DR）之间的差异。（A）仅辅音不同、仅元音不同，或辅音和元音均不同的音素条件下的成对解码性能。图中显示了四个感兴趣区：初级听觉皮质（Primary Auditory Cortex，PAC；左和右），颞上回（Superior Temporal Gyrus，STG；左和右），额下回（IFG，左和右）和初级视觉皮质（V1）。（B）四个感兴趣区的大致解剖位置。（C）对正常读者和阅读障碍读者之间成对功能连接的差异进行零假设检验的结果。差异显著以黑点突出显示。

图A和C经波茨等人（2013）许可转载。

　　相比之下，初级听觉皮质（PAC）区和颞上回（STG）等附近的颞区对不同元音的声音进行了明显的解码。然而，该解码强度在两组被试中是相同的，因此仅通过

fMRI MVPA分析技术，发现音素表征在两组中一样明显，所以这些发现似乎并不支持阅读障碍的表征假说。

随后，研究人员使用基于相同的任务态数据，探究相同ROI之间的功能连接。共有13个ROI，形成一个13×13的功能连接矩阵。图13.5C表示对照组和阅读障碍组之间的连接差异，其中暖色代表对照组中更多的连接。IFGL显示阅读障碍组中一些区域的连接降低，尤其是左侧STG和右侧PAC。根据上述MVPA结果，IFGL不包含声音的神经表征，而STG和PAC包含，这一发现与声音表征区会与其他语言区（如IFGL）进行次佳交流的观点相吻合。DTI数据进一步证明阅读障碍组的连接降低。总体而言，这些发现为阅读障碍的理论获取提供了有力的支持。

MVPA和功能连接的结合应用同样适用于许多其他疾病。研究结果在多大程度上支持表征或获取理论可能因疾病而异。布尔泰（Bulthé）及其同事（2017）对计算障碍这一神经发育失调理论进行了一项十分类似的研究，该失调的特征表现为运算困难。该研究同时结合使用了fMRI MVPA、功能连接，以及DTI。实验条件的一个子集共包含4个非符号量级（具体而言是点状图案）：2、4、6和8个点。实验利用MVPA解码来研究基于多体素模式对四种情况的区分程度。一个相对较大的网络区域显示出对这些不同量级的显著解码。在顶叶和前额皮质的子集中，计算障碍组被试的解码明显较低。因此，表征理论在计算障碍这一例子中得到了支持，该理论假设计算障碍由量级的神经表征问题所引起。功能和解剖连接的结果则不太明确，无任何区域显示计算障碍中连接减少。总体而言，这些结合多种方法探究神经发育失调的研究表明，计算障碍和阅读障碍具有相反的模式：计算障碍与表征缺陷有关，而阅读障碍则与获取缺陷有关。

13.5 多模态成像的临床诊断

对于临床放射科医生或神经科医生来说，诊断疾病是他们的日常工作。然而，随着科学的进步，用于此类诊断的相关数据也会发生变化，这些数据变得更加复杂，与多模态的关系也更为紧密。举几个例子就足以说明这一点。为诊断中风及其具体类型，所采取的方案可能会用到（使用/不使用造影剂的）计算机断层扫描（Computed Tomography，CT）成像，以及灌注和扩散加权MRI（Osborn et al., 2016）。早产儿的神经病理学诊断可能会结合T1-、T2-和弥散加权成像（Hinojosa-Rodriguez et al., 2017）。最后，再举一个例子，神经科医生在将头痛归因于偏头痛之前，也会通过EEG、MRI等多种成像方法排除其他原因。

临床医生不需要花费数小时对每一种成像方式进行大量数据分析来得出诊断结论。在过去的日子里，医生通常通过查看数据的打印单得出诊断结论。而如今，有一些软件可以通过原始图像，以相对直接的方式计算出一些指数，而无需临床医生的干预。在这些软件中，数据处理是自动化的，软件以加速的方式提供相关的测量。例如，Icobrain等软件包就提供了计算神经生物标志物的组合，可用于辅助诊断多发性硬化症、痴呆和头部创伤。虽然目前这种方法主要用于提供第二意见以辅助临床医生进行诊断，但未来人工智能有可能会超越临床医生，这并非不可想象。

290

诊断过程可以看作是一个复杂的模式识别问题，其中临床医生的角色是一名高素质的诊断专家。专栏 13.1 提到了人工算法，近年来这些算法的模式识别能力显著提高，甚至在某些领域已超过人类。随着复杂多模态成像技术使用的增多，人工算法在诊断过程中所占据的地位也愈发重要。专家们的诊断开始更多依赖于专业结果，这些结果源自各种技术对临床成像和各种信息的处理，其中也包括人工智能工具（Liu, Cai, Liu et al., 2015）。

在此，我们提供了一个关于阿尔茨海默病诊断的例子。目前，常规成像方案主要用于排除导致症状的其他原因，但尚未采用足够灵敏的技术对阿尔茨海默病的病理过程进行成像，特别是在疾病的早期阶段。然而，结合多种模态的图像已经可以提供诊断信息，包括正电子发射断层扫描（PET）和MRI图像。刘（Liu）及其同事（Liu, Liu, Cai, et al., 2015）的研究表明，基于PET和MRI数据，人工神经网络可以被训练以区分不同类型的疾病[如阿尔茨海默病（AD）、轻度认知障碍（Mild Cognitive Impairment，MCI）]和正常健康对照组（Normal Healthy Control，NC）。为发展和测试这些算法，他们使用了由ADNI联盟提供的数百名患者的公开数据（请参阅第 6 章专栏 6.2）。采用智能方式组合使用多模态数据能有效提升诊断敏感性和特异性，在相对简单的二元分类情况下（如分为正常对照组和阿尔茨海默病组），敏感性和特异性可高达 90%；而在一个四元分类研究（其中三组由NC、AD、MCI 转化得到，还有一组为未经转换的MCI）中，最终基于多种成像方式所获得的总体准确率为 54%（明显高于 25%的随机情况），其中敏感性为 52%，特异性为 87%。

总而言之，先进数据分析方法和人工智能的应用，对于充分发挥多模态神经成像在临床和基础神经科学中的潜力至关重要。

本章总结

291

- fMRI和脑磁图/脑电图（MEG/EEG）与多变量分析的结合，使研究人员可以研究神经表征在空间和时间上的更多细节。

- fMRI和EEG同时应用可以更好地整合两个数据集，但在数据采集和数据质量方面存在一些潜在问题。
- 结构性MRI大大提高了MEG/EEG源定位的精度。
- fMRI多体素模式分析（MVPA）与连接分析的结合使用，使研究人员得以区分脑失调的表征理论和获取理论。

回顾思考

- 请解释MVPA背后的原理，为何它可以应用于不涉及体素的数据集，如MEG/EEG和人工神经网络。
- 神经认知理论的哪一种假设可以用以下方法进行检验：单变量fMRI分析、MVPA fMRI 和弥散张量成像（DTI）？
- 请解释如何通过为每名被试获取结构性MRI来改善MEG的源定位。

拓展阅读

- Cabeza, R., Nyberg, L. & Parck, D. C. (2016). *Cognitive Neuroscience of Aging: Linking Cognitive and Cerebral Aging* (Section I: Methods and Issues). Oxford: Oxford Scholarship Online.
- Liu, S., Cai, W., Liu, S., et al. (2015). Multimodal neuroimaging computing: a review of the application in neuropsychiatric disorders. *Brain Informatics*, 2, 167–180.

(以上两篇文章对衰老研究和神经精神病学领域的成像方法进行了广泛概述。)

第 **14** 章

调制脑活动的因果方法

学习目标

- 理解调制脑活动的不同方法之间的异同
- 了解聚焦超声（FUS）、经颅磁刺激（TMS）和经颅电刺激（TCS）等方法背后的物理学原理，理解这些原理与对应方法的优缺点之间的关系
- 从假设预测和应用方法两方面出发，了解成像和刺激之间的密切关系

　　成像方法并不能提供因果证据，以证明特定脑区或节律对某一特定过程或行为是必要的。相反，它们提供的是相关证据。在本章中，我们将介绍几种使研究人员能够诱导脑活动变化的因果方法。刺激的效应可通过行为、认知处理和神经活动的变化来衡量。

　　虽然这些因果方法并非"成像"方法，但我们仍选择在本书中对其进行介绍，因为其与成像所获取的相关证据的检验高度相关。此外，这些因果方法的应用通常涉及成像，如磁共振成像（MRI），以确定因果方法将要应用的解剖位置。

　　此处我们仅介绍通过影响神经组织的物理特性实现调制的直接方法，改变神经活动的间接方法涵盖范围更广，药物便是其中一例。由于药物对神经活动的潜在影响分布范围遍布于整个神经系统（或至少是完整的神经递质系统），它所引起的神经调制不具有特异性。更具针对性的间接调制方式也并不困难，事实上，我们每天都在经历着这样的间接调制。如通过让您阅读这句话，我们改变了您的脑活动；而通过加粗文本，我们甚至可以加强该效应。告诉您的朋友他们对您的重要性会改变他们的脑活动，同样他们的反应也会改变您的脑活动。一些更具体的方法在某种程度上介于间接和直接方法之间并涉及**神经反馈**，即测量神经活动并通过感官通道（如视觉显示器或耳塞）实时反馈给被试。被试利用该反馈来学习改变他们脑活动的方式，并

在不连接测量设备时进行应用。反馈回路是有效的，因为被试可以学习如何对脑活动的特定方面施加控制（Sitaram et al., 2017），但并无足够证据［因此也没有获得美国食品药品监督管理局（Food and Drug Administration，FDA）的批准］表明其是治疗抑郁症和多动症等疾病的有效方法，即使它有时被应用于该情况。总体而言，在神经调制和治疗的间接方法中，最具体、有效的方法可能仍是传统的沟通和心理学。

让我们回到对直接因果方法的介绍，可以从两个要点开始。第一，因果方法包括通过局部施加磁场或电流来直接改变脑活动的方法，我们以此改变神经活动并寻找行为层面的变化，即所指的"因果关系"。虽然我们在此对"相关性"和"因果关系"进行了传统的区分，但对于这种区分关系仍需保持警惕。尽管相关性数据并不能绝对推断因果，但两者高度相关［请参阅韦伯（Weber）和汤普森·席尔（Thompson-Schill）（2010）］。同时，从以因果方法获取的结果直接推断因果关系也是危险的。正如我们在顺向推理和逆向推理中所学到的，推理是一件棘手的事情。脑活动的改变可通过多种方式直接或间接地影响行为。例如，刺激区域A可能会改变行为，但并非因为区域A的活动直接导致行为变化，而是由于区域A的刺激间接影响了远处区域B的神经活动，而区域B的神经活动导致了行为变化。因此，因果方法也不能绝对确定因果关系的存在与否。第二，尽管所有因果方法的名称中均包含"刺激"一词，但需要注意的是，这一术语所指的是物理层面的应用，而不是对神经处理的影响，虽然有时导致刺激或兴奋的物理层面"刺激"的确也会在神经层面干扰、阻碍或抑制神经处理。

因果方法可根据其假定的空间特异性进行排序。因此，我们首先着眼于具有最高空间分辨率的方法：微刺激和脑深部电刺激，然后是聚焦超声（Focused Ultrasound，FUS）、经颅磁刺激（TMS），以及经颅电刺激（Transcranial Current Stimulation，TCS）。此外，我们还会简要介绍与神经刺激方法相关的伦理问题（请参阅专栏 14.1）。

专栏 14.1　非侵入性神经调制相关伦理问题

神经调制方法引起了伦理问题。例如，以该方式影响某人的脑活动是否合适？神经科学家认为，人的心智是脑活动的结果。鉴于此，当我们用电、磁或声波改变神经活动时，自然就涉及对心智的操纵。

进行这类研究时，必须认真考虑相关伦理方面的可能。然而，不管是现在还是将来，我们在谈论伦理后果时也应考虑现有技术的局限性。鉴于这些方法的空间分辨率，非侵入性神经调制可以提高或降低特定任务的表现，其或许会使我们依赖于某种策略而非另一种，但它不会从根本上改变我们精神生活的内容。

让我们设想一下未来，假设在某个时候我们将拥有一种非侵入性技术，可以提供如今微刺激提供的精确度（希望不大，因为在物理上几乎不可能），或侵入性技术将变得无害，使我们可以将其应用于更广泛的范围（希望也不大，因为存在生物医学危害）。即使在此希望非常渺茫的未来愿景中，我们也只能做现在可通过微刺激来做的事情，即在一个或少数几个焦点区域上刺激或抑制大量神经元。此时我们能做的仍然只是尽量诱导已存在的东西：投入更多或更少的情感（可能通过刺激杏仁核来实现）、诱导情感淡漠（抑制杏仁核），帮助整体记忆编码和回忆等。这些都相当令人震撼，且具有重要的临床应用价值，正如我们在强迫症或抑郁症的耐药形式中所提到的。

伦理讨论通常不针对这些具有明显益处的临床应用。人们对于神经调制的恐惧似乎源自其他潜在应用，而这些应用对技术水平的要求非同一般。例如，神经调制可能使我们能够操纵精神生活中更为精细的内容，如精确记忆。电影《美丽心灵的永恒阳光》（*Eternal Sunshine of The Spotless Mind*）就是一个有趣的例证，其中凯特·温斯莱特（Kate Winslet）所扮演的角色被抹去了对前任的所有记忆。这样的场景为好莱坞所喜爱，但在现实中，这需要在人类单个神经元水平上对成千上万个神经元活动进行调制，并且对每个神经元活动如何与某人的记忆相关了然于胸。这并不在我们的能力范围内——现在不行，在可预见的未来也恐怕不行。

在面部感知领域，经颅磁刺激研究表明刺激面部区会对面部感知能力产生影响，这种刺激对我们识别面部及其所表达情绪的能力有较小的影响［如皮彻等人（2008）］。对面部区进行微刺激能够揭示更具体的影响，效应也更明显，从而引发面部的几何形状在外观上的变化（Parvizi et al., 2012）。然而，单个面部由数千个面部选择性神经元的活动模式编码。若我们想唤起与特定面部相关的活动模式，则需以单一神经元为分辨率来分别调制数千个神经元的活动，且必须是正确的神经元。这只能存在于科幻小说，在可预见的未来仍旧如此。当然，科学史上充满了惊人和意想不到的范式转变，所以谁知道遥远的未来会发生什么呢？

14.1 微刺激和脑深部电刺激

微刺激和脑深部电刺激（Deep Brain Stimulation，DBS）需将电极插入神经组织中，通过电极施加微小电流来影响电极尖端附近神经元的电活动。电流越大，神经元受电流影响的区域越广，对最邻近神经元的影响也越强。若电流太大，邻近神经元可能会被损伤（插入电极也会不可避免地损伤神经元）。在不超过神经元损伤阈值的情况下，较强的电流会诱发动作电位。较弱的电流可能不会引起任何动作电位，但仍可能导致邻近神经元的膜电位改变，从而影响神经处理。

最佳电流强度的选择有时似乎更像是直觉问题而非精确的科学问题，除非电极被插入到刺激会产生明显行为效应的区域。我们将以额叶眼区（Fontal Eye Field, FEF)为例进行说明。在大量以猴子为对象的研究中，研究人员对额叶皮质中的这一运动前区进行了研究，人类脑中也发现了这一区域。FEF神经元的反应与眼球运动有关，对同一方向的眼球运动做出反应的神经元倾向于聚集在FEF（地形组织）的同一部分。以小于50μA的电流对该区域进行微刺激会引起眼跳（眼球运动），其方向取决于FEF地形图中电极的确切位置。眼跳阈值被定义为足以引起眼球运动的电流，其为定义电流的生理效应提供了一个直接的参考。许多研究更感兴趣的是阈下水平的微刺激效应，以眼跳阈值的百分比表示[如阿姆斯特朗（Armstrong）和摩尔（Moore）（2007）]。

微刺激和脑深部电刺激是侵入性电刺激的两种不同应用方式。应用于人类的微刺激主要局限于患有严重、无法治疗的癫痫疾病的患者。在其中一些患者身上，神经学家植入了记录和刺激电极，以更好地确定癫痫发作的来源，这些电极会在手术前被移除。而在某些情况下，研究人员可能会为了研究目的，植入电极以获得相应神经反应的表征。

接下来我们将讨论一个有趣的微刺激例子，其结果发表在帕维兹（Parvizi）及其同事的论文（2012）中。他们在一名患者的视觉皮质中植入电极，所记录的电活动表明，在同一患者中，有几个电极位于功能性MRI（fMRI）所定义的梭状面部选择性区（图14.1）。对这些电极施加短暂刺激会影响患者对面部的感知，患者对这种效应的描述如下："您看起来就像我以前见过的一个人，但又有所不同。那是在一次旅行中……几乎就和您的脸型、五官一样"（Parvizi et al., 2012, p. 14198）。由于此类数据收集受限于临床环境，此类研究的数据质量和被试数量必然非常有限，但这仍然是一个非常有趣的发现。

脑深部电刺激（DBS）和微刺激是同一种方法，但适用于丘脑和基底神经节等脑深部结构。DBS最初应用于帕金森病的治疗，是获得FDA批准的治疗方法（Deuschl et al., 2006）。DBS也在其他综合征的背景下进行测试，包括形式严重的强迫症（Greenberg et al., 2006）和抑郁症（Mayberg et al., 2005），其他治疗对这些症状无效。症状在刺激过程中会有所缓解，但之后又会复发，因此所植入的电极应尽可能长时间保留。

脑深部电刺激通常包含长时间的重复且慢性的刺激——类似于神经起搏器。这种慢性刺激可通过多种机制发挥治疗作用：增强活动、抑制活动或同步活动。例如，治疗抑郁症时，该刺激被施加于膝下扣带区，该区域的活动会在一些抑郁症患者中增强。刺激这一区域附近的白质可以减少这种增强的活动，从而减轻抑郁症状。

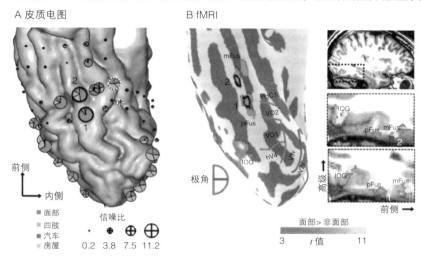

图14.1 对人脑的面部选择性区进行侵入性微刺激。用于脑刺激的两个通道位置以1和2表示。（A）颅内电极位置：用于记录电生理，即所谓的皮质电图（ECoG）。饼图表示电极在四个条件（面部、四肢、汽车、房屋）下的神经反应，其直径表示通道的信噪比。解剖图像为枕叶和后颞叶皮质的腹侧视图（自下向上）。（B）功能性MRI（fMRI）所测量的面部选择性。蓝线、绿线和红线表示部分视网膜皮质的子午线表征。左图为膨胀表面的腹侧视图，右图为矢状切片。图经帕维兹等人（2012）许可转载。

14.2 聚焦超声刺激（FUS）

从物理角度来说，声音是由空气振动所产生的波。这一机械运动也是我们能听到声音的主要原因，空气波使鼓膜振动，由此产生的内耳运动激活了听觉受体细胞。然而，我们能听到的频率范围只是频谱中的一小部分，如人耳无法觉察 20 kHz 的频率，这一频率太高了。频率超出听力范围的波即"超声波"，聚焦超声刺激的频率通常为几百千赫。虽然我们习惯于认为声音是一种在大范围空间内传播的波，但这些高频波在空间中受到了更大限制。FUS所使用的转换器被设计为在空间中进一步限制这些波，从而使波的传播空间相对集中。

　　由于FUS需穿过颅骨，骨骼会显著降低其振幅（系数约为4），但相比功能性近红外光谱（fNIRS）所使用的光波，声波在穿过骨骼时不会发生散射（Legon et al., 2014）。FUS所刺激的区域看起来有点像橄榄球，其中长轴与头皮表面正交。在横向上，其空间分辨率优于其他非侵入性刺激方法（请参阅后续部分），达到仅几毫米的分辨率。其刺激的主要焦点可以比其他方法更深入，尽管尚未在人类研究中进行测试。由于FUS具有较高的空间精度，通常由结构性MRI对其进行引导。

　　在使用FUS时，慎重考虑超声波的强度很重要。在高强度的情况下，波包含了大量能量，会使组织升温并造成损伤，此类高强度FUS可用于（并正用于）破坏脑部结构。作用于神经刺激的波强度较低，被称为低强度FUS（Rezayat and Toostani, 2016）。在此类低强度的状态下，产生的热能很低，因此不会造成任何伤害。

　　聚焦超声刺激是一种相对较新的方法，其如何影响神经处理尚未完全确定。由于波的强度较低，组织升温并不能解释聚焦超声刺激对神经处理的影响。相反，机械能作为一种非热能形式的能量，很可能是其背后的真正原因：高频波引起细胞微小的位移，这些位移进而影响受体的特性，如电压门控钠和钙通道（Rezayat and Toostani, 2016）。

　　聚焦超声刺激最初在动物实验中得到验证，但最近在人体内也获得了一些极具可信度的发现。例如，莱贡（Legon）及其同事（2014）发现，应用于躯体感觉皮质的FUS可调制通过脑电图（EEG）测量的躯体感觉诱发电位，并提高在辨别任务中的表现。他们计算了接受刺激的组织面积，如图14.2所示。尽管没有其他神经测量数据证实该计算结果对应的受影响区域，但他们确实观察到FUS前移或后移1cm后不再对躯体感觉电位产生影响。在另一项研究中，李及其同事（2016）用FUS刺激初级视觉皮质，并观察血氧水平依赖性（BOLD）fMRI信号、电生理反应和伴随的光幻视感

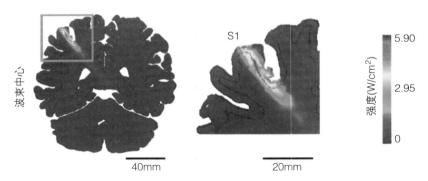

图14.2　对躯体感觉皮质S1施加FUS时受刺激组织区的模拟。冠状切片表示在真实脑模型中测量的FUS场投影，切片取自波束的前后中心处。
图经莱贡等人（2014）许可改编使用。

知的变化。尽管获得了这些振奋人心的结果，但仍有许多问题尚未解决，如为何有大量被试对刺激并未表现出反应（Lee et al., 2016），以及系统比较是否能使我们更进一步对比FUS和TMS的有效空间精度。

14.3 经颅磁刺激（TMS）

对关注MRI物理学的研究人员来说，TMS背后的核心物理学原理并不陌生，即电磁感应。在TMS中，我们将一个线圈放置在颅骨上并施加电流，电流引发磁场，磁场反过来又在脑中引起另一种电流（图14.3A）。磁场和感应电流的形状取决于线圈的形状，最简单的设计是圆形；但也可以采取其他形式，如8字形线圈，后者在两个线圈相交的中心提供了更集中的磁场（图14.3B），因此，在被改变的神经活动的位置方面提供更高的精度。

299

第二种电流的确切性质及其对神经活动的影响取决于数个参数，使TMS对神经活动的确切效应很难预测。然而，有一些参数仍可以被建模，如与线圈之间的距离：线圈正下方的效应最强；而随着距离的增加，效应逐渐消散。其他参数涉及生物因素（如组织的电导率和轴突的方位），这些生物因素难以完全描述。

距离效应往往将TMS的应用限制于表层结构，但若以牺牲空间精度为代价，一

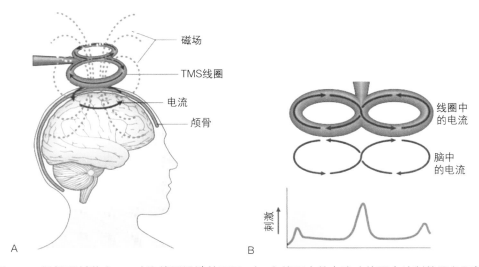

图14.3　经颅磁刺激（TMS）和线圈设计的图示。（A）线圈中的电流（线圈中绘制的黑色细箭头）诱导出与线圈正交的磁场（红线）。该磁场穿过颅骨并在平行于线圈的电场中诱导出电流（粗黑线）。（B）8字形线圈产生的刺激空间分布图示。

图经里丁（Ridding）和罗思韦尔（Rothwell）（2007）许可转载。

些线圈设计也可以实现对较深组织结构的刺激（Zangen et al., 2005）。

正如所有形式的脑刺激一样，感应电流会对神经信息处理产生多种效应。一方面，刺激会导致干扰或噪声感应，从而妨碍正常的活动和性能；另一方面，电刺激可以产生实际的神经刺激，并模拟兴奋性输入对某脑区的效应。例如，TMS施加于初级运动皮质时的运动诱导，以及TMS施加于视觉皮质后产生的光幻视［如迈耶（Meyer）等人（1990）］。

经颅磁刺激的空间分辨率或接近1厘米，无法与微刺激和DBS等侵入性技术相提并论，只有相距超过1厘米的区域才可以通过TMS进行分离。例如，皮彻及其同事（2012）发现对枕叶面部区进行的（晚期）TMS仅影响面部处理，而同一时间（刺激开始后105ms）的TMS仅在施加于视觉额叶躯体区时影响身体处理。即使这两个区域相距不到2厘米，也能发现该双分离现象。

经颅磁刺激具有很好的时间分辨率，至少在只应用单脉冲或双脉冲时确实如此。经颅磁刺激的时间分辨率受限于脉冲的时长和研究人员测试的时间点数量。在上述皮彻及其同事（2012）的研究中，刺激后45ms和105ms的刺激之间发现了差异，而在间隔20ms的中间时间测试中未发现效应，因此该研究的设计可提供20ms的时间分辨率。探究区域何时与特定行为存在因果关系的可能性被称为因果计时法（Pascual-Leone et al., 2000）。

还有一种更持久的TMS，被称为重复经颅磁刺激（Repetitive Transcranial Magnetic Stimulation，rTMS）。重复经颅磁刺激会同时施加多个具有特定时间段和频率的脉冲。重复TMS没有良好的时间分辨率，却可能诱发较强的效果。考虑到这一点，尽管重复TMS的适当应用被认为是一种安全的技术，它也会带来较高的风险（Rossi et al., 2009）。已有研究表明，重复TMS会在极少数被试中诱发癫痫，且主要发生在由其他因素（如由于药物治疗）所导致的易感患者中。

结合两种TMS变体的一种可能方法是，首先应用重复TMS以确定因果关系的存在，再应用单/双脉冲TMS以更高的时间分辨率来研究该联系。以皮彻及其同事（2008）的研究为例，作者对枕叶面部区（OFA）在情绪识别中的潜在作用感兴趣。OFA位于颅骨表面附近，因此可通过TMS进行刺激，与梭状面部区（FFA）形成对比。皮彻及其同事们使用结构性和功能性相结合的MRI来确定每名被试OFA的位置（图14.4）。在第一组实验中，他们使用频率为10 Hz的重复TMS，刺激时间为500ms（图14.5A）。作用于右侧OFA的经颅磁刺激会导致面部图像中的情绪识别较差，而身份识别则不受影响。在随后的实验中，作者应用间隔为40ms的双脉冲TMS（图14.5B）。实验包含多个时序条件，各条件之间相差40ms，最开始的条件是在刺激开

301

始后 20—60ms 施加两次脉冲，最后的条件则施加在 250—290ms。作用于右侧 OFA 的经颅磁刺激仅在刺激开始后 60—100ms 时会影响情绪识别，这表明 OFA 对情绪识别的因果影响是在刺激开始后相对较早的时间内发生的。

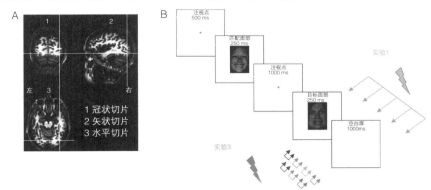

图 14.4　确定感兴趣区的解剖坐标以及皮彻等人（2008）的实验方法概述。（A）在群体研究中使用塔莱拉什坐标确定枕叶面部区（OFA）的解剖位置，然后将这些坐标变换到被试的原始空间，以获得被试的特定刺激坐标。（B）试验程序及 TMS 设计方案图示。实验 1 包括在刺激开始时进行 500ms 的 10Hz 重复刺激（以蓝色表示）。 实验 3 则包括 7 个不同时间条件下的双脉冲 TMS（各条件以不同颜色表示）。
图经皮彻等人（2008）许可改编。

　　对于 TMS，设置适当的控制条件是非常重要的。即使研究人员只对某一特定的脑区和时间条件感兴趣，实验范式也应该包括至少一种额外的条件，以控制潜在的安慰剂效应。一种可能的方法是使用虚假条件，这通常涉及将线圈旋转 90 度，此时磁场不会影响神经活动。因为真实刺激通常会引起常见的副作用，如头皮感觉或肌肉抽搐；而这些在虚假性条件下并不存在，所以被试很容易就能发现这种虚假条件。另一种常用的控制条件是刺激顶点（顶点是颅骨的最高点，在 EEG 中靠近中央后回和电极位置 Cz）。

　　在临床上，TMS 在检测运动相关障碍和中风后运动皮质、外周肌肉之间的连接方面具有重要的诊断价值［综述请参阅格罗帕（Groppa）等人（2012）］。经颅磁刺激作为中枢神经系统相关疾病临床治疗的一部分，其疗效已在许多领域进行了测试，但其疗效并不总如预期设想的那样好。在重度抑郁症中，已经报道了一些关于 TMS 的积极应用成果。在该情况下，重复 TMS 被用于替代传统的电休克疗法（电击）来治疗患者。布吕内兰（Brunelin）及其同事（2007）在综述中提到，重复经颅磁刺激主要应用于背外侧前额叶皮质，刺激一侧（左或右）和刺激的频率（高频和低频刺激）之间存在相互作用。低频刺激旨在抑制皮质兴奋性，而高频刺激则用于激活神经活动。

302

其中，TMS组有37%的应答者（指症状严重程度显著降低的患者），而安慰剂组只有20%的应答者。10年后，它仍被推荐为耐药或不耐药患者的一种可能的治疗方法（Perera et al., 2016）。

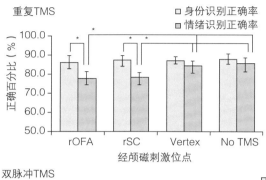

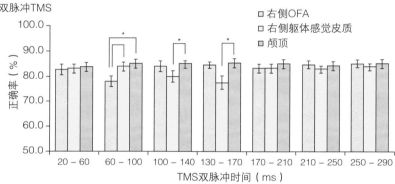

图14.5　重复TMS和双脉冲TMS对面部身份和面部情绪识别的影响。星号（＊）表示统计学差异显著。

图经皮彻等人（2008）许可改编。

经颅磁刺激也被应用于偏头痛治疗，并已获FDA批准。这里用于治疗的是一台可以由病人带回家并自行使用的TMS设备。利普顿（Lipton）及其同事的研究结果（2010）表明，在视觉皮质（枕骨）上进行单脉冲经颅磁刺激在偏头痛发作后的两小时内降低头痛出现的可能性，从假经颅磁刺激组的78%降低到经颅磁刺激组的61%，这对一些患者而言是非常积极有效的效果。

14.4 经颅电刺激（TCS）

经颅电刺激（TCS）是指在颅骨上施加小电流刺激。简单版本的TCS的设备很简单：一个电池和两个电极（请参阅图14.6）。一个电极带正电，称为阳极；另一个电极带负电，称为阴极。电流从阳极流到阴极。警告：请不要在家里尝试！（一些动手能力较强的读者请勿被这样简单的描述所误导）。尽管电池和电极很便宜，也很容易使用，但不一定安全。这些经人体使用认证的TCS设备具有许多额外的特性，以确保其安全性及各种参数得到适当控制。因此，这些设备的价格动辄高达几千美元，昂贵得令人沮丧。

电流会影响皮质的兴奋性。在阳极的位置，电流将使神经元去极化，从而增加皮质的兴奋性。在阴极上可以看到相反的效应。

经颅电流刺激有几个重要的参数需慎重考虑（Nitsche et al., 2008）。第一，电流的强度不仅会决定神经层面的效应大小，还会决定副作用的大小。研究通常使用1—2mA的电流强度，足以产生一些效果，也能较好地控制副作用。在该强度下，刺激开始和结束时的皮肤感觉通常能够被注意到，皮肤受到刺激（如变红）是正常现象，这并不表示皮肤出现损伤，且主要的副作用（如头痛）很小。

第二，电极的接触面积比较大，通常为25cm^{2}或以上。考虑到电流密度应被控制，较小的电极可能需要使用较小的电流强度来避免其副作用。大电极的使用、电流在电极区域内相对均匀的传输方式以及电流在颅骨内流动的方式，都是导致TCS空间分辨率非常低（甚至相对于TMS而言）的原因之一。就像TMS所显示的那样，期望TCS能够区分距离只有2cm的区域是不现实的。

第三，要考虑刺激的持续时间。长时间刺激的累积效应将比短时间刺激更大，长时间刺激也可能诱发更长的滞后效应。在运动皮质中，这些后效甚至比刺激时间更长，刺激后的后效可长达1小时，而刺激持续时间还不到15分钟[综述请参阅尼兹（Nitsche）等人（2008）]。因此，TCS的时间分辨率也非常低。TCS的这一特性也会影响实验设计：不同的刺激条件通常不会通过重复测量方法在单个被试中组合，而是使用被试间设计，除非实验包括多个环节。

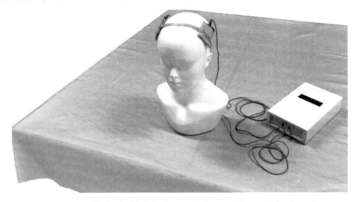

图14.6　经颅电流刺激设备。红色为阳极，蓝色为阴极。

304

经颅电刺激研究通常包括涉及不同被试的多种情况。最少的条件数量包括一个刺激条件和一个无刺激或虚假条件。通常，虚假条件与实验条件作用于同一电极位置，前者在开始和结束期间施加两个非常短的电流，而后者则全程施加持续电流。因此，虚假条件是对实验条件下的轻微皮肤感觉进行模拟，因为这些感觉的出现仅限于电流传输的开始和结束。通过这种方法，被试无法区分真实 TCS 和虚假 TCS，从而使之成为一个完美的控制条件（Gandiga et al., 2006）。在没有进行刺激的间隔时间内，有一些被试报告的副作用与实际刺激期间被试报告的一样多。这一现象并不罕见，可能是由于安慰剂效应导致的。

到目前为止，我们一直假定电流是单向的。这就是使用直流电的情况，这种技术被称为**经颅直流电刺激（TDCS）**。经颅直流电刺激研究通常使用一个电极进行刺激（阳极）或抑制（阴极），另一个电极则被认为是参考电极。虽然此时参考电极的位置并非关注的焦点，但也需慎重考虑，因为其决定电流的流动。参考电极的设置有很多可能的选择：在头部同一侧（但需设置在与实验问题无关的皮质区上方），在头部另一侧，甚至在另一侧肩膀上。若某假设涉及两个脑区之间的平衡或竞争，则可能需要将阳极置于其中一个区域上，而将阴极置于另一个区域上。

305TCS 的其他变体也包括交流电。在该情况下，两个电极具有相同的功能和标签，如"阳极""阴极"，参考电极不再用于区分两个电极。当电流以固定频率发生交替时，该方法被称为**经颅交流电刺激（TACS）**，尤其适用于测试可能涉及特定频率范围的假设（请参阅 EEG 章节的几个例子）。当电流不是简单交替，而是根据随机频谱进行调制时，该方法被称为**经颅随机噪声刺激（Transcranial Random Noise Stimulation，TRNS）**。通过 TRNS 增强皮质兴奋性可能与相对较高的频率有关，如 100Hz 或以上（Terney et al., 2008）。

因为可使用的电流很弱，所有这些经颅电刺激方法对神经活动的影响相对较小，因此期望对行为产生巨大且直接的影响是不现实的。然而，TCS 似乎在某些特定的情况下能够产生明显的效果。首先，当一个任务在阈值上完成时，皮质兴奋性的一个小变化可能会对神经活动和相关行为产生特别大的影响。第二，虽然刺激对行为没有直接影响，但当较小的影响可以随时间发生累积时，影响可能会变得更大。在长期训练模式中，训练效果是跨越时间累积的。

许多经颅电刺激的研究都表现出以上两个特点。其中一例是范·米尔（Van Meel）及其同事最近的一项研究（2016）。他们在一个知觉学习范式中研究了阳极 TDCS 的效果，在该范式中，被试需对物体图像进行识别，这些图像只在非常短暂的时间内呈现（图 14.7）。实验分为两组，每组 12 人：研究人员对被试的右外侧枕复合体

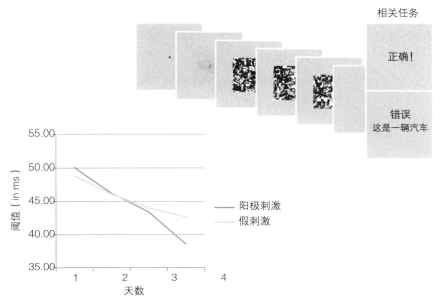

图14.7 TDCS 在知觉学习中的应用。上方表示试次序列,首先呈现一张汽车图像,随后呈现几张蒙版图像。结果以阈值表示,阈值指的是识别图像所需的刺激持续时长。通过训练,阈值有所提高,且这种情况在使用阳极 TMS 的条件下更为明显。
图改编自范·米尔等人(2016)。

(LOC)进行阳极刺激,该区域被认为与物体识别有关;参考电极位于左肩。所有被试都进行了连续四天的测试。第一天的训练并未引起行为表现的差异,说明 TDCS 对行为的短期影响在短期内可以忽略,即使刺激在阈值附近出现。然而,与虚假组相比,阳极 TDCS 组从第一天到最后一天的表现出现了更大的改善,因此阳极 TDCS 刺激可增加经过多日积累的训练效果。

科恩·卡多什(Cohen Kadosh)及其同事在 2010 年进行的一项研究中给出了多个 TDCS 阶段累积效应的另一个例证。在 6 个时间段中,被试学习将一组新的人造符号与数值大小联系起来。每次开始时会进行 20 分钟的经颅直流电刺激。两个电极分别位于左右顶叶的上方。将 15 名被试分为 3 组:左叶的阳极刺激组(右叶的阴极刺激),右叶的阳极刺激组和虚假组。结果表明,右顶叶接受阳极刺激的一组更容易掌握数值大小,这与该皮质区在数值处理中的特定作用一致(图 14.8)。如图 14.8 所示,对于熟悉的日常数字,两组被试对数字的客观数量大小与主观数量大小判断呈线性关系。对于新的人造符号,被试在阳极刺激组中表现出类似的线性关系,而其他组则没有。虽然每组的研究对象数量较少($N=5$),这确实不利于我们得出强有力的结论,但它说明了 TDCS 可能提供的潜力,即可以通过几天的累积来增强训

306

练效应。近来，同一研究小组使用TRNS对结合皮质刺激的行为训练效果进行验证（Cappelletti et al., 2013; Snowball et al., 2013）。

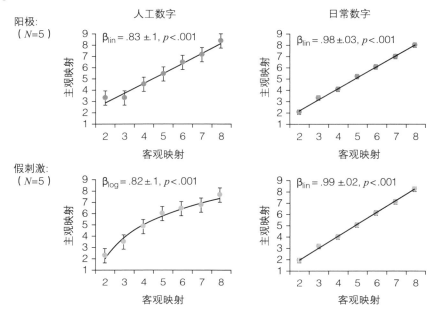

图14.8　TDCS在数字认知研究领域的应用。　研究中设置了两组被试，分别接受阳极刺激和假刺激。结果显示的是人工数字（左）和日常数字（右）在主、客观数字大小判断间的关系。图经科恩·卡多什（Cohen Kadosh）等人（2010）许可转载。

　　综上所述，TCS领域仍处于过渡阶段，需进一步开展更大样本量的研究，以更准确地估计目前TCS方案的实际效应量。一些人对该效应的大小表示怀疑。最近的一项研究甚至在人类尸体头部检测到了经TCS刺激后产生的电流（Voroslakos et al., 2018），这又是一大麻烦。他们的发现表明，普通的TCS方案并不能在脑中产生有效的电流。这是一记警钟，需要进一步的实验以改进现有的协议和实验设计。这也是体现人类脑成像多学科性质的一个完美例证，我们在本书的结尾以一项关于死亡人类脑的研究作为结尾，只是希望读者还能想起那条死去的鲑鱼！

本章总结

- 有各种各样的神经调制方法可以让研究人员测试神经活动和行为之间的因果关系。
- 对本章所提及的非侵入性方法的空间分辨率进行排序，由高到低分别是：聚焦超声刺激（FUS）、经颅磁刺激（TMS），以及经颅电流刺激（TCS）。

- 对本章所提及的非侵入性方法的时间分辨率进行排序，由高到低分别是：单/双脉冲TMS、FUS、重复TMS，以及TCS。

回顾思考

- 请解释个体被试的解剖图像的可用性在多大程度上与不同的非侵入性神经调制方法相关。
- 请描述并解释经颅磁刺激（TMS）和经颅电刺激（TCS）在空间和时间分辨率上的差异。
- 请解释由侵入性电极（如微刺激）和非侵入性头皮电极（如TCS）施加电流时所激发的神经调制差异。

308

拓展阅读

- Knotkova, H. & Rasche, D. (2016). *Textbook of Neuromodulation*. New York: SpringerVerlag.（该书提供了神经调制和刺激技术的深入概述。）
- Woods, A. J., Antal, A., Bikson, M., et al. (2016). A technical guide to tDCS, and related non-invasive brain stimulation tools. *Clinical Neurophysiology*, 127(2), 1031–1048.（该文对TCS进行了概述，包括其如何工作、需考虑哪些参数，以及如何设置实验设计等主题。）

术语表

Action potential（动作电位）：神经元膜电位的快速上升和下降。它是由相关分子机制引起的特有的时间包络。它通过神经元的轴突传播，是大脑信息交流的主要形式。

Additivity（可加性）：线性系统的特性，指的是对复杂刺激 AB（由两个简单刺激 A 和 B 组成）的响应等于对 A 的响应和对 B 的响应之和。可加性是血流动力学建模中的常见假设之一。它同时也是（唐德斯）减数法的基础。

Adjacency matrix（邻接矩阵）：表示有限图的方阵。矩阵的每个条目表示图形中两个节点之间的链接。

Alpha（α）band［阿尔法（α）频段］：MEG/EEG 活动的频带，大约包括 8—13Hz 的频率范围。它有时也被称为阿尔法波。

Alternating current（AC）amplifier［交流（AC）放大器］：一种放大交流信号的电子装置。另请参见直流（DC）放大器。

Alternating current（AC）noise［交流（AC）噪声］：电磁噪声源于交流噪声源，主要是电源。它也被称为电力线噪声或电源噪声。

Amplitude spectral density（ASD）［振幅谱密度（ASD）］：标准化幅度谱。

Amplitude spectrum 振幅谱：信号中不同频率成分的振幅频谱。

Analog-to-digital（AD）converter［模拟-数字（AD）转换器］：一种将模拟信号转换为数字信号的电子设备。

Analog-to-digital（AD）level［模拟-数字（AD）级别］：每个数字样本的信息量，以位为单元。

Arterial spin labeling（ASL）［动脉自旋标记（ASL）］：一种灌注成像技术，通过标记因灌注而移动的水分子来测量血流量。

Artifacts（伪迹）：在成像或电生理时间序列中观察到的失真，尽管这是研究人员不想看到的，但有时无法避免。需要通过图像和信号处理来最小化统计数据处理中失真带来的影响。

Auditory brainstem response（ABR）[听性脑干反应（ABR）]：在听觉刺激后10毫秒内出现的七个诱发电位。每个峰值对应于听觉神经和脑干细胞核的活动。

Auditory evoked potential（AEP）[听觉诱发电位（AEP）]：对听觉刺激作出反应的诱发电位。

Autocorrelation（自相关）：转换时信号与其自身的相关性。如果时间是转换发生的维度，我们指的就是时间自相关，自相关反映了连续数据点之间的相关性。

Average reference（平均参考）：一种蒙太奇方法，其中参考信号是平均信号，例如所有 EEG 电极的平均值。

Axial diffusivity（AD）[轴向扩散系数（AD）]：最大扩散方向上的扩散量。

Axial gradiometer（轴向梯度仪）：带有两个拾波线圈的 MEG 传感器。线圈围绕不同平面 / 高度的公共轴转动。

Band-cut filter（带阻滤波器）：用于去除频带频率分量的滤波器，也被称为陷波滤波器。

Beta band Beta（频段）：MEG/EEG 活动的频带，范围约为 13—30 Hz。

Beta-series correlations（Beta 系列相关性）：功能连通性分析方法，包括通过广义线性模型拟合单个事件的影响，并分析由此产生的 beta 估计值随时间的变化。

Beta value（Beta 值）：通过模型拟合获得的值，提供了对自变量（例如，感兴趣的回归量）、预测因变量（例如，体素中的 fMRI 信号）变化的程度和方向的估计。

Bipolar derivation（双极诱导）：一种蒙太奇方法，其中 EEG 信号的导出是相对于另一个头皮电极信号进行的。

Block design（组块设计）：将特定条件的试验及时分组以形成试验块的实验设计。同一组块内，单一试次的血流动力学反应相加可以产生强累积信号。

Blood oxygenation（血氧合）：含氧血红蛋白与脱氧血红蛋白的比率。

Blood-oxygenation-level dependent（BOLD）functional magnetic resonance imaging（fMRI）[血氧水平依赖（BOLD）功能性磁共振成像（fMRI）]：在 fMRI 中，测量信号主要是对血氧水平表现出敏感性。

Brain extraction（脑提取）：对包含脑组织的图像部分进行描绘，以便将进一步分析限制在这些部分。

Cerebrospinal fluid（CSF）[脑脊液（CSF）]：在大脑内部和周围发现的体液，尤其存在于脑室和大脑皮质周围。

Circular analyses（循环分析）：一种统计分析方法，其中本应独立的分析步骤间相互依赖。这可能是因为分析流中的一个或多个较早步骤是由后续步骤的结果得到，或者因为数据的选择方式与后续步骤中执行的测试在统计上不独立。

Circular mean（循环均值）：循环统计中的平均值，也被称为向量均值或方向均值。

Circular statistics（循环统计）：循环值数据的统计信息，例如相位，也被称为方向统计或球面统计。

Coil（线圈）：用于传输或接收电流的线圈。该电流可以诱发磁场或由磁场诱发。

Condition-rich design（富条件设计）：包含许多条件的实验设计。这与人类神经影像实验中的典型设计形成鲜明对比，后者通常只包含少量条件。富条件设计的开发主要针对多体素模式分析。

Contact impedance（接触阻抗）：EEG 电极和头皮之间的电阻抗。建议使用小于 5 $k\Omega$ 以获得良好的信噪比。

Convolution（卷积）：一种数学运算方式，其中积分是时间序列与时间平移函数的逐点乘积。

Coregistration（配准）：fMRI 图像的预处理步骤。配准能够使不同的图像模式（例如功能扫描和解剖体积）出现在同一个空间坐标系中。

Correlational multi-voxel pattern analysis（MVPA）[相关多体素模式分析（MVPA）]：MVPA 方法涉及计算多体素模式之间的相关性。

Cluster-wise correction（聚类校正）：属于多重比较的校正，是将体素级别的未校正阈值与簇大小（超过未校正阈值的相邻体素的数量）的阈值相结合。

Computerized tomography（CT）scanning[计算机断层（CT）扫描]：使用 X 射线图像进行三维成像。CT 扫描很少用于寻找大脑/行为关系的研究，但它对于诊断影响神经系统的各种疾病非常有用。

Cyclotron（回旋加速器）：用于制造放射性核素的机器，例如用于 PET 成像的放射性示踪剂。

Decoding multi-voxel pattern analysis（MVPA）[解码多体素模式分析（MVPA）]：MVPA 方法涉及模式分类器的训练和交叉验证。

Deep brain stimulation（DBS）［脑深部电刺激（DBS）］：通过对插入大脑深处的电极施加小电流来局部影响神经活动的方法。

Default mode network（默认模式网络）：具有强大功能连接的区域网络，当被试不从事特定任务时，这些区域的激活程度最强。

Delta band Delta（频带）：MEG/EEG 活动的频带。该频带范围为 1 到 4Hz。对于健康的成年人来说，这一缓慢活动出现在深度睡眠期间。

Dephasing（失相）：振荡变化阶段中元素（质子、神经元反应、电生理信号）之间的对应关系逐渐降低。

Depolarization（去极化）：将膜电位转换为较小的负值。这是神经元接收兴奋性突触输入时发生的情况。

Design matrix（设计矩阵）：包含广义线性模型中所有自变量的矩阵，通常涉及感兴趣的回归量（例如，实验条件的开始时间）以及协变量或潜在混淆（例如，运动校正参数）。

DICOM（医学数字影像和通信）：DICOM 是医学图像的标准格式。DICOM 表示医学数字成像和通信。该格式传统上被应用于许多 MRI 扫描仪，但它需要转换为其他格式以进行数据分析。

Diffusion（扩散）：分子倾向于在介质中以尽可能均匀分布的方式移动的现象。

Diffusion tensor imaging（DTI）［弥散张量成像（DTI）］：基于弥散加权成像的成像方法，用于研究大脑中的结构连通性。

Diffusion-weighted imaging（DWI）［弥散加权成像（DWI）］：使用对分子扩散敏感的 MRI 脉冲序列进行成像。

Direct current（DC）amplifier［直流（DC）放大器］：一种放大直流和交流信号的电子装置。另请参见交流（AC）放大器。

Direct influence（直接影响）：一个大脑区域对另一大脑区域不通过中间区域而直接产生影响的方式。这种影响解释了两个区域之间活动的相关性。

Discrete Fourier transform（DFT）［离散傅立叶变换（DFT）］：将离散时域信号转换为离散频域信号的数学运算方法。

Donders subtraction method（唐德斯减数法）：另见减法。

Double dipping（双浸）：统计方法的口头术语，指的是使用相同的数据来选择相关数据并执行仅限于这些相关数据的分析。

Down-sampling（下采样）： 一种减少样本数量的信号重采样方法。以较低的采样频率对原始样本进行插值和重新采样。或者，对原始样本点进行二次采样，例如，每五个样本中采样一个。

Echo time（TE）[回波时间（TE）]： 刺激（或通过梯度开关重新聚焦）和数据采集之间的时间间隔。

Edited spectrum（波谱编辑）： 应用于磁共振波谱的方法，通过抑制一个峰对其他峰的影响来计算表征多种代谢物的峰值中某一代谢物的贡献量。

Effective connectivity（有效连接）： 大脑区域之间的功能连接，暗示连接的方向（哪个区域驱动另一区域）。

Efficiency（效率）： 衡量实现方法或设计投入（例如时间）和产出的指标。在比较血流动力学成像的实验设计时，效率是一个重要的考虑因素。它与自变量之间相关性的大小呈负相关。

Electrically shielded room（电屏蔽室）： 被导电材料覆盖的房间。该材料能够屏蔽房间外的电活动，也称为法拉第笼。

Electrocardiography（ECG）[心电图（ECG）]： 测量心血管系统电生理活动的方法。

Electrocorticography（ECoG）[皮质电图（ECoG）]： 从皮质表面测量 EEG 的方法，将电极放置在大脑的软脑膜上进行测量。

Electrode（电极）： 与测量对象（例如神经元、脑组织、颅骨或头皮）进行电接触的导电材料。

Electroencephalography（EEG）[脑电图（EEG）]： 记录大脑活动电信号的方法。信号从放置于头皮、颅骨、皮质表面或脑组织中的电极记录。

Electromyography（EMG）[肌电图（EMG）]： 测量由肌肉活动引起的电信号的方法。

Electrooculography（EOG）[眼电图（EOG）]： 测量由眼球运动引起的电活动的方法。

Event-related design（事件相关设计）： 以伪随机序列对不同条件试验进行排序的实验设计，因此连续试验通常来自不同的条件。根据试验间间隔的长度，事件相关设计可以是快速（短间隔，通常只有几秒钟）的；或慢速（长间隔，通常超过 10 秒）的。

Event-related potential（ERP）[事件相关电位（ERP）]：对外部刺激或内部事件做出响应的 MEG/EEG 成分。

Event-related synchrony（事件相关同步）：信号幅度相对于事件前基线水平的增加。幅度根据时频信号计算得出。

Evoked potential（EP）[诱发电位（EP）]：对外部刺激做出响应的 MEG/EEG 反应。另见事件相关电位。

Excitatory postsynaptic potential（EPSP）[兴奋性突触后电位（EPSP）]：见突触后电位（PSP）。

Extracellular recordings（细胞外记录）：通过靠近（但不在）神经元或神经元群的电极测量来自单个神经元或神经元群的电信号。

False discovery rate（FDR）[错误发现率（FDR）]：一种校正多重比较的方法，该方法基于观察到的未校正 p 值分布来控制被错误拒绝的零假设比例。如果我们使用 $p = 0.05$（校正后）的 FDR 校正，那么 20 个激活体素/区域中存在 1 个虚假激活。

Family-wise error（FWE）correction [整体误差（FWE）校正]：在所有相关体素的"族"级别上，控制一类错误概率（声称有影响而没有影响）的方法，以便在零假设为真时，找到一个或多个具有较低 p 值体素为 0.05。这种方法与 Bonferroni 校正有关，但考虑了体素之间的协方差，从而减少了独立测试的数量。

Fast Fourier transform（FFT）[快速傅立叶变换（FFT）]：一种执行离散傅立叶变换（DFT）的计算机算法。

Field inhomogeneity（场不均匀）：局部磁场的空间变化很小，它有助于 T2* 衰减。

Field of view（FOV）[视场角（FOV）]：成像体积或切片的大小。

Filtering（过滤）：对测量频谱进行部分衰减。它可以分为低通滤波（衰减较高频率）、带通滤波（衰减最低和最高频率，保留中频）和高通滤波（衰减较低频率）。

Flatmap（平面地图）：将皮质表面可视化为二维平面。平面图的创建需要在表面上进行分割，以便将表面的原始三维布局在二维中进行表示。

Flip angle（翻转角度）：射频（RF）脉冲翻转自旋的角度。

Focused ultrasound stimulation（FUS）[聚焦超声刺激（FUS）]：通过在超声频率范围内应用聚焦声波来调节大脑活动的无创方法。这些波可能通过引起非常小的细胞位移来影响神经活动，从而影响受体的特性，例如钠离子和钙离子通道。

Forward inference（顺向推理）：统计推断大脑区域的激活与特定的认知过程有关，因为观察发现，某一认知过程的操纵能够诱发这一特定大脑区域的激活。

Fourier analysis（傅立叶分析）：将信号分解为各频率成分之和的方法，每个频率成分都具有特定的幅度和相位。

Fractional anisotropy（FA）[分数各向异性（FA）]：扩散的差异取决于计算方向。它是通过计算每个扩散轴的长度与平均扩散之间的差异，然后对总扩散进行进一步归一化来计算的。

Frequency（频率）：信号的变化速度。它以赫兹（Hz）表示，信号的频率为 1 Hz 表示该信号每秒上升和下降一次。

Frequency components（频率成分）：共同构成信号的基本函数。每一成分都具有不同的频率，从慢到快。每一成分由三个参数决定，频率、幅度（上升和下降的幅度）和相位（上升和下降的时间），更改这些参数可以产生不同的成分。正弦函数被应用于大多数的信号处理方法中。

Frequency-encoding（FE）gradient[频率编码（FE）梯度]：在数据采集过程中应用的梯度，从而使梯度不同位置的原子核具有不同的共振频率。

Frequency spectrum（频谱）：信号中的频率范围，大小取决于采样持续时间和采样频率。

Full width at half maximum（FWHM）[半峰全宽（FWHM）]：表示函数宽度的指标，尤其是在空间平滑期间应用的函数。当函数处于其最大高度的一半时，所得到的函数宽度。

Functional connectivity（功能连接）：大脑区域之间的神经活动随时间变化的关系。

Functional localization（功能定位）：试图寻找心理功能在大脑中的定位。

Functional localizer（功能定位器）：旨在通过功能活动来定位感兴趣区域（ROI）的实验。它通常只是大型研究（包括许多其他操作）中的一小部分，其效果可在局部 ROI 中进行检验。

Functional magnetic resonance imaging（fMRI）[功能性磁共振成像（fMRI）]：使用磁共振来测量与神经活动相关的血流动力学变化。

Functional magnetic resonance imaging（fMRI）adaptation[功能性磁共振成像（fMRI）适应]：为测量神经活动在相同和不同连续刺激条件下的反应而开发的实验设计方法。这种特定于刺激的适应通常被用作（体素或区域中的）神经元群对刺激变化敏感程度的度量。

Functional near-infrared spectroscopy（fNIRS）[功能性近红外光谱（fNIRS）]：一种成像技术，通过影响神经组织对光谱中近红外部分的光反射率来测量血流动力学反应。

Fusiform face area（FFA）[梭状面部区（FFA）]：在人类皮质中主要位于外侧梭状回。它的定义源于其对面孔图片比对其他物体图片表现出更高的血流动力学反应。

Galvanic skin response（GSR）[皮肤电反应（GSR）]：汗腺活动的变化导致的皮肤电阻波动。

Gamma band（伽马频段）：M / EEG 活动的频段，以 30 Hz 或更高的频率为起始点。较低的伽马频段约为 30—60 Hz，较高的伽马频段约为 60—200 Hz。

Gastric evoked potential（GEP）[胃部诱发电位（GEP）]：由于胃刺激引起的诱发电位，例如，口服 10% 蔗糖溶液。

General linear model（GLM）[广义线性模型（GLM）]：表示多个因变量和一组自变量之间线性关系的统计方法。在神经影像学中，因变量可以是体素（fMRI）或电极（EEG/MEG）的信号。

Gradient（梯度）：场强在空间上是渐进变化的（主要是线性的）。梯度构成了 MRI 脉冲序列的重要组成部分。

Gradient-echo echo-planar imaging（GE-EPI）sequence[梯度回波平面回波成像（GE-EPI）序列]：一种 MRI 脉冲序列，涉及不同平面 / 切片的连续采集，并通过梯度反转产生回波。该序列经常被用于血氧水平依赖的功能性磁共振成像。

Gradiometer（梯度仪）：用于生物磁感应的多线圈磁力计，例如 MEG。

Granger causality（格兰杰因果关系）：统计分析方法，通过分析一个时间序列是否可以（在时间上）被另一个所预测来模拟时间序列之间的统计相关性。

Graph theory（图论）：由成对连接的节点来构成表征事物间关系的图形，分析结果会使用一些网络参数来对复杂的系统进行表征。

Ground electrode（接地电极）：与大地相连的电极，能将短路或故障电流带离测试参与者。它还可以作为脑电图（EEG）记录的参考电极。

Half-life（半衰期）：放射性原子衰变至原来数量的一半所需的时间。在本书中，它主要是指造影剂或放射性示踪剂的半衰期。

Head position indicator（HPI）coil［磁头位置指示器（HPI）线圈］：连接到被试头部的金属线圈，用于监测 MEG 头盔中的头部位置。在 MEG 测量过程中，至少连接了三个 HPI 以检测头部位置变化。

Hemodynamic response function（HRF）［血流动力学响应函数（HRF）］：血液循环随时间的变化，它反映的是神经元活动的变化。

Hemodynamics（血流动力学）：血液循环随时间的变化。

Hemoglobin（血红蛋白）：存在于血液中的蛋白质，负责输送氧气和二氧化碳。当氧气被释放后，它被称为脱氧血红蛋白。

High-cut filter（高切滤波器）：用于去除高于阈值的频率成分，也被称为低通滤波器。

Hilbert transform（希尔伯特变换）：一种数学运算，可计算出实值信号中的正交分量。原始信号和正交信号通过组合形成一个复值信号，即解析信号。

Histology（组织学）：研究脑解剖的侵入性方法，具有高空间分辨率的特性。它通常需要对大脑进行切片处理。

Hyperacuity（超视锐度）：测量系统的特性，指能够拾取的信号频率高于系统给定的采样率。在人类 fMRI 的研究中，它指的是能够用比体素尺度更精细的组织进行测量的功能特性。

Independent component analysis（ICA）［独立成分分析（ICA）］：一种试图从混合信号中分离出独立源信号的统计方法。

Inflated brain（膨胀脑）：皮质的可视化技术，其中皮质表面的大量压痕通过用类似于给气球充气的方式抚平。

Inhibitory postsynaptic potential（IPSP）［抑制性突触后电位（IPSP）］：见突触后电位（PSP）。

Inion（枕骨隆突）：枕外隆突与中矢状线交叉处的解剖标志。

Initial dip（初始下降）：由于血氧减少所导致的局部 MRI 信号瞬时减少。这是血流动力学响应的第一部分，但我们通常不会在人体成像过程中观察到它，因为它并不明显，且具有局部性和短暂性。

In-plane voxel size（平面体素大小）：脑切片内体素的大小，等于视野面积除以体素数。

International 10–20 system（国际 10-20 系统）：标准化的 EEG 电极放置方式，指定

了头皮上的 19 个电极位置点，它们是基于头部解剖标志（鼻根、枕骨隆突和左右耳前点）而确定的。

Inter-trial phase coherence（ITPC）[试次间相位相干性（ITPC）]：事件相关范式研究中的试次间相位相干性指标。它对应于平均相矢量，其中零代表相位随机（无相位相干），1 代表相位完全相干，也称为锁相因子（PLF）。

Intracranial recordings（颅内记录）：皮质电图的另一个名称。

Jennifer Aniston neuron（詹妮弗·安妮斯顿神经元）：人脑中最著名的神经元之一，与哈莉·贝瑞神经元和祖母神经元非常相似，但注意不要混淆。

Jitter（抖动）：刺激间或试次间间隔的变化。

k-space（k 空间）：以成分的频率和方向为维度，将 MR 信号表征为极坐标系中的幅度和相位谱。

k-Complex（k- 复合波）：在第二阶段非快速眼动睡眠期间出现的 EEG 波形。波形具有明显的双相特征。

Larmor frequency（拉莫尔频率）：原子核的自旋频率。它在不同元素之间有所不同，并且与磁场强度呈线性相关。

Lateral occipital complex（LOC）[外侧枕叶复合体（LOC）]：人类大脑皮质中的区域，主要位于外侧枕叶皮质，部分延伸到颞叶和顶叶区域。它被定义为对包含对象的图片比没有对象的图片（例如，随机模式）表现出更高的血流动力学反应。它可以被进一步划分为子区域，例如外侧枕骨（LO）和后梭状回（PF或 PFs）。

Linear regression（线性回归）：描述因变量与一个或多个自变量之间线性关系的统计方法。如果只有一个自变量，我们称为简单线性回归，否则为多元线性回归。

Linear system（线性系统）：一种输入—输出系统，其对复杂刺激（输入）的反应（输出）可以从对构成复杂刺激的简单刺激反应中估计出来。这种性质被称为可加性。

Local field potentials（LFPs）[局部场电位（LFP）]：由侵入性电极测量得到的低频（低于 200Hz）电位变化。

Low-cut filter（低切滤波器）：用于去除低于阈值的频率成分，也称为高通滤波器。

Magnetically shielded room（磁屏蔽室）：用于 MEG 和 MCG 屏蔽环境电磁场的房间。房间由高渗透性材料和导电材料覆盖，可以将电磁场从房间内部引导出去。此外，还可以添加主动降噪系统。

Magnetic resonance imaging（MRI）[磁共振成像（MRI）]：使用磁共振来获得二维或三维图像。

Magnetic resonance spectroscopy（MRS）[磁共振波谱（MRS）]：使用磁共振通过测量自旋频率谱来量化代谢物的浓度。

Magnetic resonance spectroscopy imaging（MRSI）[磁共振波谱成像（MRSI）]：用于生成三维图像的 MRS 应用程序。

Magnetocardiogram（MCG）[心磁图（MCG）]：心脏活动产生的磁信号。

Magnetocardiography（MCG）[心磁图仪（MCG）]：用于记录心血管活动产生的磁信号。

Magnetoencephalography（MEG）[脑磁图（MEG）]：记录由大脑活动引起的磁信号的方法。被称为超导量子干涉仪（SQUID）的高灵敏度磁力计可用于测量微弱信号。

Magnetometer（磁力计）：磁场信号传感器。在 MEG 文献中，它通常指的是单线圈磁力计。

Matched Filter Theorem（匹配滤波器定理）：信号处理中的定理指出，在对信号进行滤波处理时，最好使用与目标信号（要从噪声中分离出来的成分）具有相同振幅谱的滤波器内核。

Mean diffusion（MD）[平均扩散（MD）]：对体素中扩散量的度量，与方向无关。

Mediated influence（中介影响）：一个区域对另一区域的影响通过第三区域为中介来实现。

Membrane potential（膜电位）：神经元内部与其外部介质之间的电势差。

Microstimulation（微刺激）：通过侵入性电极施加小电流来局部影响神经活动的方法。

MNI templates（MNI 模板）：由蒙特利尔神经学研究所创建的解剖模板。

Monopolar derivation（单极诱导）：导出相对于单个参考电极的电压信号的方法，例如，以耳垂作为参考电极的 EEG 信号。

Montage（蒙太奇）：以 EEG 信号作为生物基线参考的方法。另见参考文献。

Morlet wavelet（莫雷特小波）：小波分析的基函数。它是正弦曲线和高斯函数的乘积。

Morphometry（形态测量）：在大脑解剖学（大脑形态测量学）中，对实体的形

式 / 形状进行定量分析。

Motion correction（头动校正）：fMRI 图像的预处理步骤。它可以对在不同时间点采集图像的头部位置变化进行补偿。

Motion-correction parameters（头动校正参数）：fMRI 数据集中，每个图像需要如何转换以校正运动的转换参数。

Multiband imaging（多波段成像）：请参阅多回波成像。

Multi-channel phased-array coils（多通道相控阵线圈）：排列成阵列的多个表面线圈，理想情况下以这样的方式围绕一个体量（volume），且在体量中具备相对均匀的高灵敏度。

Multi-echo imaging（多回波成像）：允许在一个射频（RF）脉冲后采集多个切片的成像方法，从而实现加速成像。多回波成像的重复时间更短，时间采样率更高。

Multi-modal imaging（多模态成像）：在一项研究或分析中综合使用不同的成像方式，以获得多种类型的信息组合。

Multiple comparisons problem（多重比较问题）：神经影像数据的分析通常包括大量的统计比较。在这种情况下，需要对已完成的独立比较进行数量校正。

Multi-voxel pattern analysis（MVPA）［多体素模式分析（MVPA）］：fMRI 数据的统计分析方式，将跨体素的信号 / 响应变化作为输入，即所谓的多体素模式。鉴于每个体素都是一个变量，它是相对一般的多元模式分析中的一个特例。

Nasion（鼻根）：额鼻骨缝合线与矢状线交错的解剖标志。它对应于鼻梁的最低点。

Neurovascular coupling（神经血管耦合）：神经活动对血液循环的影响。

NIfTI：由神经影像信息学技术倡议（Neuroimaging Informatics Technology Initiative）开发的 MRI 图像标准格式。其建构动机是希望增加不同软件包之间交换文件的便利性。MRI 数据分析的主要软件包可以处理用于输入和输出的 NIfTI 图像。

Node degree（节点度）：反映该节点所连接节点数的图形理论参数。

Normalization（标准化）：这个概念涉及两个程序。首先，将单个被试的数据与公共空间参考空间进行对齐。然后，通过参考值（例如在基线条件下测得的信号值）对其余信号值进行标准化处理。

Notch filter（陷波滤波器）：请参见带阻滤波器。

Nuclear magnetic resonance（核磁共振）：当磁场振荡频率与原子核的拉莫尔频率

相匹配时，具有磁矩的原子核吸收能量的现象。

Nuisance regressors（干扰回归量）：能够用以预测 fMRI 信号中部分变化的自变量，但这并不是研究人员的主要关注点。

Object-selective cortex（物体选择性皮质）：人类大脑皮质中的区域，主要位于枕叶，并延伸至颞叶和顶叶。它对物体图片表现出更明显的血流动力学反应。

Olfactory evoked potential（OEP）[嗅觉诱发电位（OEP）]：响应嗅觉刺激（例如闻到香草醛溶剂的味道）的诱发电位。

One-back counterbalancing（1-back 平衡）：对试次进行排序，从而使每种条件出现在另一种条件后的概率都一样。单纯的随机试验顺序并不能实现 1-back 平衡，这就是需要经常引入这一约束的原因。1-back 平衡是相对 N-back 平衡的一种特例。

One-back task（1-back 任务）：被试必须将当前试次与先前试次进行比较的行为测验。此任务常用于认知神经影像学。1-back 任务是 N-back 任务的一种特殊情况，在 N-back 对任务中，被试必须将当前试验次 T 与试次 T — N 进行比较。

Optical imaging（光学成像）：使用光传感器作为测量方式的成像方法，从显微镜到探测器阵列都是光学成像的实际应用。功能性近红外光谱是一种非侵入性的光学成像方法，常用于人类研究。还有一些侵入性光学成像方法仅用于动物，能够提供柱状甚至单神经元级别的分辨率。

Parametric design（参数化设计）：以两个以上的步骤定量操作特定参数或维度的实验设计。

Partial correlation（偏相关）：排除其他变量的影响后，两个变量之间仍然存在的相关性。

Partial phase locking（PPL）[部分锁相（PPL）]：振荡分量之间的瞬态锁相。

Path length（路径长度）：图形理论中的参数，反映从一个节点移动到另一个节点必须经过的节点数。

Percent signal change（PSC）[百分比信号变化（PSC）]：与基线条件相比的信号变化，以百分比表示。

Phase（相位）：振荡周期中的一个点，以角度表示。

Phase coherence（相位相干性）：两个信号之间的相位相干性。

Phase-encoding（PE）gradient［相位编码（PE）梯度］：在 RF 脉冲之后、获取信号之前应用的梯度，它能够使沿梯度不同位置的核产生相位差异，从而由此来实现对空间位置的解码。

Phase locking（相位锁定）：具有恒定相位滞后的振荡，其中滞后为零的锁相意味着同步。

Phase-locking factor（PLF）［锁相因子（PLF）］：见试次间相位相干性（ITPC）。

Phase-locking index（PLI）［锁相指数（PLI）］：相位相干指数。零对应随机，一对应完美锁相。它也被称为同步指数（SI）和单试次锁相值（S-PLV）。

Phrenology（颅相学）：一种过时的伪科学，声称头骨的外部特征与心理功能有关。

Planar gradiometer（平面梯度仪）：带有两个拾波线圈的 MEG 传感器。线圈在同一平面内以八字形转动。

Point-spread function（PSF）［点扩散函数（PSF）］：描述大脑中一个非常小的点被激活时，信号被广泛传播的特征函数。此函数的宽度是空间分辨率的有用指标。宽度越小，分辨率越高。

Positron emission tomography（PET）［正电子发射断层扫描（PET）］：一种测量局部血容量的方法，该方法基于对示踪剂正电子发射的敏感性。

Postsynaptic potential（PSP）［突触后电位（PSP）］：突触传递在突触后神经元中所产生的电位变化。当正离子（例如 Na^+）通过兴奋性突触流入细胞时，电位会增加。相反，随着负离子（例如 Cl^-）通过抑制性突触流入细胞，电位会降低。

Power spectral density（PSD）［功率谱密度（PSD）］：标准化的功率谱。

Power spectrum（功率谱）：以幅度为幂的频谱。

Preauricular point（耳前点）：颧弓后根（颧骨）与耳珠上端正前方的解剖标志。

Principal component analysis（PCA）［主成分分析（PCA）］：统计分析方法，用于识别能够解释数据中大部分变异的少量成分。如果数据中的变量表现出高度的共变性，那么由此产生的数据缩减是最为成功的。

Psychophysiological interaction（PPI）［心理生理交互（PPI）］：功能连接对实验操作（例如任务或呈现刺激）的依赖性。

Pulse sequence（脉冲序列）：射频（RF）脉冲的时间序列以及梯度的定时和持续时间。

Radial diffusivity（RD）［径向扩散率（RD）］：沿与最大扩散方向正交的两个方

向上的扩散量。

Radio frequency（RF）pulse［射频（RF）脉冲］：施加极短时间（脉冲）的磁场，其振荡频率与无线电波属于频谱的同一部分。

Random-effects analysis（随机效应分析）：一种统计分析方法，认为数据是根据因素的层次结构构建的。在目前的情况下，它主要是指分离被试层级结构的分析方式，需要对被试间的个体差异进行测量，从而将被试样本结果推广到总体中去。随机效应分析与固定效应分析不同，后者不允许将结果推广到总体中去。

Rapid counterbalanced event-related design（快速平衡事件相关设计）：一种与事件相关设计的实验设计，其中连续试次之间的间隔相对较短，并对条件顺序进行了平衡。

Rapid eye movement sleep（REM sleep）［快速眼动睡眠（REM 睡眠）］：以快速眼球运动和类似于清醒阶段的 EEG 模式为特征的睡眠阶段，也被称为异相睡眠。

Reference（参考）：见蒙太奇。

Reference electrode（参考电极）：用于提供参考电压信号的电极。

Reference image（参考图像）：用作参考的图像将保持不变，其他图像被转换至与参考图像对齐。

Region of interest（ROI）［感兴趣区域（ROI）］：特别感兴趣的大脑区域。它是通过解剖和（或）功能标准来描述的。

Region-of-interest（ROI）analysis［感兴趣区域（ROI）分析］：仅对数据子集（例如局部体素或电极簇）执行的分析。

Regressors of interest（感兴趣的回归量）：研究人员感兴趣的实验自变量。

Repetition time（TR）［重复时间（TR）］：同一空间位置的连续激发间的时间间隔。

Repetitive transcranial magnetic stimulation（rTMS）［重复经颅磁刺激（rTMS）］：一种经颅磁刺激形式，以特定频率重复施加感应磁场，从而形成一连串的脉冲。

Representational similarity analysis（RSA）［表征相似性分析（RSA）］：通过研究数据集中的相似性结构来比较不同来源的数据集。

Reslicing（重切片）：在对原始（也是离散的）图像应用连续变换后，创建的新离散图像。离散图像在离散点（像素或体素）处采样。

Resting potential（静息电位）：神经元处于静止状态且未接收突触输入时的膜电位。

Resting-state fMRI（RS fMRI）[静息态 fMRI（RS fMRI）]：功能性 MRI 扫描，在此期间要求被试休息并且不给予任何刺激或任务操作。RS fMRI 扫描用于研究功能连接性。

Retinotopy（视网膜拓扑映射）：将视网膜中受体的输入系统映射到神经元阵列上，以便附近的神经元能够接收来自视网膜中附近受体的输入。

Reverse inference（逆向推理）：统计推断方法。在一项新研究中发现，某一大脑区域的激活程度与特定认知过程有关，因为该区域在这项新研究中被激活，而以往文献中的其他研究也发现该区域在涉及该认知过程时被激活。

Rigid transformation（刚体变换）：将旋转和平移相结合的图像变换。

Sampling frequency（采样频率）：每秒测量的信号样本数。

Scalogram（尺度图）：小波变换信号的时频表示。

Scrubbing（清洗）：数据处理方法，对数据点进行进一步的划分和排除以除去不需要的特征（例如被试运动）。

Second-level（random-effects）（group）analysis[二级（随机效应）（组）分析]：一种统计方法，根据被试间变异性检测效应量的大小。该分析的输入为依据每名被试计算得到的对比图；这一步是一级分析。

Seed region（种子区）：感兴趣的脑区，将其数据作为参考，与数据集中的其他体素/区域进行比较。

Sensitivity（灵敏度）：一般而言，"灵敏度"是指信号存在时检测的能力。例如，它可以指当某种影响确实存在时，能够检测出显著效应的数据集所占的比例。灵敏度在信号检测理论中同样具有特定含义，它指的是区分信号存在与否的整体能力。

Shared influence（共同影响）：指两个大脑区域共同接收来自第三个脑区的输入信息。

Short time Fourier transform（STFT）[短时傅立叶变换（STFT）]：一种从时域信号中获得时频表示的方法。离散傅立叶变换被应用于时域信号中的一小段。

Signal contrast 信号对比：不同组织之间的信号差异。

Signal-to-noise ratio（SNR）[信噪比（SNR）]：表示与感兴趣因素（"信号"）相关的测量结果相对于不感兴趣因素（"噪声"）所占的比例。

Single trial phase-locking value（S-PLV）[单试次锁相值（S-PLV）]：请参阅锁

相指数（PLI）。

Single-voxel spectroscopy（SVS）[单体素波谱（SVS）]：一种测量感兴趣体积或体素的磁共振波谱方法。

Sleep spindle（睡眠纺锤波）：出现在第二阶段非快速眼动睡眠期间的 EEG 波形，具有特殊的 EEG 信号特征。它是一种突发性的活动（"纺锤"）波形，频率为 11—15 Hz。

Slice-selection gradient（层面选择梯度）：用于决定哪个脑切片会被同时施加的射频（RF）脉冲激活的梯度。

Slice timing（时间校正）：功能性 MRI 图像的预处理步骤，它补偿了切片之间的采集时间差异。

Slow-wave sleep（SWS）[慢波睡眠（SWS）]：以缓慢 EEG 活动为特征的睡眠阶段，例如 δ 波段活动，也被称为深度睡眠。

Smoothing（平滑）：在时间（时间平滑）或空间（空间平滑）上增加附近数据点之间相似性的过程。

Somatosensory evoked potential（SEP）[躯体感觉诱发电位（SEP）]：响应躯体感觉刺激的诱发电位，例如指尖振动。

Source localization（源定位）：对信号中各成分空间来源位置的估计。

Spatial resolution（空间分辨率）：可以解析的最小空间单位。它将决定我们能够获得何种尺度上的组织结构。

Specific absorption rate（SAR）[特定吸收率（SAR）]：一种安全指数，表明组织可以吸收多少能量而不会经历温度的阈值增加。

Spectrogram（频谱图）：显示变量的矩阵，通常是信号的幅度或相位，作为频率和时间的函数。

Spin-echo echo-planar imaging（SE-EPI）sequence[自旋回波平面回波成像（SE-EPI）序列]：一种 MRI 脉冲序列，涉及不同平面 / 切片的连续采集，包括使用重新聚焦射频（RF）脉冲来创建自旋回波。

Stage 2 sleep（第 2 阶段睡眠）：以短暂的 EEG 活动为特征的睡眠阶段，例如睡眠纺锤波和 K 波群。这是一个浅睡眠阶段（与深度睡眠对应）。

Statistical parametric mapping（SPM）[统计参数映射（SPM）]：成像数据分析

的统计方法。该首字母缩略词也用于指 SPM 软件包，这一软件包由提出这种统计方法的小组所开发。

Steady-state evoked potential（ssEP）[稳态诱发电位（ssEP）]：由震荡刺激（而非单一刺激）所引发的 MEG/EEG 活动。其中，刺激的模态被添加到了缩写中，例如，ssVEP 表示视觉振荡刺激。

Stereo EEG（sEEG）[立体定向脑电图（sEEG）]：由插入体内脑组织的电极所记录的脑电图。

Structural equation modeling（SEM）[结构方程模型（SEM）]：对相关数据进行复杂图像建模的通用统计方法，其中还可包括潜在变量。

Structural magnetic resonance imaging（结构性磁共振成像）：使用磁共振成像对大脑的解剖结构或结构进行成像。

Subtraction method（减数法）：通过从一种条件中减去另一种条件的方法来对两种实验条件进行比较。它可以被应用于多种形式的数据，例如，对反应时间或 fMRI 信号测量。

Superconducting QUantum Interference Device（SQUID）[超导量子干涉器件（SQUID）]：适用于极弱磁场信号（如 MEG）的高灵敏度磁力计。它由超导线圈和约瑟夫森结组成。

Surface-based morphometry（基于表面的形态测量）：在表面空间计算定量指标的形态测量分析。

Surface-based normalization（基于表面的标准化）：将单个皮质表面标准化为表面模板。

Surface extraction（表面提取）：对皮质表面进行提取。大脑两半球各对应一个表面（由顶点构成）。

Surface flattening（表面平整）：从皮质表面的原始三维翘曲中创建二维平面。

Surface rendering（表面渲染）：对提取的皮质表面进行可视化。

Synchrony index（SI）[同步指数（SI）]：请参阅锁相指数（PLI）。

T1 recovery（T1 恢复）：沿纵向发生的磁化恢复，反映了自旋与静态磁场方向的重新排列。

T2 decay（T2 衰减）：在射频（RF）脉冲施加的振荡场方向上产生的横向磁场损失，

是由与自旋-自旋相互作用相关的相位相干性损失所引起的。

T2*decay T2* 衰减。 由于自旋-自旋相互作用、场不均匀性和组织敏感性导致的总失相。T2* 衰减总是比 T2 衰减更快（产生更大失相）。

Talairach atlas（Talairach 图谱）： 历史上著名的人脑解剖图谱，基于同一个人的大脑解剖绘制。

Temporal resolution（时间分辨率）： 相应测量方法所能区分的最小时间单位。

tesla（T）[特斯拉（T）]： 磁场强度的标准单位。

Theta band Theta（频带）： MEG/EEG 活动的频带，范围为 4—8 赫兹。

Tissue segmentation（组织分割）： 将大脑分割成不同的组织类型，通常包括白质、灰质和脑脊液。

Tissue susceptibility（组织敏感性）： 组织对细胞核拉莫尔频率的影响。它与 T2* 衰减相关。

Tractography（白质束成像）： 对白质束的描绘，通常基于弥散张量成像（DTI）扫描。

Transcranial current stimulation（TCS）[经颅电刺激（TCS）]： 一种用于调节神经活动的无创技术，包括两个电极和一个电池。电流从一个电极（阳极）流向另一个（阴极）。该电流能够影响皮质兴奋性。它可以包括多种电流刺激形式：直流电（经颅直流电刺激或 TDCS）、交流电（经颅交流电刺激或 TACS），或以更随机的方式随时间变化的电流（经颅随机噪声刺激或 TRNS）。

Transcranial direct current stimulation（TDCS）[经颅直流电刺激（TDCS）]： 一种经颅电刺激形式，是一种用于调节神经活动的无创技术，包括两个电极和一个电池。电流从一个电极（阳极）流向另一个（阴极）。该电流能够影响皮质兴奋性。

Transcranial magnetic stimulation（TMS）[经颅磁刺激（TMS）]： 通过电磁感应来诱发神经组织中的感应电流进而调节神经活动。根据应用 TMS 的位置，它可以降低正常功能（干扰）或增强它（刺激）。

Transformation matrix（变换矩阵）： 一种矩阵，其中包含描述图像需要如何转换（平移、旋转、调整大小）的数字。

Univariate analysis（单变量分析）： 专注于单个变量的分析方法。fMRI 数据分析的标准方法有时被称为单变量或体素分析，因为它的计算（例如，多元回归模型的估计）最初是针对每个单独的体素分别执行的。

Up-sampling（上采样）：一种增加样本数量的信号重采样方法。对原始样本以更高的采样频率进行插值和重新采样。

Vertex（顶点）：顶点（复数：vertices）是构建皮质表面的元素，类似于大脑切片中的体素。两者在技术层面的区别在于顶点是一个点（顶点用线连接），而体素是一个体积单位。

Visual area 1（V1）[可视区域 1（V1）]：来自视网膜的视觉信号首先进入的皮质区域，也被称为初级视觉皮质。V1 经常出现在书本的示例中，因为该区域的特性众所周知，因此该区域也常被用于验证新方法的有效性。

Visual evoked potential（VEP）[视觉诱发电位（VEP）]：对视觉刺激作出反应的诱发电位。

Volume-based normalization（基于体积的标准化）：使用大脑所在的三维空间进行标准化，维度为左 / 右、前 / 后和上 / 下。

Volume conduction（体积传导）：电极和产生电流组织之间的电流传导。

Voxel（体素）：构成三维 MRI 图像的体积元素，与像素（即"图片元素"）涵义相似。

Voxel-based lesion-symptom mapping（基于体素的病变—症状映射）：统计分析，用于调查体素中病变的存在与行为症状的严重程度之间的关系。

Voxel-based morphometry（VBM）[基于体素的形态测量（VBM）]：在体素空间中计算定量指标的形态测量分析。

Water suppression（水峰抑制）：抑制磁共振波谱中由水产生的信号，以避免获得的频谱中它占据主要部分。

Wavelet transform（小波变换）：将信号转换为小波函数线性组合的数学运算。

参考文献

Aguirre, G. K., Zarahn, E., & D'Esposito, M. (1998). The variability of human, BOLD hemodynamic responses. *Neuroimage*, **8**, 360–369.

Albert, M. S., Dekosky, S. T., Dickson, D., et al. (2011). The diagnosis of mild cognitive impairment due to Alzheimer's disease: recommendations from the National Institute on Aging-Alzheimer's Association workgroups on diagnostic guidelines for Alzheimer's disease. *Alzheimers & Dementia*, **7**, 270–279.

Alexander, A. L., Lee, J. E., Lazar, M. & Field, A. S. (2007). Diffusion tensor imaging of the brain. *Neurotherapeutics*, **4**, 316–329.

American Electroencephalographic Society. (1994). Guideline thirteen: guidelines for standard electrode position nomenclature. *Journal of Clinical Neurophysiology*, **11**, 111–113.

Armstrong, K. M. & Moore, T. (2007). Rapid enhancement of visual cortical response discriminability by microstimulation of the frontal eye field. *Proceedings of the National Academy of Sciences of the United States of America*, **104**, 9499–9504.

Aserinsky, E. & Kleitman, N. (1953). Regularly occurring periods of eye motility, and concomitant phenomena, during sleep. *Science*, **118**, 273–274.

Attwell, D. & Iadecola, C. (2002). The neural basis of functional brain imaging signals. *Trends in Neurosciences*, **25**, 621–625.

Attwell, D. & Laughlin, S. B. (2001). An energy budget for signaling in the grey matter of the brain. *Journal of Cerebral Blood Flow and Metabolism*, **21**, 1133–1145.

Bagozzi, R. P., Verbeke, W. J. M. I., Dietvorst, R. C., Belschak, F. D., Van Den Berg, W. E. & Rietdijk, W. J. R. (2013). Theory of mind and empathic explanations of Machiavellianism: a neuroscience perspective. *Journal of Management*, **39**, 1760–1798.

Bandettini, P. A. & Cox, R. W. (2000). Event-related fMRI contrast when using constant interstimulus interval: theory and experiment. *Magnetic Resonance in Medicine*, **43**, 540–548.

Barnea-Goraly, N., Kwon, H., Menon, V., Eliez, S., Lotspeich, L. & Reiss, A. L. (2004). White matter structure in autism: preliminary evidence from diffusion tensor imaging. *Biological Psychiatry*, **55**, 323–326.

Bartels, A. & Zeki, S. (2000). The neural basis of romantic love. *Neuroreport*, **11**, 3829–3834.

Başar, E. (2012). A review of alpha activity in integrative brain function: fundamental physiology, sensory coding, cognition and pathology. *International Journal of Psychophysiology*, **86**, 1–24.

Bates, E., Wilson, S. M., Saygin, A. P., et al. (2003). Voxel-based lesion-symptom mapping. *Nature Neuroscience*, **6**, 448–450.

Beckmann, C. F., Deluca, M., Devlin, J. T. & Smith, S. M. (2005). Investigations into resting-state connectivity using independent component analysis. *Philosophical Transactions of the Royal Society of London. Series B Biological Sciences*, **360**, 1001–1013.

Bennett, C. M., Miller, M. B. & Wolford, G. L. (2009). Neural correlates of interspecies perspective taking in the post-mortem Atlantic Salmon: an argument for multiple comparisons correction. *Neuroimage*, **47**, S125.

Bennett, C. M., Wolford, G. L. & Miller, M. B. (2009). The principled control of false positives in neuroimaging. *Social Cognitive and Affective Neuroscience*, **4**, 417–422.

Berger, H. (1929). Über das Elektrenkephalogramm des Menschen [On the human electroencephalogram]. *Archiv für Psychiatrie und Nervenkrankheiten*, **87**, 527–570.

Bernstein, M. A., King, K. F. & Zhou, X. J. (2004). *Handbook of MRI Pulse Sequences*. New York: Elsevier Academic Press.

Bertholdo, D., Watcharakorn, A. & Castillo, M. (2013). Brain proton magnetic resonance spectroscopy: introduction and overview. *Neuroimaging Clinics of North America*, **23**, 359–380.

Bickart, K. C., Wright, C. I., Dautoff, R. J., Dickerson, B. C. & Barrett, L. F. (2011). Amygdala volume and social network size in humans. *Nature Neuroscience*, **14**, 1217.

Bloch, F., Hansen, W. W. & Packard, M. (1946). Nuclear induction. *Physical Review*, **69**, 127.

Boets, B., Op de Beeck, H. P., Vandermosten, M., et al. (2013). Intact but less accessible phonetic representations in adults with dyslexia. *Science*, **342**, 1251–1254.

Borogovac, A. & Asllani, I. (2012). Arterial spin labeling (ASL) fMRI: advantages, theoretical constrains, and experimental challenges in neurosciences. *International Journal of Biomedical Imaging*, **2012**, Article ID 818456.

Box, G. E., Jenkins, G. M., Reinsel, G. C. & Ljung, G. M. (2015). *Time Series Analysis: Forecasting and Control*. New York: John Wiley & Sons.

Boynton, G. M., Engel, S. A., Glover, G. H. & Heeger, D. J. (1996). Linear systems analysis of functional magnetic resonance imaging in human V1. *Journal of Neuroscience*, **16**, 4207–4221.

Bracci, S. & Op de Beeck, H. (2016). Dissociations and associations between shape and category representations in the two visual pathways. *Journal of Neuroscience*, **36**, 432–444.

Bracci, S., Ritchie, J. B. & Op de Beeck, H. (2017). On the partnership between neural representations of object categories and visual features in the ventral visual pathway. *Neuropsychologia*, **105**, 153–164.

Brillinger, D. R. (2001). *Time Series: Data Analysis and Theory*. Philadelphia, PA: SIAM.

Brunelin, J., Poulet, E., Boeuve, C., Zeroug-Vial, H., D'Amato, T. & Saoud, M. (2007). Efficacy of repetitive transcranial magnetic stimulation (rTMS) in major depression: a review. [!n French.] *L'Encéphale*, **33**, 126–134.

Buckner, R. L. (1998). Event-related fMRI and the hemodynamic response. *Human Brain Mapping*, **6**, 373–377.

Buckner, R. L., Krienen, F. M. & Yeo, B. T. (2013). Opportunities and limitations of intrinsic functional connectivity MRI. *Nature Neuroscience*, **16**, 832–837.

Bullmore, E. & Sporns, O. (2009). Complex brain networks: graph theoretical analysis of structural and functional systems. *Nature Reviews Neuroscience*, **10**, 186–198.

Bulthe, J., De Smedt, B. & Op de Beeck, H. P. (2014). Format-dependent representations of symbolic and non-symbolic numbers in the human cortex as revealed by multi-voxel pattern analyses. *Neuroimage*, **87**, 311–322.

Bulthe, J., Van den Hurk, J., Daniels, N., De Smedt, B. & Op de Beeck, H. P. (2014). A validation of a multi-spatial scale method for multivariate pattern analysis. In *Pattern Recognition in Neuroimaging. International Workshop on Pattern Recognition in Neuroimaging*. Tubingen, Germany: IEEE.

Cacioppo, J. T., Tassinary, L. G. & Bertson, G. (2007). Psychophysiological science: interdisciplinary approaches to classic questions about the mind. In J. T. Cacioppo, G. Tassinary & G. Bertson (Eds.), *Handbook of Psychophysiology*. Cambridge: Cambridge University Press.

Cappelletti, M., Gessaroli, E., Hithersay, R., et al. (2013). Transfer of cognitive training across magnitude dimensions achieved with concurrent brain stimulation of the parietal lobe. *Journal of Neuroscience*, **33**, 14899–14907.

Carp, J. (2012). On the plurality of (methodological) worlds: estimating the analytic flexibility of FMRI experiments. *Frontiers in Neuroscience*, **6**, 149.

Carskadon, M. A. & Dement, W. C. (2011). Monitoring and staging human sleep. In H. Kryger, T. Roth & W. C. Dement (Eds.), *Principles and practice of sleep medicine*, 5th edn. (pp 16–26). St. Louis: Elsevier Saunders.

Catania, K. C. (2016). Leaping eels electrify threats, supporting Humboldt's account of a battle with horses. *Proceedings of the National Academy of Sciences of the United States of America*, **113**, 6979–6984.

Caton, R. (1875). Electrical currents of the brain. *The Journal of Nervous and Mental Disease*, **2**, 610.

Chalmers, D. J. (1996). *The Conscious Mind: In Search of a Fundamental Theory*. Oxford: Oxford University Press.

Champollion, J. F. (2009). *The Code-Breaker's Secret Diaries: Rediscovering Ancient Egypt*, London: Gibson Square Books. The original French manuscript was written around 1828. The translation to English was done by M. Rynja in 2009.

Churchland, P. (2007). *Neurophilosophy at Work*. Cambridge: Cambridge University Press. Churchland, P. S. & Sejnowski, T. J. (1988). Perspectives on cognitive neuroscience. *Science*, **242**, 741–745.

Cichy, R. M., Pantazis, D. & Oliva, A. (2014). Resolving human object recognition in space and time. *Nature Neuroscience*, **17**, 455–462.

Clark, V. P. & Hillyard, S. A. (1996). Spatial selective attention affects early extrastriate but not striate components of the visual evoked potential. *Journal of Cognitive Neuroscience*, **8**, 387–402.

Cohen, D. (1968). Magnetoencephalography: evidence of magnetic fields produced by alpha rhythm currents. *Science*, **161**, 784–786. (2004). Boston and the history of biomagnetism. *Neurology and Clinical Neurophysiology*, **114**, 1933–1266.

Cohen Kadosh, R., Soskic, S., Iuculano, T., Kanai, R. & Walsh, V. (2010). Modulating neuronal activity produces specific and long-lasting changes in numerical competence. *Current Biology*, **20**, 2016–2020.

Conway, B., Halliday, D., Farmer, S., et al. (1995). Synchronization between motor cortex and spinal motoneuronal pool during the performance of a maintained motor task in man. *The Journal of Physiology*, **489**, 917–924.

Cooley, J. W. & Tukey, J. W. (1965). An algorithm for the machine calculation of complex Fourier series. *Mathematics of Computation*, **19**, 297–301.

Cordes, D., Haughton, V. M., Arfanakis, K., et al. (2001). Frequencies contributing to functional connectivity in the cerebral cortex in "resting-state" data. *American Journal of Neuroradiology*, **22**, 1326–1333.

Corkin, S. (2002). What's new with the amnesic patient H.M.? *Nature Reviews Neuroscience*, **3**, 153–160.

Coutanche, M. N., Solomon, S. H. & Thompson-Schill, S. L. (2016). A meta-analysis of fMRI decoding: quantifying influences on human visual population codes. *Neuropsychologia*, **82**, 134–141.

Cox, D. D. & Savoy, R. L. (2003). Functional magnetic resonance imaging (fMRI) "brain reading": detecting and classifying distributed patterns of fMRI activity in human visual cortex. *Neuroimage*, **19**, 261–270.

Cox, R. W., Chen, G., Glen, D. R., Reynolds, R. C. & Taylor, P. A. (2017). fMRI clustering in AFNI: false-positive rates redux. *Brain Connectivity*, **7**, 152–171.

Craver, C. F. (2007). *Explaining the Brain: Mechanisms and the Mosaic Unity of Neuroscience*. New York: Oxford University Press.

Dale, A. M. & Buckner, R. L. (1997). Selective averaging of rapidly presented individual trials using fMRI. *Human Brain Mapping*, **5**, 329–340.

Damoiseaux, J. S. & Greicius, M. D. (2009). Greater than the sum of its parts: a review of studies combining structural connectivity and resting-state functional connectivity. *Brain Structure and Function*, **213**, 525–533. de-Wit, L., Alexander, D., Ekroll, V. & Wagemans, J. (2016). Is neuroimaging measuring information in the brain? *Psychonomic Bulletin & Review*, **23**, 1415–1428.

Deuschl, G., Schade-Brittinger, C., Krack, P., et al. & German Parkinson Study Group, Neurostimulation Section. (2006). A randomized trial of deep-brain stimulation for Parkinson's disease. *New England Journal of Medicine*, **355**, 896–908.

Deyoung, C. G., Hirsh, J. B., Shane, M. S., Papademetris, X., Rajeevan, N. & Gray, J. R. (2010). Testing predictions from personality neuroscience. Brain structure and the big five. *Psychological Science*, **21**, 820–828.

Di Martino, A., Yan, C. G., Li, Q., et al. (2014). The autism brain imaging data exchange: towards a large-scale evaluation of the intrinsic brain architecture in autism. *Molecular Psychiatry*, **19**, 659–667.

Diener, E. (2010). Neuroimaging: voodoo, new phrenology, or scientific breakthrough? Introduction to special section on fMRI. *Perspectives on Psychological Science*, **5**, 714–715.

Dobbs, D. (2005). Fact or phrenology? *Scientific American Mind*, **16**, 24–31. Donders, F. C. (1969). On speed of mental processes. *Acta Psychologica*, **30**, 412–431.

Dössel, O., David, B., Fuchs, M., Krüger, J., Kullmann, W. & Ludeke, K. (1991). A modular approach to multi-channel magnetometry. *Clinical Physics and Physiological Measurement*, **12**, 75.

Dubois, J., De Berker, A. O. & Tsao, D. Y. (2015). Single-unit recordings in the macaque face patch system reveal limitations of fMRI MVPA. *Journal of Neuroscience*, **35**, 2791–2802.

Dumoulin, S. O. & Wandell, B. A. (2008). Population receptive field estimates in human visual cortex. *Neuroimage*, **39**, 647–660.

Eklund, A., Nichols, T. E. & Knutsson, H. (2016). Cluster failure: why fMRI inferences for spatial extent have inflated false-positive rates. *Proceedings of the National Academy of Sciences of the United States of America*, **113**, 7900–7905.

Ellison-Wright, I. & Bullmore, E. (2009). Meta-analysis of diffusion tensor imaging studies in schizophrenia. *Schizophrenia Research*, **108**, 3–10.

Farah, M. J. (2014). Brain images, babies, and bathwater: critiquing critiques of functional neuroimaging. *Hastings Center Report,* Spec No, S19–S30.

Formisano, E., De Martino, F., Bonte, M. & Goebel, R. (2008). *"Who" is saying "what"?*
Brain-based decoding of human voice and speech. *Science*, **322**, 970–973.

Fornito, A., Zalesky, A. & Bullmore, E. T. (2016). *Fundamentals of Brain Network Analysis*. Amsterdam: Elsevier/ Academic Press.

Fotopoulou, A. (2012). Towards psychodynamic neuroscience. In A. Fotopoulou, D. Pfaff & M. A. Conway (Eds.), *From the Couch to the Lab: Trends in Psychodynamic Neuroscience*. Oxford: Oxford University Press.

Fox, M. D., Snyder, A. Z., Vincent, J. L., Corbetta, M., Van Essen, D. C. & Raichle, M. E. (2005). The human brain is intrinsically organized into dynamic, anticorrelated functional networks. *Proceedings of the National Academy of Sciences of the United States of America*, **102**, 9673–9678.

Fox, P. T., Miezin, F. M., Allman, J. M., Van Essen, D. C. & Raichle, M. E. (1987). Retinotopic organization of human visual cortex mapped with positron-emission tomography. *Journal of Neuroscience*, **7**, 913–922.

Fraga González, G., Van der Molen, M. J. W., Žarić, G., et al. (2016). Graph analysis of EEG resting state functional networks in dyslexic readers. *Clinical Neurophysiology*, **127**, 3165–3175.

Frangou, S., Chitins, X. & Williams, S. C. (2004). Mapping IQ and gray matter density in healthy young people. *Neuroimage*, **23**, 800–805.

Freeman, J., Brouwer, G. J., Heeger, D. J. & Merriam, E. P. (2011). Orientation decoding depends on maps, not columns. *Journal of Neuroscience*, **31**, 4792–4804.

Fries, P. (2009). Neuronal gamma-band synchronization as a fundamental process in cortical computation. *Annual Review of Neuroscience*, **32**, 209–224.

Fries, P., Reynolds, J. H., Rorie, A. E. & Desimone, R. (2001). Modulation of oscillatory neuronal synchronization by selective visual attention. *Science*, **291**, 1560–1563.

Friston, K., Stephan, K. M., Heather, J., et al. (1996). A multivariate analysis of evoked responses in EEG and MEG data. *Neuroimage*, **3**, 167–174.

Friston, K. J., Buechel, C., Fink, G. R., Morris, J., Rolls, E. & Dolan, R. J. (1997). Psychophysiological and modulatory interactions in neuroimaging. *Neuroimage*, **6**, 218–229.

Friston, K. J., Holmes, A. P., Poline, J. B., et al. (1995). Analysis of fMRI time-series revisited. *Neuroimage*, **2**, 45–53.

Friston, K. J., Holmes, A., Worsley, K. J., Poline, J. P., Frith, C. D. & Frackowiak, R. S. (1994). Statistical parametric maps in functional imaging: a general linear approach. *Human Brain Mapping*, **2**, 189–210.

Friston, K. J., Price, C. J., Fletcher, P., Moore, C., Frackowiak, R. S. J. & Dolan, R. J. (1996). The trouble with cognitive subtraction. *Neuroimage*, **4**, 97–104.

Friston, K. J., Rotshtein, P., Geng, J. J., Sterzer, P. & Henson, R. N. (2006). A critique of functional localisers. *Neuroimage*, **30**, 1077–1087.

Gabor, D. (1946). Theory of communication. Part 1: the analysis of information. *Journal of the Institution of Electrical Engineers – Part III: Radio and Communication Engineering*, **93**, 429–441.

Gandiga, P. C., Hummel, F. C. & Cohen, L. G. (2006). Transcranial DC stimulation (tDCS): A tool for double-blind sham-controlled clinical studies in brain stimulation. *Clinical Neurophysiology*, **117**, 845–850.

Gao, R. X. & Yan, R. (2010). *Wavelets: Theory and Applications for Manufacturing*. Berlin: Springer Science & Business Media.

Garrity, A. G., Pearlson, G. D., McKiernan, K., Lloyd, D., Kiehl, K. A. & Calhoun, V. D. (2007). Aberrant "default mode" functional connectivity in schizophrenia. *The American Journal of Psychiatry*, **164**, 450–457.

Gazzaniga, M. S. (1995). *The Cognitive Neurosciences*. Cambridge, MA: MIT Press.

Genovese, C. R., Lazar, N. A. & Nichols, T. (2002). Thresholding of statistical maps in functional neuroimaging using the false discovery rate. *Neuroimage*, **15**, 870–878.

Gervain, J., Mehler, J., Werker, J. F., et al. (2011). Near-infrared spectroscopy: a report from the McDonnell infant methodology consortium. *Developmental Cognitive Neuroscience* **1**, 22–46.

Gillebert, C. R. & Mantini, D. (2013). Functional connectivity in the normal and injured brain. *Neuroscientist*, **19**, 509–522.

Gitelman, D. R., Penny, W. D., Ashburner, J. & Friston, K. J. (2003). Modeling regional and psychophysiologic interactions in fMRI: the importance of hemodynamic deconvolution. *Neuroimage*, **19**, 200–207.

Glasser, M. F., Coalson, T. S., Robinson, E. C., et al. (2016). A multi-modal parcellation of human cerebral cortex. *Nature*, **536**, 171–178.

Gloor, P. (1969). Hans Berger on electroencephalography. *American Journal of EEG Technology*, **9**, 1–8.

Goesaert, E. & Op de Beeck, H. P. (2010). Continuous mapping of the cortical object vision pathway using traveling waves in object space. *Neuroimage*, **49**, 3248–3256.

Govindaraju, V., Young, K. & Maudsley, A. A. (2000). Proton NMR chemical shifts and coupling constants for brain metabolites. *NMR in Biomedicine*, **13**, 129–153.

Granger, C. W. (1969). Investigating causal relations by econometric models and cross-spectral methods. *Econometrica: Journal of the Econometric Society*, **37**, 424–438.

Greenberg, B. D., Malone, D. A., Friehs, G. M., et al. (2006). Three-year outcomes in deep brain stimulation for highly resistant obsessive-compulsive disorder. *Neuropsychopharmacology*, **31**, 2384–2393.

Greicius, M. D., Flores, B. H., Menon, V., ET AL. (2007). Resting-state functional connectivity in major depression: abnormally increased contributions from subgenual cingulate cortex and thalamus. *Biological Psychiatry*, **62**, 429–437.

Greve, D. N. (2011). An absolute beginner's guide to surface- and voxel-based morphometric analysis. *Proceedings of the International Society of Magnetic Resonance in Medicine*, **19**.

Grill-Spector, K. & Malach, R. (2001). fMR-adaptation: a tool for studying the functional properties of human cortical neurons. *Acta Psychologica*, **107**, 293–321.

Grinvald, A. & Hildesheim, R. (2004). VSDI: a new era in functional imaging of cortical dynamics. *Nature Reviews Neuroscience*, **5**, 874–885.

Groppa, S., Oliviero, A., Eisen, A., et al. (2012). A practical guide to diagnostic transcranial magnetic stimulation: report of an IFCN committee. *Clinical Neurophysiology*, **123**, 858–882.

Gross, J., Baillet, S., Barnes, G. R., et al. (2013). Good practice for conducting and reporting MEG research. *Neuroimage*, **65**, 349–363.

Grützner, C., Wibral, M., Sun, L., et al. (2013). Deficits in high- (>60 Hz) gamma-band oscillations during visual processing in schizophrenia. *Frontiers in Human Neuroscience*, **7**.

Hamalainen, M. S. & Ilmoniemi, R. J. (1994). Interpreting magnetic-fields of the brain – Minimum norm estimates. *Medical & Biological Engineering & Computing*, **32**, 35–42.

Hampson, M., Driesen, N., Roth, J. K., Gore, J. C. & Constable, R. T. (2010). Functional connectivity between task-positive and task-negative brain areas and its relation to working memory performance. *Magnetic Resonance Imaging*, **28**, 1051–1057.

Hansen, P. C., Kringelbach, M. L. & Salmelin, R. (2010). *MEG: An Introduction to Methods*. New York: Oxford University Press.

Haxby, J. V., Ishai, I. I., Chao, L. L., Ungerleider, L. G. & Martin, I. I. (2000). Object-form topology in the ventral temporal lobe. Response to I. Gauthier (2000). *Trends in Cognitive Sciences*, **4**, 3–4.

Haynes, J. D. & Rees, G. (2005). Predicting the orientation of invisible stimuli from activity in human primary visual cortex. *Nature Neuroscience*, **8**, 686–691. (2006). Decoding mental states from brain activity in humans. *Nature Reviews Neuroscience*, **7**, 523–534.

Herwig, U., Satrapi, P. & Schönfeldt-Lecuona, C. (2003). Using the international 10–20 EEG system for positioning of transcranial magnetic stimulation. *Brain Topography*, **16**, 95–99.

Hillebrand, A. & Barnes, G. (2002). A quantitative assessment of the sensitivity of whole-head MEG to activity in the adult human cortex. *Neuroimage*, **16**, 638–650.

Hillyard, S. A. & Anllo-Vento, L. (1998). Event-related brain potentials in the study of visual selective attention. *Proceedings of the National Academy of Sciences*, **95**, 781–787.

Hillyard, S. A., Hink, R. F., Schwent, V. L. & Picton, T. W. (1973). Electrical signs of selective attention in the human brain. *Science*, **182**, 177–180.

Hinojosa-Rodriguez, M., Harmony, T., Carrillo-Prado, C., et al. (2017). Clinical neuroimaging in the preterm infant: diagnosis and prognosis. *Neuroimage Clinical*, **16**, 355–368.

Hubbard, B. B. (1996). *The World According to Wavelets: The Story of a Mathematical Technique in the Making*. Natick, MA: A. K. Peters, Ltd.

Huettel, S. A., Song, A. W. & McCarthy, G. (Eds.). (2004). *Functional Magnetic Resonance Imaging*. Sunderland, MA: Sinauer Associates.

Humboldt, A. V. (2007). *Jaguars and Electric Eels*, trans. J. Wilson. London: Penguin.

Hyvarinen, A. (1999). Fast ICA for noisy data using Gaussian moments. *Proceedings of the 1999 IEEE International Symposium on IEEE*, 57–61.

ICNIRP. (2010). Guidelines for limiting exposure to time-varying electric and magnetic fields (1 Hz to 100 kHz). *Health Physics*, **99**, 818–836.
(2004). ICNIRP statement on medical magnetic resonance (MR) procedures: protection of patients. *Health Physics*, **87**, 197–216.

Inanaga, K. (1998). Frontal midline theta rhythm and mental activity. *Psychiatry and Clinical Neurosciences*, **52**, 555–566.

Issa, E. B., Papanastassiou, A. M. & Dicarlo, J. J. (2013). Large-scale, high-resolution neurophysiological maps underlying FMRI of macaque temporal lobe. *The Journal of Neuroscience*, **33**, 15207–15219.

Jasper, H. H. (1958). Report of the Committee on Methods of Clinical Examination in Electroencephalography. *Electroencephalography and Clinical Neurophysiology*, **10**, 370–371.

Jensen, A. R. (2006). *Clocking the Mind: Mental Chronometry and Individual Differences*. Amsterdam: Elsevier.

Joel, D., Berman, Z., Tavor, I., et al. (2015). Sex beyond the genitalia: the human brain mosaic. *Proceedings of the National Academy of Sciences of the United States of America*, **112**, 15468–15473.

Johnson, K. A., Minoshima, S., Bohnen, N. I., et al. (2013). Appropriate use criteria for amyloid PET: a report of the Amyloid Imaging Task Force, the Society of Nuclear Medicine and Molecular Imaging, and the Alzheimer's Association. *Journal of Nuclear Medicine*, **54**, 476–490.

Jung, T.-P., Makeig, S., Humphries, C., et al. (2000). Removing electroencephalographic artifacts by blind source separation. *Psychophysiology*, **37**, 163–178.

Jutten, C. & Herault, J. (1991). Blind separation of sources, part I: an adaptive algorithm based on neuromimetic architecture. *Signal Processing*, **24**, 1–10.

Kajikawa, Y. & Schroeder, C. E. (2011). How local is the local field potential? *Neuron*, **72**, 847–858.

Kamitani, Y. & Tong, F. (2005). Decoding the visual and subjective contents of the human brain. *Nature Neuroscience*, **8**, 679–685.

Kanai, R., Bahrami, B., Roylance, R. & Rees, G. (2012). Online social network size is reflected in human brain structure. *Proceedings of the Royal Society B-Biological Sciences*, **279**, 1327–1334.

Kanai, R. & Rees, G. (2011). The structural basis of inter-individual differences in human behaviour and cognition. *Nature Reviews Neuroscience*, **12**, 231–242.

Kanal, E., Barkovich, A. J., Bell, C., et al. & ACR Blue Ribbon Panel on MR Safety. (2007). ACR guidance document for safe MR practices: 2007. *American Journal of Roentgenology*, **188**, 1447–1474.

Kanwisher, N., McDermott, J. & Chun, M. M. (1997). The fusiform face area: a module in human extrastriate cortex specialized for face perception. *Journal of Neuroscience*, **17**, 4302–4311.

Kanwisher, N., Woods, R. P., Iacoboni, M. & Mazziotta, J. C. (1997). A locus in human extrastriate cortex for visual shape analysis. *Journal of Cognitive Neuroscience*, **9**, 133–142.

Kappenman, E. S. & Luck, S. J. (2010). The effects of electrode impedance on data quality and statistical significance in ERP recordings. *Psychophysiology*, **47**, 888–904.

Kassraian-Fard, P., Matthis, C., Balsters, J. H., Maathuis, M. H. & Wenderoth, N. (2016). Promises, pitfalls, and basic guidelines for applying machine learning classifiers to psychiatric imaging data, with autism as an example. *Frontiers in Psychiatry*, **7**, 177.

Kay, K. N., Naselaris, T., Prenger, R. J. & Gallant, J. L. (2008). Identifying natural images from human brain activity. *Nature*, **452**, 352–355.

Kellaway, P. & Crawley, J. (1964). A primer of electroencephalography of infants. Sections I and II. In P. Kellaway (Ed.), *Methodology and Criteria of Normality*, 3rd edn. Houston, TX: Baylor University College of Medicine.

Kessler, K. & Muckli, L. (2011). Reading others' minds by measuring their brains: fascinating and challenging for science, but ready for use in court? *Cortex*, **47**, 1240–1242.

Khaligh-Razavi, S. M. & Kriegeskorte, N. (2014). Deep supervised, but not unsupervised, models may explain IT cortical representation. *PLOS Computational Biology*, **10**, e1003915.

Kidwell, C. S., Chalela, J. A., Saver, J. L., et al. (2004). Comparison of MRI and CT for detection of acute intracerebral hemorrhage. *JAMA*, **292**, 1823–1830.

Kim, D.-H., Lu, N., Ma, R., et al. (2011). Epidermal electronics. *Science*, **333**, 838–843.

Kolossa, A. & Kopp, B. (2018). Data quality over data quantity in computational cognitive neuroscience. *Neuroimage*, **172**, 775–785.

Kolster, H., Peeters, R. & Orban, G. A. (2010). The Retinotopic Organization of the Human Middle Temporal Area MT/V5 and Its Cortical Neighbors. *Journal of Neuroscience*, **30**, 9801–9820.

Korhonen, O., Palva, S. & Palva, J. M. (2014). Sparse weightings for collapsing inverse solutions to cortical parcellations optimize MEG/EEG source reconstruction accuracy. *Journal of Neuroscience Methods*, **226**, 147–160.

Kosslyn, S. M. (1999). If neuroimaging is the answer, what is the question? *Philosophical Transactions of the Royal Society of London. Series BBiological Sciences*, **354**, 1283–1294.

Kotchoubey, B., Lang, S., Bostanov, V. & Birbaumer, N. (2002). Is there a mind? Electrophysiology of unconscious patients. *Physiology*, **17**, 38–42.

Krekelberg, B., Boynton, G. M. & Van Wezel, R. J. (2006). Adaptation: from single cells to BOLD signals. *Trends in Neurosciences*, **29**, 250–256.

Kriegeskorte, N., Goebel, R. & Bandettini, P. (2006). Information-based functional brain mapping. *Proceedings of the National Academy of Sciences of the United States of America*, **103**, 3863–3868.

Kriegeskorte, N., Mur, M. & Bandettini, P. (2008). Representational similarity analysis – Connecting the branches of systems neuroscience. *Frontiers in Systems Neuroscience*, **2**, 4.

Kriegeskorte, N., Mur, M., Ruff, D. A., et al. (2008). Matching categorical object representations in inferior temporal cortex of man and monkey. *Neuron*, **60**, 1126–1141.

Kriegeskorte, N., Simmons, W. K., Bellgowan, P. S. & Baker, C. I. (2009). Circular analysis in systems neuroscience: the dangers of double dipping. *Nature Neuroscience*, **12**, 535–540.

Krizhevsky, A., Sutskever, L. & Hinton, G. (2012). ImageNet classification with deep convolutional neural networks. *Advances in Neural Information Processing Systems*, **25**, 1090–1098.

Kubilius, J., Bracci, S. & Op de Beeck, H. P. (2016). Deep neural networks as a computational model for human shape sensitivity. *PLOS Computational Biology*, **12**, e1004896.

Kubilius, J., Wagemans, J. & Op de Beeck, H. P. (2011). Emergence of perceptual gestalts in the human visual cortex: the case of the configural-superiority effect. *Psychological Science*, **22**, 1296–1303.

Lachaux, J.-P., Rodriguez, E., Martinerie, J. & Varela, F. J. (1999). Measuring phase synchrony in brain signals. *Human Brain Mapping*, **8**, 194–208.

Le Van Quyen, M., Foucher, J., Lachaux, J.-P., et al. (2001). Comparison of Hilbert transform and wavelet methods for the analysis of neuronal synchrony. *Journal of Neuroscience Methods*, **111**, 83–98.

Lebby, P. C. (2013). *Brain Imaging: A Guide for Clinicians*. Oxford: Oxford University Press.

Lecun, Y., Bengio, Y. & Hinton, G. (2015). Deep learning. *Nature*, **521**, 436–444.

Lee, J. E., Bigler, E. D., Alexander, A. L., et al. (2007). Diffusion tensor imaging of white matter in the superior temporal gyrus and temporal stem in autism. *Neuroscience Letters*, **424**, 127–132.

Lee, J. H., Durand, R., Gradinaru, V., et al. (2010). Global and local fMRI signals driven by neurons defined optogenetically by type and wiring. *Nature*, **465**, 788–792.

Lee, W., Kim, H. C., Jung, Y., et al. (2016). Transcranial focused ultrasound stimulation of human primary visual cortex. *Scientific Reports*, **6**, Article ID 34026.

Legon, W., Sato, T. F., Opitz, A., et al. (2014). Transcranial focused ultrasound modulates the activity of primary somatosensory cortex in humans. *Nature Neuroscience*, **17**, 322–329.

Liao, Y., Huang, X., Wu, Q., et al. (2013). Is depression a disconnection syndrome? Meta-analysis of diffusion tensor imaging studies in patients with MDD. *Journal of Psychiatry & Neuroscience*, **38**, 49–56.

Lieberman, M. D. & Cunningham, W. A. (2009). Type I and Type II error concerns in fMRI research: re-balancing the scale. *Social Cognitive and Affective Neuroscience*, **4**, 423–428.

Lipton, R. B., Dodick, D. W., Silberstein, S. D., et al. (2010). Single-pulse transcranial magnetic stimulation for acute treatment of migraine with aura: a randomised, double-blind, parallel-group, sham-controlled trial. *Lancet Neurology*, **9**, 373–380.

Liu, S., Cai, W., Liu, S., et al. (2015). Multimodal neuroimaging computing: a review of the applications in neuropsychiatric disorders. *Brain Informatics*, **2**, 167–180.

Liu, S., Liu, S., Cai, W., et al. & ADNI. (2015). Multimodal neuroimaging feature learning for multiclass diagnosis of Alzheimer's disease. *IEEE Transactions on Biomedical Engineering*, **62**, 1132–1140.

Logothetis, N. K., Pauls, J., Augath, M., Trinath, T. & Oeltermann, A. (2001). Neurophysiological investigation of the basis of the fMRI signal. *Nature*, **412**, 150–157.

Lopes Da Silva, F. & Storm Van Leeuwen, W. (1977). The cortical source of the alpha rhythm. *Neuroscience Letters*, **6**, 237–241.

Makeig, S., Bell, A. J., Jung, T.-P. & Sejnowski, T. J. (1996). Independent component analysis of electroencephalographic data. *Advances in Neural Information Processing Systems*, 145–151.

Makeig, S., Debener, S., Onton, J. & Delorme, A. (2004). Mining event-related brain dynamics. *Trends in Cognitive Sciences*, **8**, 204–210.

Makeig, S. & Inlow, M. (1993). Lapse in alertness: coherence of fluctuations in performance and EEG spectrum. *Electroencephalography and Clinical Neurophysiology*, **86**, 23–35.

Makeig, S., Westerfield, M., Jung, T.-P., et al. (2002). Dynamic brain sources of visual evoked responses. *Science*, **295**, 690–694.

Malach, R., Reppas, J. B., Benson, R. R., et al. (1995). Object-related activity revealed by functional magnetic resonance imaging in human occipital cortex. *Proceedings of the National Academy of Sciences of the United States of America*, **92**, 8135–8139.

Malmivuo, J. (2012). Comparison of the properties of EEG and MEG in detecting the electric activity of the brain. *Brain Topography*, **25**, 1–19.

Mayberg, H. S., Lozano, A. M., Voon, V., et al. (2005). Deep brain stimulation for treatment-resistant depression. *Neuron*, **45**, 651–660.

Meeren, H. K., Hadjikhani, N., Ahlfors, S. P., Hämäläinen, M. S. & De Gelder, B. (2008). Early category-specific cortical activation revealed by visual stimulus inversion. *PLoS One*, **3**, e3503.

Meindl, T., Teipel, S., Elmouden, R., et al. (2010). Test-retest reproducibility of the default-mode network in healthy individuals. *Human Brain Mapping*, **31**, 237–246.

Meyer, B. U., Kloten, H., Britton, T. C. & Benecke, R. (1990). Technical approaches to hemisphere-selective transcranial magnetic brain stimulation. *Electromyography and Clinical Neurophysiology*, **30**, 311–318.

Mikl, M., Marecek, R., Hlustik, P., et al. (2008). Effects of spatial smoothing on fMRI group inferences. *Magnetic Resonance Imaging*, **26**, 490–503.

Millett, D. (2001). Hans Berger: from psychic energy to the EEG. *Perspectives in Biology and Medicine*, **44**, 522–542.

Miyapuram, K. (2008). *Introduction to fMRI: experimental design and data analysis*. Chapter from an unpublished Ph.D. thesis, University of Cambridge.

Monti, M. M. (2011). Statistical analysis of fMRI time-series: a critical review of the GLM approach. *Frontiers in Human Neuroscience*, **5**, 28.

Morgan, S., Hansen, J. & Hillyard, S. (1996). Selective attention to stimulus location modulates the steady-state visual evoked potential. *Proceedings of the National Academy of Sciences*, **93**, 4770–4774.

Mosconi, L., Tsui, W. H., Herholz, K., et al. (2008). Multicenter standardized 18F-FDG PET diagnosis of mild cognitive impairment, Alzheimer's disease, and other dementias. *The Journal of Nuclear Medicine*, **49**, 390–398.

Mountcastle, V. B. (1997). The columnar organization of the neocortex. *Brain*, **120** (Pt 4), 701–722.

Mukamel, R., Harel, M., Hendler, T. & Malach, R. (2004). Enhanced temporal non- linearities in human object-related occipito-temporal cortex. *Cerebral Cortex*, **14**, 575–585.

Mur, M., Bandettini, P. A. & Kriegeskorte, N. 2009. Revealing representational content with pattern-information fMRI – an introductory guide. *Social Cognitive and Affective Neuroscience*, **4**, 101–109.

Näätänen, R., Gaillard, A. W. & Mäntysalo, S. (1978). Early selective-attention effect on evoked potential reinterpreted. *Acta Psychologica*, **42**, 313–329.

Narasimhan, P. T. & Jacobs, R. E. (2002). Neuroanatomical micromagnetic resonance imaging. In A. W. Toga & J. C. Mazziotta (Eds.), *Brain Mapping: The Methods*. New York: Elsevier.

Naseer, N. & Hong, K. S. (2015). fNIRS-based brain-computer interfaces: a review. *Frontiers in Human Neuroscience*, **9**, 3.

Nichols, T. E. & Holmes, A. P. (2002). Nonparametric permutation tests for functional neuroimaging: a primer with examples. *Human Brain Mapping*, **15**, 1–25.

Nikouline, V. V., Linkenkaer-Hansen, K., Huttunen, J. & Ilmoniemi, R. J. (2001). Interhemispheric phase synchrony and amplitude correlation of spontaneous beta oscillations in human subjects: a magnetoencephalographic study. *Neuroreport*, **12**, 2487–2491.

Nitsche, M. A., Cohen, L. G., Wassermann, E. M., et al. (2008). Transcranial direct current stimulation: state of the art 2008. *Brain Stimulation*, **1**, 206–223.

Nunez, P. L. (1977). The dipole layer as a model for scalp potentials. *T.-I.-T. Journal of Life Sciences*, **7**, 65–72.

Ogawa, S., Lee, T. M., Kay, A. R. & Tank, D. W. (1990). Brain magnetic resonance imaging with contrast dependent on blood oxygenation. *Proceedings of the National Academy of Sciences of the United States of America*, **87**, 9868–9872.

Oosterhof, N. N., Connolly, A. C. & Haxby, J. V. (2016). CoSMoMVPA: multi-modal multivariate pattern analysis of neuroimaging data in MATLAB/GNU Octave. *Frontiers in Neuroinformatics*, **10**, 27.

Op de Beeck, H. P. (2010). Against hyperacuity in brain reading: spatial smoothing does not hurt multivariate fMRI analyses? *Neuroimage*, **49**, 1943–1948.

Op de Beeck, H. P., Torfs, K. & Wagemans, J. (2008). Perceived shape similarity among unfamiliar objects and the organization of the human object vision pathway. *Journal of Neuroscience*, **28**, 10111–10123.

Op de Beeck, H. P., Vermaercke, B., Woolley, D. G. & Wenderoth, N. (2013). Combinatorial brain decoding of people's whereabouts during visuospatial navigation. *Frontiers in Neuroscience*, **7**, 78.

Osborn, A. G., Salzman, K. L. & Jhaveri, M. D. (2016). *Diagnostic Imaging: Brain, 3rd edn*. Amsterdam: Elsevier.

Owen, A. M., Coleman, M. R., Boly, M., Davis, M. H., Laureys, S. & Pickard, J. D. (2006). Detecting awareness in the vegetative state. *Science*, **313**, 1402–1403.

Parens, E. & Johnston, J. (2014). Neuroimaging: beginning to appreciate its complexities. *Hastings Center Report*, **44**, S2–S7.

Parkes, L. M., Schwarzbach, J. V., Bouts, A. A., et al. (2005). Quantifying the spatial resolution of the gradient echo and spin echo BOLD response at 3 tesla. *Magnetic Resonance in Medicine*, **54**, 1465–1472.

Parvizi, J., Jacques, C., Foster, B. L., et al. (2012). Electrical stimulation of human fusiform face-selective regions distorts face perception. *Journal of Neuroscience*, **32**, 14915–14920.

Pascual-Leone, A., Walsh, V. & Rothwell, J. (2000). Transcranial magnetic stimulation in cognitive neuroscience – virtual lesion, chronometry, and functional connectivity. *Current Opinion in Neurobiology*, **10**, 232–237.

Perera, T., George, M. S., Grammer, G., Janicak, P. G., Pascual-Leone, A. & Wirecki, T. S. (2016). The Clinical TMS Society consensus review and treatment recommendations for TMS therapy for major depressive disorder. *Brain Stimulation*, **9**, 336–346.

Perlaki, G., Orsi, G., Plozer, E., et al. (2014). Are there any gender differences in the hippocampus volume after head-size correction? A volumetric and voxel-based morphometric study. *Neuroscience Letters*, **570**, 119–123.

Pfurtscheller, G. & Da Silva, F. L. (1999). Event-related EEG/MEG synchronization and desynchronization: basic principles. *Clinical Neurophysiology*, **110**, 1842–1857.

Pfurtscheller, G., Stancak, A. & Neuper, C. (1996). Post-movement beta synchronization. A correlate of an idling motor area? *Electroencephalography and Clinical Neurophysiology*, **98**, 281–293.

Picton, T. W., Van Roon, P., Armilio, M. L., Berg, P., Ille, N. & Scherg, M. (2000). The correction of ocular artifacts: a topographic perspective. *Clinical Neurophysiology*, **111**, 53–65.

Pitcher, D., Duchaine, B., Walsh, V., Yovel, G. & Kanwisher, N. (2011). The role of lateral occipital face and object areas in the face inversion effect. *Neuropsychologia*, **49**, 3448–3458.

Pitcher, D., Garrido, L., Walsh, V. & Duchaine, B. C. (2008). Transcranial magnetic stimulation disrupts the perception and embodiment of facial expressions. *Journal of Neuroscience*, **28**, 8929–8933.

Pitcher, D., Goldhaber, T., Duchaine, B., Walsh, V. & Kanwisher, N. (2012). Two critical and functionally distinct stages of face and body perception. *Journal of Neuroscience*, **32**, 15877–15885.

Poghosyan, V. & Ioannides, A. A. (2008). Attention modulates earliest responses in the primary auditory and visual cortices. *Neuron*, **58**, 802–813.

Poldrack, R. A. (2006). Can cognitive processes be inferred from neuroimaging data? *Trends in Cognitive Sciences*, **10**, 59–63. (2007). Region of interest analysis for fMRI. *Social Cognitive and Affective Neuroscience*, **2**, 67–70.

Poldrack, R. A., Baker, C. I., Durnez, J., et al. (2017). Scanning the horizon: towards transparent and reproducible neuroimaging research. *Nature Reviews Neuroscience*, **18**, 115–126.

Poldrack, R. A., Mumford, J. & Nichols, T. E. (2011). *Handbook of Functional MRI Data Analysis*. Cambridge: Cambridge University Press.

Posner, M. I. (2005). Timing the brain: mental chronometry as a tool in neuroscience. *Plos Biology*, **3**, 204–206.

Posner, M. I. & Raichle, M. E. (1994). *Images of Mind*. New York: Scientific American Books.

Power, J. D., Barnes, K. A., Snyder, A. Z., Schlaggar, B. L. & Petersen, S. E. (2012). Spurious but systematic correlations in functional connectivity MRI networks arise from subject motion. *Neuroimage*, **59**, 2142–2154.

Pratte, M. S., Sy, J. L., Swisher, J. D. & Tong, F. (2016). Radial bias is not necessary for orientation decoding. *Neuroimage*, **127**, 23–33.

Pravdich-Neminsky, V. V. (1913). Ein Versuch der Registrierung der Elektrischen Gehirnerscheinungen. *Zbl Physiol*, **27**, 951–960.

Purcell, E. M., Torrey, H. C. & Pound, R. V. (1946). Resonance absorption by nuclear magnetic moments in a solid. *Physical Review*, **69**, 37–38.

Puts, N. A. & Edden, R. A. (2012). In vivo magnetic resonance spectroscopy of GABA: a methodological review. *Progress in Nuclear Magnetic Resonance Spectroscopy*, **60**, 29–41.

Quiroga, R. Q., Reddy, L., Kreiman, G., Koch, C. & Fried, I. (2005). Invariant visual representation by single neurons in the human brain. *Nature*, **435**, 1102–1107.

Raghavachari, S., Kahana, M. J., Rizzuto, D. S., et al. (2001). Gating of human theta oscillations by a working memory task. *Journal of Neuroscience*, **21**, 3175–3183.

Raichle, M. E. (2000). A brief history of human functional brain mapping. In A. W. Toga & J. C. Mazziotta (Eds.), *Brain Mapping: The Systems*. New York: Academic Press.

Raichle, M. E. & Snyder, A. Z. (2007). A default mode of brain function: a brief history of an evolving idea. *Neuroimage*, **37**, 1083–1090.

Ray, S., Crone, N. E., Niebur, E., Franaszczuk, P. J. & Hsiao, S. S. (2008). Neural correlates of high-gamma oscillations (60–200 Hz) in macaque local field potentials and their potential implications in electrocorticography. *Journal of Neuroscience*, **28**, 11526–11536.

Rezayat, E. & Toostani, I. G. (2016). A review on brain stimulation using low intensity focused ultrasound. *Basic and Clinical Neuroscience*, **7**, 187–194.

Ridding, M. C. & Rothwell, J. C. (2007). Is there a future for therapeutic use of transcranial magnetic stimulation? *Nature Reviews Neuroscience*, **8**, 559–567.

Rissman, J., Gazzaley, A. & D'Esposito, M. (2004). Measuring functional connectivity during distinct stages of a cognitive task. *Neuroimage*, **23**, 752–763.

Rohde, G. K., Barnett, A. S., Basser, P. J., Marenco, S. & Pierpaoli, C. (2004). Comprehensive approach for correction of motion and distortion in diffusion- weighted MRI. *Magnetic Resonance in Medicine*, **51**, 103–114.

Rosanova, M., Gosseries, O., Casarotto, S., et al. (2012). Recovery of cortical effective connectivity and recovery of consciousness in vegetative patients. *Brain*, **135**, 1308–1320.

Rosenblatt, J. D. (2016). Multivariate revisit to "sex beyond the genitalia." *Proceedings of the National Academy of Sciences of the United States of America*, **113**, E1966–E1967.

Rossi, S., Hallett, M., Rossini, P. M., Pascual-Leone, A. & Safety of TMS Consensus Group. (2009). Safety, ethical considerations, and application guidelines for the use of transcranial magnetic stimulation in clinical practice and research. *Clinical Neurophysiology*, **120**, 2008–2039.

Roy, C. S. & Sherrington, C. S. (1890.) On the regulation of the blood-supply of the brain. *The Journal of Physiology*, **11**, 85–158.

Sadeh, B., Podlipsky, I., Zhdanov, A. & Yovel, G. (2010). Event-related potential and functional MRI measures of face-selectivity are highly correlated: a simultaneous ERP-fMRI investigation. *Human Brain Mapping*, **31**, 1490–1501.

Sadeh, B., Zhdanov, A., Podlipsky, I., Hendler, T. & Yovel, G. (2008). The validity of the face-selective ERP N170 component during simultaneous recording with functional MRI. *Neuroimage*, **42**, 778–786.

Salmelin, R. (2010). Multi-dipole modeling in MEG. In P. C. Hansen, M. L. Kringelbach & R. SALMELIN (Eds.), *MEG: An Introduction to Methods*. New York: Oxford University Press

Salvo, P., Raedt, R., Carrette, E., Schaubroeck, D., Vanfleteren, J. & Cardon, L. (2012). A 3D printed dry electrode for ECG/EEG recording. *Sensors and Actuators A: Physical*, **174**, 96–102.

Santens, S., Roggeman, C., Fias, W. & Verguts, T. (2010). Number processing pathways in human parietal cortex. *Cerebral Cortex*, **20**, 77–88.

Sawamura, H., Orban, G. A. & Vogels, R. (2006). Selectivity of neuronal adaptation does not match response selectivity: a single-cell study of the FMRI adaptation paradigm. *Neuron*, **49**, 307–318.

Saxe, R., Brett, M. & Kanwisher, N. (2006). Divide and conquer: a defense of functional localizers. *Neuroimage*, **30**, 1088–1096; discussion 1097–1099.

Schick, F. (2005). Whole-body MRI at high field: technical limits and clinical potential. *European Radiology*, **15**, 946–959.

Sengupta, B., Stemmler, M. B. & Friston, K. J. (2013). Information and efficiency in the nervous system – A synthesis. *PLOS Computational Biology*, **9**, e1003157.

Shallice, T. (1988). *From Neuropsychology to Mental Structure*. Cambridge: Cambridge University Press.

Shine, J. M., Koyejo, O. & Poldrack, R. A. (2016). Temporal metastases are associated with differential patterns of time-resolved connectivity, network topology, and attention. *Proceedings of the National Academy of Sciences of the United States of America*, **113**, 9888–9891.

Shmuel, A. & Leopold, D. A. (2008). Neuronal correlates of spontaneous fluctuations in fMRI signals in monkey visual cortex: implications for functional connectivity at rest. *Human Brain Mapping*, **29**, 751–761.

Shmuel, A., Yacoub, E., Chaimow, D., Logothetis, N. K. & Ugurbil, K. (2007). Spatio- temporal point-spread function of fMRI signal in human gray matter at 7 tesla. *Neuroimage*, **35**, 539–552.

Shmuel, A., Yacoub, E., Pfeuffer, J., et al (2002). Sustained negative BOLD, blood flow and oxygen consumption response and its coupling to the positive response in the human brain. *Neuron*, **36**, 1195–1210.

Shulman, R. G., Rothman, D. L., Behar, K. L. & Hyder, F. (2004). Energetic basis of brain activity: implications for neuroimaging. *Trends in Neurosciences*, **27**, 489–495.

Sitaram, R., Ros, T., Stoeckel, L., et al. (2017). Closed-loop brain training: the science of neurofeedback. *Nature Reviews Neuroscience*, **18**, 86–100.

Slotnick, S. D. (2017). Cluster success: fMRI inferences for spatial extent have acceptable false-positive rates. *Cognitive Neuroscience*, **8**, 150–155.

Snowball, A., Tachtsidis, I., Popescu, T., et al. (2013). Long-term enhancement of brain function and cognition using cognitive training and brain stimulation. *Current Biology*, **23**, 987–992.

Soares, J. M., Marques, P., Alves, V. & Sousa, N. (2013). A hitchhiker's guide to diffusion tensor imaging. *Frontiers in Neuroscience*, **7**, 31.

Sommer, I. E. C., Aleman, A., Bouma, A. & Kahn, R. S. (2004). Do women really have more bilateral language representation than men? A meta-analysis of functional imaging studies. *Brain*, **127**, 1845–1852.

Song, S. K., Sun, S. W., Ramsbottom, M. J., Chang, C., Russell, J. & Cross, A. H. (2002). Dysmyelination revealed through MRI as increased radial (but unchanged axial) diffusion of water. *Neuroimage*, **17**, 1429–1436.

Stagg, C. J., Bachtiar, V. & Johansen-Berg, H. (2011). What are we measuring with GABA magnetic resonance spectroscopy? *Communicative & Integrative Biology*, **4**, 573–575.

Stagg, C. J. & Rothman, D. (2014). *Magnetic Resonance Spectroscopy: Tools for Neuroscience Research and Emerging Clinical Applications*. Amsterdam: Elsevier.

Steeves, J. K., Culham, J. C., Duchaine, B. C., et al. (2006). The fusiform face area is not sufficient for face recognition: evidence from a patient with dense prosopagnosia and no occipital face area. *Neuropsychologia*, **44**, 594–609.

Steriade, M. (1997). Synchronized activities of coupled oscillators in the cerebral cortex and thalamus at different levels of vigilance. *Cerebral Cortex*, **7**, 583–604.

Stokes, P. A. & Purdon, P. L. (2017). A study of problems encountered in Granger causality analysis from a neuroscience perspective. *Proceedings of the National Academy of Sciences*, **114**, E7063–E7072.

Summerfield, C., Trittschuh, E. H., Monti, J. M., Mesulam, M. M. & Egner, T. (2008). Neural repetition suppression reflects fulfilled perceptual expectations. *Nature Neuroscience*, **11**, 1004–1006.

Sumner, P., Vivian-Griffiths, S., Boivin, J., et al. (2014). The association between exaggeration in health related science news and academic press releases: retrospective observational study. *BMJ*, **349**, 7015.

Sutton, S., Braren, M., Zubin, J. & John, E. (1965). Evoked-potential correlates of stimulus uncertainty. *Science*, **150**, 1187–1188.

Talairach, J. & Tournoux, P. (1988). *Co-planar Stereotaxic Atlas of the Human Brain: 3-Dimensional Proportional System; An Approach to Medical Cerebral Imaging*. Stuttgart: Thieme Medical Publishers.

Tallgren, P., Vanhatalo, S., Kaila, K. & Voipio, J. (2005). Evaluation of commercially available electrodes and gels for recording of slow EEG potentials. *Clinical Neurophysiology*, **116**, 799–806.

Tallon-Baudry, C. & Bertrand, O. (1999). Oscillatory gamma activity in humans and its role in object representation. *Trends in Cognitive Sciences*, **3**, 151–162.

Tallon-Baudry, C., Bertrand, O., Delpuech, C. & Pernier, J. (1996). Stimulus specificity of phase-locked and non-phase-locked 40 Hz visual responses in human. *Journal of Neuroscience*, **16**, 4240–4249.

Tanaka, K. 2003. Columns for complex visual object features in the inferotemporal cortex: clustering of cells with similar but slightly different stimulus selectivities. *Cerebral Cortex*, **13**, 90–99.

Tanner, D., Morgan-Short, K. & Luck, S. J. (2015). How inappropriate high-pass filters can produce artifactual effects and incorrect conclusions in ERP studies of language and cognition. *Psychophysiology*, **52**, 997–1009.

Tarr, M. J. & Gauthier, I. (2000). FFA: a flexible fusiform area for subordinate-level visual processing automatized by expertise. *Nature Neuroscience*, **3**, 764–769.

Terney, D., Chaieb, L., Moliadze, V., Antal, A. & Paulus, W. (2008). Increasing human brain excitability by transcranial high-frequency random noise stimulation. *Journal of Neuroscience*, **28**, 14147–14155.

Thomas, C., Humphreys, K., Jung, K. J., Minshew, N. & Behrmann, M. (2011). The anatomy of the callosal and visual-association pathways in high-functioning autism: a DTI tractography study. *Cortex*, **47**, 863–873.

Thompson, J. K., Peterson, M. R. & Freeman, R. D. (2003). Single-neuron activity and tissue oxygenation in the cerebral cortex. *Science*, **299**, 1070–1072.

Tumati, S., Martens, S. & Aleman, A. (2013). Magnetic resonance spectroscopy in mild cognitive impairment: systematic review and meta-analysis. *Neuroscience & Biobehavior Reviews*, **37**, 2571–2586.

Uttal, W. R. (2001). *The New Phrenology*. Cambridge, MA: MIT Press.

Van Den Heuvel, M. P. & Hulshoff Pol, H. E. (2010). Exploring the brain network: a review on resting-state fMRI functional connectivity. *European Neuropsychopharmacology*, **20**, 519–534.

Van Meel, C., Daniels, N., Op de Beeck, H. & Baeck, A. (2016). Effect of tDCS on task relevant and irrelevant perceptual learning of complex objects. *Journal of Vision*, **16**, 13.

Varela, F., Lachaux, J.-P., Rodriguez, E. & Martinerie, J. (2001). The brainweb: phase synchronization and large-scale integration. *Nature Reviews Neuroscience*, **2**, 229.

Vissers, M. E., Cohen, M. X. & Geurts, H. M. (2012). Brain connectivity and high functioning autism: a promising path of research that needs refined models, methodological convergence, and stronger behavioral links. *Neuroscience & Biobehavioral Reviews*, **36**, 604–625.

Volkow, N. D., Fowler, J. S., Gatley, S. J., et al. (1996). PET evaluation of the dopamine system of the human brain. *Journal of Nuclear Medicine*, **37**, 1242–1256.

Voroslakos, M., Takeuchi, Y., Brinyiczki, K., et al. (2018). Direct effects of transcranial electric stimulation on brain circuits in rats and humans. *Nature Communications*, **9**, 483.

Vul, E., Harris, C., Winkielman, P. & Pashler, H. (2009). Puzzlingly high correlations in fMRI studies of emotion, personality, and social cognition. *Perspectives in Psychological Science*, **4**, 274–290.

Weber, M. A., Zoubaa, S., Schlieter, M., et al. (2006). Diagnostic performance of spectroscopic and perfusion MRI for distinction of brain tumors. *Neurology*, **66**, 1899–1906.

Weber, M. J. & Thompson-Schill, S. L. (2010). Functional neuroimaging can support causal claims about brain function. *Journal of Cognitive Neuroscience*, **22**, 2415–2416.

Weinstein, M., Ben-Sira, L., Levy, Y., et al. (2011). Abnormal white matter integrity in young children with autism. *Human Brain Mapping*, **32**, 534–543.

Weisberg, D. S., Keil, F. C., Goodstein, J., Rawson, E. & Gray, J. R. (2008). The seductive allure of neuroscience explanations. *Journal of Cognitive Neuroscience*, **20**, 470–477.

White, B. R. & Culver, J. P. (2010). Phase-encoded retinotopy as an evaluation of diffuse optical neuroimaging. *Neuroimage*, **49**, 568–577.

Williams, M. A., Dang, S. & Kanwisher, N. G. (2007). Only some spatial patterns of fMRI response are read out in task performance. *Nature Neuroscience*, **10**, 685–686.

Woolrich, M. W., Jbabdi, S., Patenaude, B., et al. (2009). Bayesian analysis of neuroimaging data in FSL. *Neuroimage*, **45**, S173–S186.

Worsley, K. J., Marrett, S., Neelin, P., Vandal, A. C., Friston, K. J. & Evans, A. C. (1996). A unified statistical approach for determining significant signals in images of cerebral activation. *Human Brain Mapping*, **4**, 58–73.

Yamamoto, Y. (2003). *Jiryoku to Juryoku no hakken [Discovery of magnetic power and gravity]*. Tokyo, Japan: Misuzu shobo.

Yarkoni, T., Poldrack, R. A., Nichols, T. E., Van Essen, D. C. & Wager, T. D. (2011). Large-scale automated synthesis of human functional neuroimaging data. *Nature Methods*, **8**, 665–670.

Yoon, J. H., Maddock, R. J., Rokem, A.,et al. (2010). GABA concentration is reduced in visual cortex in schizophrenia and correlates with orientation-specific surround suppression. *Journal of Neuroscience*, **30**, 3777–3781.

Yordanova, J., Kolev, V., Wagner, U., Born, J. & Verleger, R. (2012). Increased alpha (8–12 Hz) activity during slow wave sleep as a marker for the transition from implicit knowledge to explicit insight. *Journal of Cognitive Neuroscience*, **24**, 119–132.

Yovel, G. & Kanwisher, N. (2005). The neural basis of the behavioral face-inversion effect. *Current Biology*, **15**, 2256–2262.

Zangen, A., Roth, Y., Voller, B. & Hallett, M. (2005). Transcranial magnetic stimulation of deep brain regions: evidence for efficacy of the H-coil. *Clinical Neurophysiology*, **116**, 775–779.

Zevin, J. D., Datta, H., Maurer, U., Rosania, K. A. & McCandliss, B. D. (2010). Native language experience influences the topography of the mismatch negativity to speech. *Frontiers in Human Neuroscience*, **4**.

Zhao, F., Jin, T., Wang, P. & Kim, S. G. (2007). Improved spatial localization of post-stimulus BOLD undershoot relative to positive BOLD. *Neuroimage*, **34**, 1084–1092.

索 引

（索引所标示数字为本书边码）

译后记

脑科学和类脑研究互为支撑、互相促进、融合发展，对于促进产业升级、社会发展和人民健康等都具有重大战略意义，国家"十四五"规划将"脑科学与类脑研究"列为"科技前沿领域攻关"项目，"中国脑计划"也在如火如荼开展。

神经影像学在当今脑科学研究技术中扮演着至关重要的角色，它将生物学、医学、心理学及计算技术等多学科知识融为一体，为我们揭示大脑结构、功能和机制提供了重要的技术手段。《人类神经影像学》这本书是神经影像学领域的集大成之作，不仅介绍了磁共振成像、正电子发射断层扫描、脑电图和近红外光谱成像等脑成像技术，以及经颅磁刺激等神经调控技术，而且详细阐述了它们在解码大脑活动中的各自优势与局限性。书中深入探讨了各种神经成像技术，还提供了对于这些技术可能引发的伦理和社会问题的深刻洞见。

《人类神经影像学》具有显著的跨学科特点。它并没有局限于神经科学或医学的范畴，而是涵盖了生物学、物理学、心理学以及计算科学等多个学科内容。无论是对于初学者还是对于经验丰富的研究者，这本书都提供了充分的知识价值和实用性。书中详尽的方法论介绍、案例分析，以及对于未来研究方向的展望，组成了一个宝贵的资源库，能够帮助读者进入人类心智的圣殿——大脑，理解脑成像技术的原理，感受其中的艺术和美学。

此次《人类神经影像学》的翻译出版，要归功于我们课题组的通力协作：第1—6章、13章，叶群、吴元春；第7—8章，泽梦婷、陶娅楠；第9—12章、14章、术语表，夏莲香、吴元春；田太珍、李晓方和郭宇飞通读初稿并提出修改建议；最后，由叶群负责对译稿进行组织、整理、统稿。

在图书付梓之际，我要特别感谢唐孝威院士，他在本书的翻译过程中，提出了许多高屋建瓴的意见，让我受益匪浅。感谢浙江大学刘华锋教授及其团队，从技术应用的角度，对译稿提出了非常宝贵的建议。还要感谢浙江教育出版社的编辑团队，他们仔细地对译稿进行了多轮次的审读和修改，使译稿日臻完善。

在本书翻译的过程中，我们努力希望用通俗易懂的语言去完整、准确地表达作者的原意，以期读者能较为轻松地理解书中所述的复杂概念，并感受到作者在文中所传达的热情与严谨。然而，由于翻译水平所限，难免有错误或不贴切的地方，还请读者不吝指正。

这不仅是一本书，更是一次邀请，邀请您一同踏上揭开人脑神秘面纱的科学之旅。愿您在这段旅程中，获得洞见，找到灵感，并且，如我一般，与大脑的对话中，发现自我。

叶　群

2023 年 12 月